管理栄養士養成のための
栄養学教育モデル・コア・カリキュラム準拠

第3巻

JN003031

食事・食べ物の基本

健康を支える食事の実践

特定非営利活動法人 日本栄養改善学会　監修

石田裕美・柳沢幸江・由田克士　編

医歯薬出版株式会社

監修

特定非営利活動法人 日本栄養改善学会

編者一覧

石田　裕美　いしだ ひろみ　女子栄養大学栄養学部　教授
柳沢　幸江　やなぎさわ ゆきえ　和洋女子大学家政学部　教授
由田　克士　よした かつし　大阪公立大学大学院生活科学研究科　教授

執筆者一覧

石田　裕美　前掲
熊谷　優子　くまがい ゆうこ　和洋女子大学家政学部　教授
西村　敏英　にしむら としひで　女子栄養大学栄養学部　教授
藤井　恵子　ふじい けいこ　日本女子大学家政学部　教授
柳沢　幸江　前掲
由田　克士　前掲
渡邊　智子　わたなべ ともこ　東京栄養食糧専門学校　校長

執筆協力者 (Chapter 6)

赤尾　正　あかお ただし　大阪樟蔭女子大学健康栄養学部 准教授
瀧本　秀美　たきもと ひでみ　医薬基盤・健康・栄養研究所栄養疫学・食育研究部　部長

（五十音順）

This book is originally published in Japanese
under the title of :

KANRIEIYOSHIYOSEINOTAMENO EIYOGAKUKYOIKU MODERU KOA KARIKYURAMU JUNKYO
SHOKUJI・TABEMONO NO KIHON

(Based on the Nutritional Science Education Model Core Curriculum for Training of Registered Dietitians–
Basics of Meal and Food)

Editor :
The Japanese Society of Nutrition and Dietetics

© 2022 1st ed.

ISHIYAKU PUBLISHERS, INC.
  7-10, Honkomagome 1 chome, Bunkyo-ku,
  Tokyo 113-8612, Japan

特定非営利活動法人 日本栄養改善学会

管理栄養士養成のための
栄養学教育モデル・コア・カリキュラム準拠
教科書シリーズ発刊に寄せて

管理栄養士養成のための栄養学教育モデル・コア・カリキュラム

　国民の健康問題や少子高齢化社会におけるさまざまな問題を改善できる高度な専門的知識および技能を有する管理栄養士の育成を目的とし，平成 12（2000）年に栄養士法の改正が行われました．一方，管理栄養士養成施設数は，平成 7（1995）年の約 30 校から平成 30（2018）年には 150 校ほどに急増し，毎年約 1 万人が管理栄養士国家試験に合格し，管理栄養士名簿に登録され，その教育の質の担保が重要となっています．

　日本栄養改善学会では，教育課程は本来その専門職のコアカリキュラムに基づいて設定されるべきものという考え方から，学術団体として独自に「管理栄養士養成課程におけるモデルコアカリキュラム」の検討を行ってきました．その実績を踏まえ，厚生労働省から委託を受け，平成 30（2018）年度に**「管理栄養士・栄養士養成のための栄養学教育モデル・コア・カリキュラム」**を策定，公表しました．

　本モデル・コア・カリキュラムでは，管理栄養士・栄養士に共通して期待される像を「栄養・食を通して，人々の健康と幸福に貢献する」としました．栄養学を学術的基盤とし，栄養・食を手段として，さまざまな人々の健康はもとより，より広義の well-being に寄与する専門職であることを，明瞭簡潔に表現したものです．

　そして，期待される像を実現するモデル・コア・カリキュラムの全体的な構造を概念図（次頁）にしました．上部の A「管理栄養士・栄養士として求められる基本的な資質・能力」の達成に向けて，B を踏まえ，左側の C から右側の G や H へと，基礎的な学修内容から総合的，統合的な内容へと学修が発展します．また，基礎教養科目や各養成施設の教育理念に基づく独自の教育内容も位置づけています．

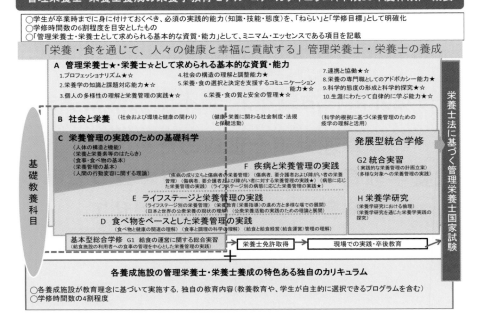

モデル・コア・カリキュラムの趣旨と活用

　本モデル・コア・カリキュラムでは，管理栄養士養成における基礎教養分野を除く学修時間の3分の2程度で履修可能となるよう内容を精選しています．学生が卒業時までに身につけておくべき必須の実践能力について，具体的な学修目標をいわゆるコンピテンシーの獲得として記述しました．共通したモデル・コア・カリキュラムに基づく学修は，社会に対する管理栄養士の質保証に資するとともに，管理栄養士は何ができる専門職なのかを広く国民に対して提示することにもなります．

　養成課程のカリキュラム構築は，各分野の人材養成に対する社会的要請や学問領域の特性等を踏まえつつ，各養成施設が建学の精神や独自の教育理念に基づいて自主的・自律的に行うべきものです．各養成施設がカリキュラムを編成するに当たっては，学修目標だけでなく，学修内容や教育方法，学修成果の評価のあり方等も重要な検討課題です．各養成施設においては，本モデル・コア・カリキュラムの学修目標を内包したうえで，特色ある独自のカリキュラムを構築されることを期待申し上げます．

新シリーズ編集の経緯・ねらい

　日本栄養改善学会では2011年より，医歯薬出版株式会社との共同事業として，学会独自のモデル・コア・カリキュラムに基づく教科書シリーズを発行してまいりました．この度，新たに国として初めての「管理栄養士・栄養士養成のための栄養学教育モデル・コア・カリキュラム」の策定を受け，これまでのシリーズを全面刷新することにいたしました．

　新シリーズは，厚生労働省の了解も得て，「管理栄養士養成のための栄養学教育モデル・コア・カリキュラム準拠」教科書シリーズと称することとなりました．各

巻の編者は，モデル・コア・カリキュラム策定に深く携わった先生方にお引き受けいただき，栄養学教育および管理栄養士の職務に造詣の深い先生方にご執筆をお願いしました．

本モデル・コア・カリキュラムは，先述の概念図に示すように，科目の相互のつながりや学修内容の発展段階を踏んで上級学年へと進められるように構成されています．このため新シリーズは，国家試験の出題基準に沿った目次構成となっている従来の教科書とは異なり，管理栄養士養成課程での系統立った学修の流れを示し，各巻のつながりを意識した構成といたしました．学生が卒業後一人の管理栄養士として現場に出た際に，管理栄養士・栄養士の期待される像の実現を可能とできるように，構成や内容の充実を図っております．

読者に期待すること

管理栄養士養成課程で学ぶ皆さんは，卒業後は大きな社会の変革のなかで，課題解決力をもち，「栄養・食を通して，人々の健康と幸福に貢献する」管理栄養士となることが期待されます．栄養学およびその背景にある学問や科学・技術の進歩に伴う新たな知識や技能について，すべてを卒前教育で修得することは困難であり，卒業後も自律的に自己研鑽していくことが必要です．そのための基本的な能力を，本シリーズを通して培っていただければ，編者，執筆者一同，幸甚に思います．

2021 年 2 月

村山伸子
特定非営利活動法人 日本栄養改善学会　理事長

武見ゆかり
特定非営利活動法人 日本栄養改善学会　前理事長

序

　本書『食事・食べ物の基本—健康を支える食事の実践』は，モデル・コア・カリキュラム準拠の教科書シリーズの第3巻です．具体的には，管理栄養士養成のための栄養学教育モデル・コア・カリキュラムの「D. 食べ物をベースにした栄養の実践」に示された学修目標に準じて構成し，さまざまなライフステージや身体状況の個人や集団への栄養管理を実践するための展開を理解する基盤となるよう企画しました．

　管理栄養士・栄養士は栄養管理の実践を通じて，人々の健康や幸福に貢献する専門職です．栄養管理において，栄養素レベルでのアセスメントや改善計画，評価は食品・料理・食事，食生活に展開していくことで実践されます．すなわち管理栄養士・栄養士には「食べ物をベースにした栄養の実践」の技能が求められ，これは専門性の土台でもあります．

　管理栄養士養成課程のカリキュラムにおいては，食べ物と健康の関連の理解，食事と調理の科学の理解，給食と給食経営（給食運営）管理の理解のため，食品学，調理学，食品衛生学，給食経営管理論などの科目が設定されています．本書の大きな特徴は，個々の科目を学ぶ前に，科目間のつながりをわかりやすくするために，これらの科目の関連を大切にしながら食べ物に関連した科目を統合した教科書としたことです．これによって人と食べ物と環境との関わりを理解し，食品から食事へ展開するための食事計画と調理を系統的に学修することができます．また，食事の栄養成分値の算出方法の基本的な考え方も学修できます．食事の栄養成分値の推計は，専門職としてもっとも基礎的な知識と技術をもって行うべきものであり，栄養学を学び始める最初にしっかりと理解できるようにしました．

　持続可能な社会の実現に向けて，人々の暮らしのなかで食べ物との関わりは不可欠です．「栄養・食を通じて，人々の健康と幸福に貢献する」管理栄養士・栄養士となるための学びの最初の一歩として本書を活用してほしい，これが執筆者，編者一同の思いです．

　最後に，本書の出版に当たりお世話になりました医歯薬出版編集部および関係者の皆様に，心より感謝申し上げます．

2022 年 3 月

編者一同

Contents

Chapter 3 健康に関連した食べ物の基本   47

Chapter 5　食品成分表の基本 (渡邊智子)   161

人の食べ物と環境の関わり

本章では，栄養管理の実践のための基礎科学の1つである，食事・食べ物の基本を扱っている．

健康を支える食事の実践の基本を理解するため，人と食べ物と環境との関わりとして，食物の循環について解説したうえで，食べ物と健康の関わりと文化についてまとめている．栄養素を人体の側面と食べ物の成分の側面から示し，文化については，日本の行事食・郷土料理に加え，世界の食文化を概説している．

1. 食べ物の循環

1) 食物連鎖

❶ 食物連鎖とは

食物連鎖とは，地球上の生物群集において異なった種における，捕食（食べる）－被食（食べられる）の関係を示している．**図1-1** に生態ピラミッドを示す．食物連鎖で最も底辺にある植物は「生産者」とされ，それを食べる草食動物を「第一次消費者」，さらに肉食動物を「第二次消費者」「高次・第三次消費者」とする．このような流れは食物網[注]とも呼ばれる．

生態ピラミッドの底辺に位置する植物は，光のエネルギーを利用して生きている．消費者はこれを利用して生きているが，**図1-2** に示すように，微生物などの「分解者[注]」も消費者に含まれる．分解者によって作られた無機質は，生産者である植物の肥料となる．このように，自然界においては物質の循環が行われている．

食物網

自然界の食物としての物質の循環は，単純な鎖ではなく，枝分かれした複雑なつながりであることが多いため，食物網とも呼ばれる．

分解者

分解者は，ミミズなどの微小動物やバクテリアやカビなどの微生物で，落ち葉や枯れ木，動物の死骸・排泄物などの有機物を，栄養素として分解し無機物にする過程でエネルギーを得ている．

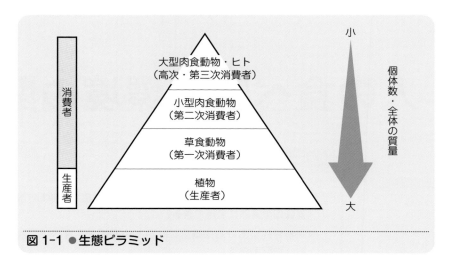

図 1-1 ● 生態ピラミッド

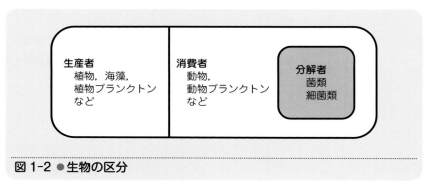

図 1-2 ● 生物の区分

独立栄養生物
栄養源として有機物を必要とせず，二酸化炭素，水，その他の無機塩類を摂取して，主として光合成によってエネルギーを獲得し，有機物を合成している生物．

生物濃縮
生物が外界から取り込んだ物質を環境中より高濃度で生体内に蓄積することをいう．有害な重金属や農薬も生体内で濃縮され，食物連鎖の最上位にいるヒトを含めた高次生物の健康や生存を脅かしている．

❷ 食物連鎖のなかの人間

　栄養の観点から，植物は独立栄養生物[注]と呼ばれ，光エネルギーを効率よく有機物とする．これらの有機物からエネルギーを得ている動物や微生物は，従属栄養生物と呼ばれる．

　人間（ヒト）は食物連鎖の最終尾に位置し，他の生物の食物になることはない．しかし，**生物濃縮**[注]によってダイオキシン類や農薬などの有害物が濃縮され，最終消費者であるヒトにも悪影響が及ぶ．

2) フードシステム

　人々が毎日食べる食べ物のすべては，生産，製造（加工），販売（流通），消費によって成り立つ．**フードシステム**とは，生産〜消費に至るまでの食料の供給システム全体を捉えるものである．食生活についての基本的な理解や持続可能な食生活の維持のためには，自給率や食品ロスなどのフードシステムの視点を取り入れなければならない．

表 1-1 ● 日本人の食生活の実態を示す 3 つの統計

	国民健康・栄養調査	食料需給表	家計調査
作成機関	厚生労働省	農林水産省	総務省
統計の目的	国民の身体状況，栄養摂取量および生活習慣の状況を明らかにし，国民の健康の増進の総合的な推進を図るための基礎資料を得ること	食料需給の全般的動向，栄養量の水準とその構成，食料消費構造の変化などを把握するため，わが国で供給される食料の生産から最終消費に至るまでの総量を明らかにすること．食料自給率算出の基礎	国民生活における家計収支の実態を把握し，国の経済政策・社会政策の立案のための基礎資料を提供すること
主な調査項目	食生活調査により，1 人 1 日当たりの栄養素摂取量，食品摂取量，摂取エネルギー量を調査．このほか各種身体・血液検査や飲酒，喫煙，運動習慣などを調査する	品目別の国内生産量，輸出入量，在庫の増減量から国民に供給された量（国内消費志向量）を求める．国民 1 人 1 日当たりの供給純食料の品目別重量および供給エネルギー・たんぱく質・脂質を示す	全国約 9,000 世帯を対象に，毎日購入した物をすべて，購入数量と金額を家計簿に記入する形で調査．現金の手持ち額，収入もあわせて調査
対象品目	摂取最終品目	原料農水産物	購入製品・食品
栄養素量	摂取栄養素量	供給栄養素量	なし
調査単位	国民生活基礎調査から層化無作為抽出した 300 単位区内のすべての世帯に依頼し，個人の摂取量を調査	―	層化 3 段抽出法により世帯を選定（全国約 9,000 世帯）
区分	性，年齢	―	都道府県

❶ 食生活を知るための統計

　日本人が何を食べているかの実態を知るためには，「国民健康・栄養調査」「食料需給表」「家計調査」の 3 種の統計があり，それぞれの特性を表 1-1 に示す．

国民健康・栄養調査

　毎年全国から抽出した世帯単位の対象者に，実際に摂取した食べ物を調査して，栄養素摂取量などを求める．

食料需給表

　食品別に国全体の生産量・輸出入量・在庫の増減量から国民に供給される量を求める．1 人 1 日当たりの供給エネルギー量・栄養素量を示しているが，「国民全体が食べる予定量」であり，食品ロス分も含まれる．

家計調査

　家計簿への記載依頼によって，世帯での購入品，量，金額を求める調査である．購入した量であり，食べる予定量である．

　以上の統計資料の特性を理解し，日本人の食生活の状況を的確に把握したうえでの栄養管理が求められる．

❷ 食料生産と食料自給率

　食料自給率は図 1-3 に示すように，生産額ベースとカロリーベースがあり，一般的にはカロリーベースの自給率が用いられる．わが国の食料自給率は，自給率の高いこめの消費量が減少し，飼料や原料を海外に依存している畜産物や油脂類の消費量が増えてきたことから，長期間にわたり低下傾向にある．

> **農林水産省による自給率を 1％向上させるための工夫**
> ①全国民がご飯を 1 日にもうひと口（17g）多く食べると 1％向上，②国産大豆 100％使用の豆腐を月にもう約 2 丁（557g）食べると 1％向上など.

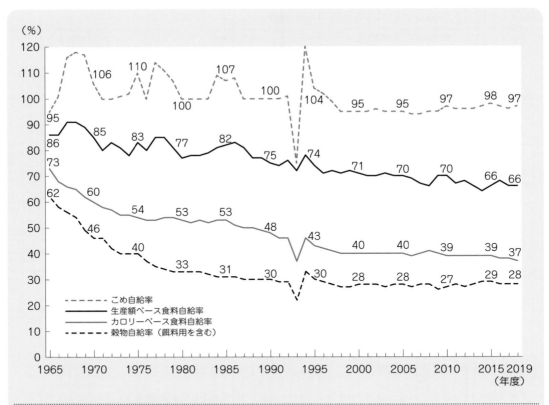

図 1-3 ● 日本の食料自給率の推移

食料自給率は，総合自給率に加え品目別の自給率が示されている．そのなかで日本人の主食であるこめの自給率は，2020 年現在も 97％と高値を示す．
穀物輸入量の大部分は家畜の飼料である．たとえば鶏卵の自給率は 96％（2018 年）でも，鶏の餌は大部分が輸入であり，それらを考慮すると 12％に低下する．

（農林水産省：昭和 40 年度〜平成 30 年度食料需給表より）

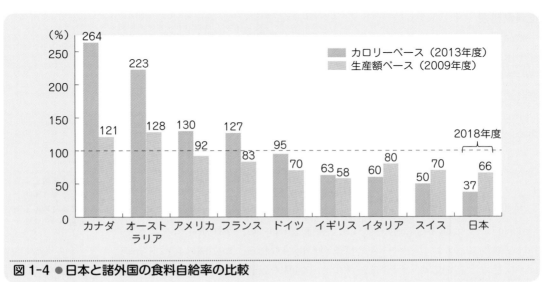

図 1-4 ● 日本と諸外国の食料自給率の比較

（農林水産省：平成 30 年度食料需給表より）

2030年の目標値は45%とされているが，主な諸外国と比べても，日本の自給率は著しく低い（**図1-4**）．価格面での課題があるが，国産品の消費拡大による自給率の拡大が望まれ，食料自給率を1%向上させるための，毎日の生活レベルでの具体例が農林水産省より提案されている．

❸ フードマイレージ

現在は，食料の流通・保存方法の進歩により，世界中の食べ物を日本で食べることができる．われわれは日本での季節や旬にかかわらず，豊かで利便性に富む食生活を得ている．一方で，食料を輸送するために多くのエネルギーを消費している．食料輸入の環境負荷を表す指標として**フードマイレージ**があり，以下の計算方法で求める．

フードマイレージ＝食料の輸入重量（t）×輸送距離（km）

食糧自給率の低い日本のフードマイレージは，アメリカ，イギリス，EU各国に比べ，著しく高い．

❹ 地産地消

地産地消とは，生産された農林水産物を，その生産された地域内において消費することである．食料自給率の向上に加え，直売所や加工の取り組みなどを通じて，六次産業化[注]にもつながるとされている．生活に関わる利点を次に示す．

- 生産者と消費者との結びつきの強化
- 地域の農林水産業および関連事業の振興による地域の活性化
- 消費者の豊かな食生活の実現
- 食育との一体的な推進
- 食料自給率の向上
- 環境負荷の低減

農林水産省は推進活動として，学校給食，社員食堂，外食・弁当などを対象とした地産地消メニューコンテストを実施している．

❺ 食料情報とICT技術

生産される食べ物の情報として，**トレーサビリティ**[注]の確保が消費者や流通側からも望まれている．トレーサビリティーは，直接的に食品の安全を確保するわけではないが，生産・管理の「見える化」を可能にし，安心感を生む．

ICT技術を利用したスマート農業には，ドローンを用いての農薬散布や，重労働を補うアシストスーツの利用などがある．高齢化が進む日本での一次産業の改革は，食料自給率の向上につながる．

❻ 食品ロスと食品リサイクル

食品ロスは，「本来食べられるのに捨てられる食品」とされるもので，わが国では生産，製造，販売，消費の各段階で大量に生じている．国際的にも重要な課題である．2016年の推定では，日本の食品ロスは643万tで，そのうち家庭系食品ロス[注]とされるものが291万tと食品ロスの約半分が家庭

食育と地産地消

「第3次食育推進基本計画」（2016）では，学校給食に地場産物を使用し，食に関する指導の「生きた教材」として活用することを奨励している．学校給食を「地産地消」の有効な手段とし，子どもたちが，地域の自然や文化，産業などに関する理解を深め，生産者の努力や，食に関する感謝の念を育むうえで重要であるとしている．

六次産業化

農林水産業者（すなわち生産者）自らが加工や流通（販売）などを一体化した展開を目指すことを示す．四次・五次産業があるわけでなく，一次産業（生産），二次産業（加工），三次産業（流通・販売）をすべて網羅した，つまり一次×二次×三次＝六次産業とした概念．所得向上，雇用創出，地域活性化をねらいとしている．

トレーサビリティ

トレーサビリティーとは，コーデックス委員会（Codex Alimentarius Commission；CAS，FAO/WHO合同の国際食品規格委員会）により，生産，加工および流通の段階を通じて，食品の移動を把握できることと定義されている．食品事故の発生時に，遡及・追跡を可能とする．

家庭系食品ロス

家庭系での食品ロスの内訳は，直接廃棄（手つかずの食品），過剰除去（厚くむきすぎた野菜の皮など），食べ残し（食卓にのぼったが，食べきれず廃棄）の3つに分類される．

表 1-2 ●食品ロス削減のために消費者ができること

買い物の際	●家にある食材のチェック ●使い切れる分だけ購入 ●欠品を許せる気持ち
食品保存の際	●食材に応じた適切な保存 ●食材を使い切る ●賞味期限切れ食品の自己判断力
調理の際	●家にある食材を使い切る ●食べられる部分を無駄にしない ●残り物のリメイク
外食の際	●食べ切れる量の注文 ●状況に応じて持ち帰る

(消費者庁：食品ロスの削減の推進に関する基本的な方針．2020)

から出されている．削減推進に向けての基本的な方針，「食品ロスの削減の推進に関する法律」（食品ロス削減推進法）が 2019 年に施行された．食品ロスを消費者自身が自分の問題として捉え，理解に加え行動に移すことが本法の基本的方向として示されている．**表 1-2** に消費者ができることを示す．

食品リサイクルについては，2000 年に「食品循環資源の再利用等の促進に関する法律」（食品リサイクル法）が制定された．SDGs（持続可能な開発目標）[注]に向けた食品廃棄物減少の国家的取り組みが積極的に行われている．

2. 食べ物と健康の関わり

1）栄養素と生体

❶ 栄養と栄養素

栄養とは，生物が外界から必要な物質を取り込み，それを利用して組織の修復，成長，活動などの自身の生命活動を営むことを示す．

栄養素とは，体内にも食べ物のなかにも含まれる成分で，たんぱく質，脂質，炭水化物，ミネラル，ビタミン，（水分）に大別されている．栄養素は食べ物のなかに含まれ，体内で吸収され，栄養として作用する．つまり，体内では代謝に用いられ，身体を作るための成分となり，活動のエネルギー源となる．したがって，健康の保持・増進のために摂取することが必要となる．

栄養素の作用を大きく分けると**図 1-5** に示した熱量素，構成素，調節素の 3 作用となる．これが幼児・学童に対する食育で用いられている，3 色食品群[注]につながっていく．

❷ 生体成分と摂取栄養素

表 1-3 に生体内の栄養素の成分比率と摂取栄養素比率を示す．生体内での栄養素の比率は，摂取する栄養素とは大きく異なる．生体成分としてはわずかである炭水化物は，もっとも多量に摂取している栄養素である．これは，炭水化物がエネルギーとして消費しやすい栄養素であることと，過剰に摂取

SDGs（持続可能な開発目標）
2015 年に国連が示した，2030 年までに持続可能でよりよい世界を目指すという国際社会の共通目標．「世界を変えるための 17 の目標」がアイコンとともに示されている．食品ロス対応は，第 2 目標（飢餓をゼロに）に通じる．

3色食品群
食べ物を生体内での役割から 3 群に分けた食品群．「黄群：主にエネルギーのもとになる」「赤群：主に身体を作るもとになる」「緑群：主に身体の調子を整えるもとになる」．

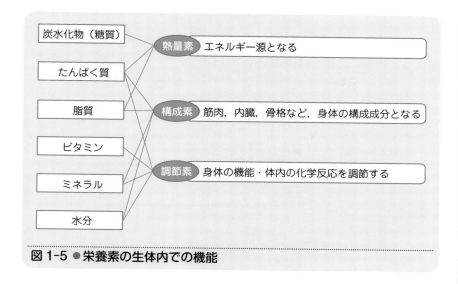

図 1-5 ●栄養素の生体内での機能

表 1-3 ●人体を構成する栄養素と摂取する食べ物の栄養素構成の比較

栄養素	生体の成分比率（％）		食べ物から摂取する重量比率*（％）	食べ物からのエネルギー比率*（％）
	男性	女性		
たんぱく質	17	14	3.5	14.8
脂質	16	30	3.0	28.6
炭水化物・その他	0.5	0.5	13.3	56.6
ミネラル	6.5	4.5	0.7	—
水分	61	51	79.5	—

*：厚生労働省：平成 30 年国民健康・栄養調査結果より算出.

（江指隆年・他編著：ネオエスカ 基礎栄養学. 第 3 版, p14, 同文書院, 2007 より一部改変）

表 1-4 ●代謝による生体内での一連の物質変化の過程

同化	生体内（37℃）で，代謝により物質を合成し，生命活動に必要な物質や生体を作ること
異化	生体内（37℃）で，代謝により不要になった物質を分解し，エネルギー源としたり，体外に排泄すること

した場合は脂肪となって体内に蓄えることができるためである.

❸ 食べ物の生体利用

　食べ物を生体内で利用するためには，食べ物の「消化」と栄養素の「吸収」が必要である．消化は口腔内での咀嚼からスタートする．消化活動によって食べ物が細分化され，消化酵素により栄養素が低分子化する．栄養素は膜消化[注]と同時に吸収され，血管やリンパ管に取り込まれ各細胞内に送り込まれる．その後，栄養素は約 37℃の温度下で代謝に用いられる.

　「代謝」とは，細胞内での一連の物質変換およびエネルギー変換の過程をさし，**表 1-4** に示すように「同化」と「異化」によって**恒常性（ホメオスタシス[注]）**を保っている．成人になると成長は止まるが，体内の細胞は，摂取した食べ物の栄養素によって，絶え間なく古い細胞と新しい細胞が入れ替

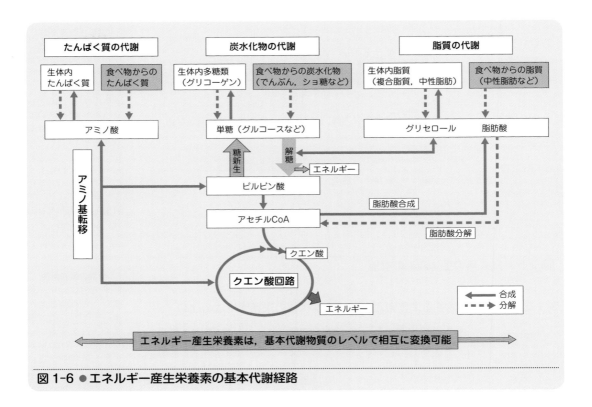

図 1-6 ● エネルギー産生栄養素の基本代謝経路

わり，常に一定の状態が保たれている．

❹ 生体内でのエネルギー生産

　現代社会での食生活の重要課題は肥満の予防にある．一方で全世界の人類の約10%が飢餓に苦しんでいる．身体のエネルギー源は摂取した食べ物によるもので，肥満と飢餓は摂取栄養素の過多と不足からなる現象である．

　エネルギー産生の主体は，細胞内のミトコンドリア^注であり，エネルギー源となる ATP（アデノシン三リン酸）が合成される．**図 1-6** にエネルギー産生栄養素の基本代謝経路を示す．たんぱく質，炭水化物，脂質のエネルギー産生栄養素は，基本代謝物質のレベルで相互に変換可能となり，エネルギー産生や生体の合成を担っている．

❺ エネルギーバランス

　エネルギーバランスは，次式のように考えられる．

　摂取エネルギー＝燃焼エネルギー（消費エネルギー）＋蓄積エネルギー

　燃焼エネルギーは代謝や身体活動に用いられるエネルギーであり，蓄積エネルギーは生体内での組織増加分に要するエネルギーである．成長による体重増加や脂肪蓄積による体重増加がこれに当たる．**図 1-7** に消費エネルギーの内訳を示す．筋肉活動によって消費される代謝量は，全体の30%程度にすぎない．

> **ミトコンドリア**
> 細胞は，取り込んだグルコースを分解する過程で，細胞の生存に必要なエネルギーをATPとして確保する．ミトコンドリアはATPをきわめて効率よく生産する細胞内小器官である．

| 基礎代謝量（60％） | 活動時の代謝量（30％） | |

食事誘発性熱産生（10％）

図1-7 ● 1日に消費するエネルギーの内訳

表1-5 ●たんぱく質の生体内での主な機能

主な機能	関与する主な物質
生体の構成成分	アクチン，ミオシン（筋肉），コラーゲン（骨・結合組織），ケラチン（髪，爪）
酵素やホルモンとして代謝の調整	消化酵素，インスリン，脳下垂体ホルモン
酸素や栄養素の物質輸送	ヘモグロビン（酸素運搬），アポリポたんぱく質（脂肪運搬），トランスフェリン（鉄）
抗体として生体防御	α-グロブリン
体液の浸透圧の調整	アルブミン
生理活性物質の前駆体	アミノ酸
エネルギー源	アミノ酸

❻ 生体内のたんぱく質

Protein は，ギリシャ語の "proteios（最も重要なもの）" を語源とする．多様な細胞活動の主役として生命活動の根源となる物質であり，生体の水分以外の重量の半分近くを占める．生体内にあるたんぱく質は，20種のアミノ酸を材料とするが，そのうち9種類のアミノ酸は生体内で合成できない．これを**不可欠（必須）アミノ酸**と呼び，食べ物から摂取しなければならない．たんぱく質の生体内での機能は，**表1-5**に示したように多岐にわたる．

❼ 生体内の脂質

脂質は水に溶けない物質の総称で，リン脂質，中性脂肪，ステロイドなど多様な化合物である．合成された中性脂肪はエネルギー貯蔵の役割をもち，コレステロールやリン脂質は，細胞膜をはじめとする体内の膜の重要な構成成分となる．

❽ 生体内の炭水化物（糖質）

炭水化物の体内での役割は，エネルギー源になることに加え，脳，神経組織，赤血球，腎・尿細管，酸素不足の骨格筋などにグルコースを供給することである．これらの組織は，エネルギー源としてグルコースしか利用できない．そのため，低血糖時には肝臓での糖新生注によって血糖値が維持される．また，グリコーゲンに合成され肝臓や筋肉内に蓄えられる．

糖新生
絶食時など，食事から炭水化物を十分に得られない場合に，主に肝臓でピルビン酸，グリセロール，アミノ酸などの炭水化物以外からグルコースを合成する経路．

9

表 1-6 ● ミネラルの生体内での主な機能

主な機能	関与する主なミネラル
硬組織（歯，骨）の成分	カルシウム，リン，マグネシウム
軟組織（筋肉，皮膚，臓器，神経）	リン，カリウム，鉄，イオウ
浸透圧の調整	ナトリウム，カリウム，塩素，マグネシウム，リン，カルシウム
筋肉の収縮・神経伝達	ナトリウム，カリウム，マグネシウム，カルシウム，リン
酵素の活性剤・補酵素	リン，マグネシウム，マンガン，鉄，銅，亜鉛，セレン，モリブデン
生理活性物質	リン，マグネシウム，マンガン，銅，亜鉛，ヨウ素，モリブデン，セレン

❾ 生体内のミネラル

生体内に存在する元素は約 60 種類とされる．最も多いのは酸素（O）で 65％を占め，次いで炭素（C），水素（H），窒素（N）の順で，この4種で全体の約96％を占めている．栄養素として，ミネラル（無機質）と称する元素は，この4元素[注]を除き，摂取の必要性があると認められている16種をさす．

生体内のミネラルは**表 1-6**にあるような役割を担い，体液中や組織中に一定の範囲の濃度になるように維持されている．そのため生体内では，ミネラルの吸収量，生理的要求量，貯蔵量，排泄量が調節されている．

❿ 生体内のビタミン

ビタミンは生体の機能を正常に保つために必要な有機化合物である．生体内では合成できない，もしくは十分な量を合成できないため食べ物から摂取する必要がある．必要とされる量は μg（mg の 1/1,000）や mg（g の 1/1,000）の単位で示されるようにごく微量であるが，必要量が満たされないと特有の欠乏症を発症する．**水溶性ビタミン**と脂溶性ビタミンに分けられ，**脂溶性ビタミン**は過剰に摂取した場合，尿に溶けず排出できないため，体内に蓄積され過剰症を引き起こす危険性がある．

⓫ 生体内の水

水は生体内でもっとも多い物質である．体重の 50 ～ 70％を占め，栄養素や酸素の運搬，酵素反応の場，体温調節，体液の浸透圧の維持などを担う．標準的な摂取量は 1 日 2L 程度で，飲料などから約 1L，食品中の水分から約 1L 摂取している．ヒトは栄養素の摂取がなくてもしばらくは体内の分解作用によって生存は可能であるが，水分摂取だけは必須である．そのため，食事バランスガイドのコマは水分を軸としている．特に，高齢者の栄養管理では水分摂取量の把握は重要である．

4 元素
酸素，炭素，水素，窒素の 4 元素は，主としてたんぱく質，炭水化物，脂質，ビタミン，核酸などの有機物の構成成分となる．

炭水化物と糖質
炭水化物と糖質は同義語である．農学・食品学では炭水化物，医学・生化学では糖質を使用する傾向にある．炭水化物を糖質と食物繊維に分けているのは，食品成分表の便宜的方法であり，「日本食品標準成分表 2015 年版」（七訂）からは，糖質の表記が消えている．また食事摂取基準では，科学性をある程度担保しつつ活用の簡便性を図り，易消化性炭水化物を糖質，難消化性炭水化物を食物繊維と呼ぶ．

高齢者の水分管理
高齢者の場合，慢性的な水分不足により認知症類似の症状も起こることから，高齢者の栄養管理において摂取水分量の把握は重要である．

表 1-7 ●たんぱく質の分類

名称	特性	含まれるたんぱく質例
単純たんぱく質	アミノ酸のみから構成されるもの	アルブミン，グロブリン，グルテリン，プロラミン
複合たんぱく質	アミノ酸以外の糖質，脂質，色素，リン酸，核酸などを含むもの	糖たんぱく質，リポたんぱく質，色素たんぱく質，リンたんぱく質，核たんぱく質
誘導たんぱく質	単純たんぱく質や複合たんぱく質が，熱，酸，酵素などで変性したもの	ゼラチン，凝固たんぱく質

2) 栄養素と食べ物

❶ 食べ物の獲得

　2021 年現在，地球には約 37 億人の人間が暮らす．雑食である霊長類として進化してきたヒトの食べ物は，他の動物と同様にヒトのための食べ物があったわけではない．狩猟から農耕や牧畜へと自然界にある植物や動物をヒトの食べ物用に作り変えてきた歴史がある．火と道具によって調理をし，それぞれの文化によって食べ物や食べ方を伝承してきた．さらに産業革命によって科学技術の力を用いた農業や畜産さらに食品工業が発達し，飛躍的に食べ物の生産量を増やしてきた．このように，人類は自らの食べ物を「生産」「流通」「加工」「保存」「調理」することで食べ物の範囲を著しく拡大させてきた．

❷ 食べ物の特性と機能

　動物の場合，食べることは，生存や食物確保などの活動のためのものであるが，人間の場合は，単に栄養補給のためではなく，健康の維持・増進ための食事や宗教や文化の表れ，さらに食べることから楽しみを得るなど，食べ物に対して多様な価値観をもつ．
　食べ物の機能としては，生体に対する機能を食品の機能性と呼び，一次・二次・三次機能がある．栄養素の供給としての機能は一次機能とされる．

❸ たんぱく質

　たんぱく質はアミノ酸などが結合した高分子化合物で，**表 1-7** のように 3 つに分類される．また，アミノ酸の数，種類，結合の順序，一次〜四次構造までの構造の違いなど，食べ物のなかには，さまざまな種類のたんぱく質が存在し，加工・加熱調理によっても変化する．
　食べ物のたんぱく質組成は，人間のたんぱく質組成とは異なる．これは食べ物が生物学的にヒトとは異なる植物や魚類，鳥類，哺乳類だからである．そのため，たんぱく質は量だけでなく「質」の評価がなされ，**生物学的評価方法**[注]と**化学的評価方法**がある．化学的評価方法によるアミノ酸価は**アミノ酸評価パターン**[注]を用いて算出する．アミノ酸価は，もっとも割合の少ないアミノ酸（第 1 制限アミノ酸）の比率を用いる．

食べ物と食品
食べる物を示す用語は，専門領域によって，食料，食糧，食品，食べ物，料理などさまざまあるが，「食べ物」は，その総称として用いられる．一方，「食品」は商業品で，生産，流通，製造，消費といった経済的な背景をもつ食べ物をさす言葉として用いられる．なお，調理によって作られる食べ物は「料理」である．

日本人の食事のあいさつ
日本人の食事のあいさつに「いただきます」がある．これは，生命体をこれから食べるという食べ物への慈しみであり，また食べ物をこの食事の場にまで届けてくれた人々への感謝でもある．

生物学的評価方法
動物やヒトの生体実験により評価する方法で，体重増加法や窒素出納法などがある．

アミノ酸評価パターン
たんぱく質当たりのそれぞれの必須アミノ酸量（mg/g）を示した基準値．1973 年に FAO/WHO（国連食糧農業機関・世界保健機関）が，1985 年と 2007 年に FAO/WHO/UNU（国際連合大学）が設定している．

表1-8 ●脂肪酸の分類方法

分類基準	名称	条件	脂肪酸の例
炭素数から	短鎖脂肪酸	炭素数6以下	酪酸（C4），カプロン酸（C6）
	中鎖脂肪酸	炭素数8〜12	カプリル酸（C6），ラウリン酸（C12）
	長鎖脂肪酸	炭素数14以上	ミリスチン酸（C14），ステアリン酸（C18）
炭化水素の結合状態から	飽和脂肪酸	炭素間が単結合のみ	
	一価不飽和脂肪酸	炭素間に二重結合が1つある	オレイン酸（C18：1，n-9）
	多価不飽和脂肪酸	炭素間に二重結合が2つ以上ある	ドコサヘキサエン酸（C22：6，n-3）
二重結合の位置から	n-3系（ω3）	メチル基側から3番目の炭素が二重結合	エイコサペンタエン酸（C20：5，n-3），ドコサヘキサエン酸
	n-6系（ω6）	メチル基側から6番目の炭素が二重結合	リノール酸（C18：2，n-6），アラキドン酸（C20：4，n-6）
生体合成の有無から	必須脂肪酸	生体内で合成できない脂肪酸	リノール酸，α-リノレン酸（C18：3，n-3）

脂肪酸を構成する炭素数はほとんどが偶数個．

❹ 脂質

　脂質は，たんぱく質や炭水化物の2倍以上の9kcal/gのエネルギーを産生するため，食事構成に脂質の割合を多くすることで，摂取する量の低減が可能となり，高エネルギー食に活用できる．

　食品中の脂質はそのほとんどが，グリセロールに3本の脂肪酸がつながった，トリアシルグリセロールと呼ばれる中性脂肪である．脂肪酸はその種類により生体への作用が異なるため，表1-8に示すようにいくつもの基準から分類されている．それらの分類のなかに必須脂肪酸がある．n-3系[注]のリノール酸，n-6系のα-リノレン酸である．これらは多価不飽和脂肪酸でもあるので，酸化させない配慮が必要となる．

　植物油や肉や魚に含まれる脂肪は，上記のいろいろな脂肪酸を含むトリアシルグリセロールの混合物である．脂肪は，融点よりも高い温度帯では液体で，低ければ固体となるが，室温で液体なのは不飽和脂肪酸[注]の多い植物油や魚油である．

❺ 炭水化物

　炭水化物は単糖類が結合したものであり，表1-9のように分類される．食べ物に含まれる単糖類のほとんどは六炭糖[注]である．また，炭水化物は利用可能炭水化物と食物繊維に分けられている．利用可能炭水化物は，消化酵素によって分解し吸収できる炭水化物で，主体はでん粉であり，加熱して糊化でん粉にして摂取する．

❻ 食物繊維

　ヒトの消化酵素で消化されない食物中の難消化性成分を食物繊維と呼ぶため，炭水化物以外の消化吸収されない物質全般をさす．水溶性食物繊維と不

n-3系・n-6系
エヌマイナス3系・6系と読む．また，オメガ3・6（ω3・ω6）とも呼ばれる．不飽和脂肪酸の末端のメチル基から数えて3番目の炭素に初めの二重結合がある脂肪酸がn-3系，n-6系は6番目の炭素に二重結合がある．

不飽和脂肪酸
二重結合が1個のものを「一価不飽和脂肪酸」と呼び，2個以上を「多価不飽和脂肪酸」と呼ぶ．多価不飽和脂肪酸のほうが，酸化しやすい．

六炭糖（ヘキソース）
単糖類は，構成する炭素の数から三炭糖〜七炭糖まであるが，食べ物に含まれている主要な単糖であるグルコースやフルクトースは六炭糖である．

表 1-9 ● 炭水化物の分類

名称	特性	含まれる炭水化物例
単糖類	炭水化物を構成する最小単位の糖. 三炭糖〜七炭糖に分類される	グルコース（ブドウ糖）, フルクトース（果糖）, ガラクトース（いずれも六炭糖）
少糖類（オリゴ糖）	単糖が 2 〜 10 個程度結合したもの	マルトース（麦芽糖）, ショ糖, ラクトース（乳糖）（いずれも二糖類）
多糖類	単糖が多数結合したもの（数十〜数千個）	でん粉, グリコーゲン, ペクチン, セルロース
誘導糖質	単糖のカルボニル基が還元によって多価アルコールとなったものや, 単糖の水酸基がアミノ基に置換されたもの	ソルビトール（糖アルコール）, キシリトール（糖アルコール）, グルコサミン（アミノ糖）

表 1-10 ● 食物繊維の生理的効果

	主な生理的効果	生活習慣病に対する効果
不溶性食物繊維	腸内細菌叢の改善 水分吸着と便量の増加	便秘の改善 大腸がん発症の低下
水溶性食物繊維	栄養素などの吸収阻害 食後血糖の急激な上昇抑制 コレステロールの吸収抑制 胃内停滞時間の延長	2 型糖尿病の発症低下 心筋梗塞の発症低下 脳卒中の発症低下 循環器疾患の発症低下 乳がん, 胃がんの発症低下 体重増加の抑制

脂質と脂肪
脂肪は脂質の 1 種で, グリセロールと脂肪酸がエステル結合したものを中性脂肪と呼ぶ. そのうち脂肪酸が 3 つ結合しているグリセロールをトグリセリドと呼ぶ. 食べ物から摂取する脂質の大部分がトリグリセリドの中性脂肪であることから, 食べ物に含まれる脂質を脂肪と呼ぶことが多い.

食物繊維の位置づけ
食事摂取基準では便宜的に, 易消化性炭水化物を糖質と呼び, 難消化性炭水化物を食物繊維としている.

ビタミンの名称の由来
B_1 を発見したフンクがアミン（窒素化合物の 1 つ）の性質をもったビタ（ラテン語で生命）であるとして, ビタミン（vitamine）と命名. その後アミン以外のビタミンも発見され, 現在のビタミン（vitamin）となった.

溶性食物繊維とがある. 消化されないが, **表 1-10** に示すような多様な生理作用をもつために, 食事摂取基準に目標量が示されている.

❼ ビタミン

現在明らかとなっているビタミンは水溶性ビタミンが 9 種, 脂溶性ビタミンが 4 種であり, いずれも食事摂取基準値が示され, 食品成分表に提示されている. たんぱく質, 炭水化物, 脂質が食べ物 100g 当たりに g のレベルで含まれているのに対し, ビタミンの量は μg 〜 mg と微量である.

ビタミンは光や熱によって変化する. さらに酸やアルカリによる分解や酸素や酵素によっても変化が起こる. また水溶性ビタミンは調理・加工中に水に流出し, 脂溶性ビタミンは油に流出する. 栄養素のなかで, 保存や調理に

COLUMN
脂質が動物のエネルギー貯蔵物質である理由

いもに代表されるように, 植物のエネルギー貯蔵物質は炭水化物の「でん粉」である. 動物も体内には, 炭水化物の「グリコーゲン」が存在し, エネルギーを産生している. しかし, グリコーゲンのほかに, 中性脂肪を体内に蓄積させてエネルギーの備蓄をしている. 脂質 1g から得られるエネルギーは, 糖質（炭水化物）の 2 倍以上である. 加えてグリコーゲンは多量の水と結合して存在するため, グリコーゲンが

中性脂肪と同じだけのエネルギーを蓄えるには, 6 倍の重量が必要になる. グリコーゲンは肝臓や筋肉内に蓄えられているが, その総量は 400g 程度で, エネルギー量としては約 1,600kcal, つまり 1 日の摂取エネルギー程度である. 一方, 中性脂肪は主に皮下脂肪として, 数週間分のエネルギーを蓄えることができる.

表 1-11 ● 主な食べ物の水分率

植物油	0%
油性種実	3〜6%
乾物・穀類	8〜15%
飯・麺類・魚肉類	60〜70%
芋類	65〜80%
果物類	80〜90%
野菜類	85〜97%

よる減少がもっとも大きい栄養素である．特にビタミン摂取量の評価の際には，ゆでる操作の多い野菜類の水溶性ビタミンの栄養評価には，生の成分値ではなく調理後食品の栄養価を用いることが望ましい．

❽ ミネラル

主要ミネラル

カルシウム，リン，マグネシウム，カリウム，ナトリウム，塩素，イオウ．このうち，塩素は食塩，イオウは含硫アミノ酸から不足なく摂取できるため，食事摂取基準は示されていない．ナトリウムは過剰摂取の現状から，食事摂取基準が示されている．

成人の 1 日の必要量がおおむね 100mg 以上のミネラルを主要ミネラル[注]と呼び 7 種ある．現在はそれらを**多量ミネラル**と呼び，5 種のミネラルについて食事摂取基準が示され，食品成分表に提示されている．微量ミネラルは，成人の 1 日の必要量が 100mg 未満のミネラルとされ 20 種ある．そのうち 8 種のミネラルに食事摂取基準値が提示されている．

ミネラルは水溶性であるため，ゆでたり，煮たりすることで汁に溶け出る．特にカリウムは溶出しやすいため，カリウム制限食では，野菜もゆでたものを供する．ミネラルの調理損失は 10〜20% 程度である．

❾ 水

食べ物に含まれる水分量を**表 1-11** に示した．食事での主体をなすご飯，肉類，魚類・豆（食べられる状態）などに含まれる水分は，いずれも生体と同様の約 60% 程度である．水分が多くみずみずしいと感じる果物や野菜は 80〜95% の水分量であるが，果物は炭水化物が 15% 程度含まれるので，野菜に比べて水分量は少ない．

水分量の少ない食べ物は栄養素密度が高く，多い食べ物はエネルギーが低い．また，食品中の水は，結合水と自由水に分けられ，特に保存性に影響する．

3. 食べ物と文化

1) 日本および世界の食文化

「和食：日本人の伝統的な食文化」が 2013 年にユネスコ無形文化遺産に登録され，世界的にも和食が注目されるようになった．和食の特徴として，①多様で新鮮な食材とそのもち味の尊重，②健康的な食生活を支える栄養バランス，③自然の美しさや季節の移ろいの表現，④正月などの年中行事との密接な関わり，が掲げられている．無形文化遺産として登録された和食は，「自

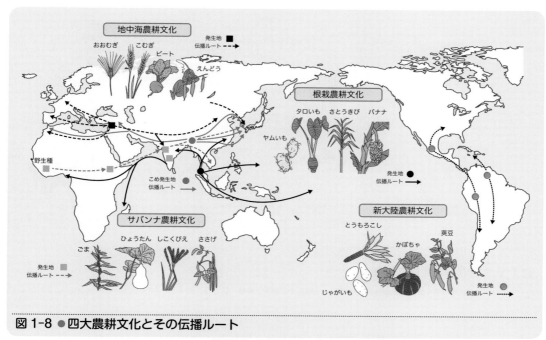

図 1-8 ●四大農耕文化とその伝播ルート

(橋本慶子・他編：調理と文化（調理科学講座）．p26, 朝倉書店，1993 より一部改変)

然の尊重」という日本人の精神を体現した食に関する「社会的慣習」として
定義されている．ただし，食事の前に「いただきます」，食後に「ごちそう
さま」という言葉が，人間が生きるために他の生命をいただいているという
感謝の意を表したものであるように，私たちは「和食」よりも，先人たちが
築いてきた和食文化の意義を考え，その歴史を理解したうえで，和食文化を
継承していく必要がある．

❶ 食の起源

　人類はおよそ 500 万年前から地殻変動と気候変動の影響のもと，生きてい
くうえで必要な食料を求めて，動植物を狩猟・漁労・採集をしながら移動生
活あるいは定住生活を営んだ．やがて，人類は火を使うようになるとともに，
耕作と牧畜という食物生産の技術を身につけた．**農耕文化**は世界各地で発生
し，主に次の 4 つの農耕文化を挙げることができる．
　①根栽農耕文化（さとうきび，タロいも，ヤムいも，バナナなどを栽培）
は東南アジアを起源とし，アジア・アフリカルートで伝播した．②サバンナ
農耕文化（ごま，ささげ，しこくびえ，ひょうたんなどを栽培）はアフリカ
のサバンナを起源とし，インド，中国に伝播した．③地中海農耕文化（おお
むぎ，こむぎ，えんどう，ビートなどの栽培）はアラビア半島を起源とし，ヨー
ロッパ，中国に伝播した．④新大陸農耕文化（じゃがいも，かぼちゃ，莢
豆，とうもろこしなどの栽培）は中南米を起源とし，コロンブスの新大陸発
見とともにヨーロッパに伝播し，その後世界各地に広がっていった．その伝
播経路を**図 1-8** に示す．さらに 5 つ目として長江流域における農耕文化を

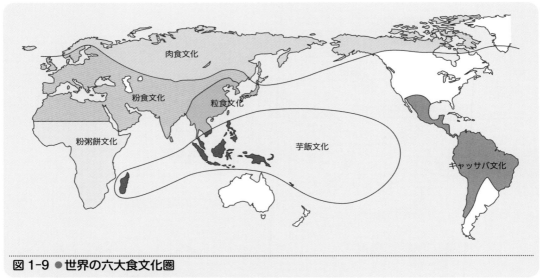

図 1-9 ● 世界の六大食文化圏

(江原絢子・他編：新版日本の食文化―「和食」の継承と食育. 第 2 版, p24, アイ・ケイコーポレーション, 2018 より)

あげることができる．これは，中国長江流域の湖南省周辺地域を発祥とする稲作が，インドのガンジス川および中国の長江沿いに広がったものである．これらの農耕文化の伝播が基礎となり，各地域で特徴ある主要な食材が食されるようになった．

❷ 世界の食文化

a）主食物別の食文化

世界では地域によって気候がかなり異なり，それぞれの地域の風土に適した作物が栽培され，食文化を形成するようになった．主食物別にみると，**粒食，粉食，芋飯，粉粥餅，キャッサバ，肉食**の 6 つの文化圏に分類できる（**図1-9**）．

粒食文化圏

東アジアにおける食文化である．主食はこめ，あわ，ひえなどの雑穀類，だいず，あずきなどの豆類である．粒のまま蒸す，煮るなどの加熱により食するのが特徴であり，また，穀物や魚を利用した発酵調味料（醤^注，しょうゆ，みそ，など）も発達した．

粉食文化圏

ヨーロッパ，北アフリカ，中東，インド，中国北部を含む広域の食文化である．主食はこむぎで，製粉しパンや麺に加工する．パン，饅頭（マントウ），ナンのように発酵を利用したもの，チャパティ，餅（ビン），パスタのように無発酵のものがある．この文化圏では牧畜も盛んで肉や乳の加工品と合わせ，スパイスも発達した．

芋飯文化圏

熱帯気候の南アジアの島やミクロネシアの食文化である．主食はタロいも，バナナ，キャッサバなどで，蒸し煮にして食する．

醤（ひしお）

塩漬けし発酵することでできる調味料で，草醤（→漬物），穀醤（→みそ），魚醤，肉醤がある．魚醤は東南アジアに多く，ベトナムのニョクナム，タイのナンプラー，日本には能登のいしる（いわし），いしり（いか），秋田のしょっつる（はたはた）などがある．

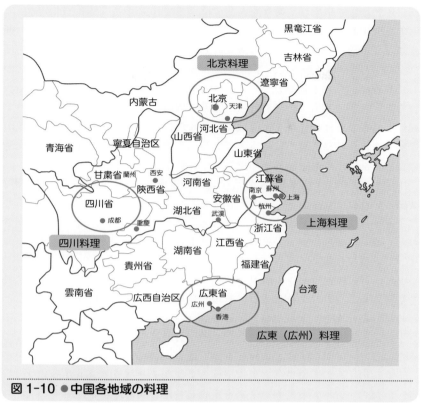

図 1-10 ● 中国各地域の料理

（青木三恵子編：管理栄養士養成シリーズ　調理学．第 3 版，p141，化学同人，2011 より一部改変）

粉粥餅文化圏

　アフリカのサハラ砂漠以南の食文化である．主食は雑穀やいも類を粉にして湯で溶いてペースト状にしたり，搗いて餅状にしたものである．乳・乳製品やとうがらしも多用する．

キャッサバ文化圏

　南米アマゾン川源流域の食文化である．主食はキャッサバ，バナナ，とうもろこしである．これらを製粉し，蒸したり焼いたりしてトルティーヤやポンデケージョのように加工して食する．

肉食文化圏

　北極圏などの日照時間の少ない寒冷地の食文化である．農耕に適した土地が少ないため，主食は海獣類や海鳥，羊などの動物である．

b）各料理文化圏の特徴

　世界の料理を文明に重ね合わせてみると**中国料理文化圏，インド料理文化圏，ヨーロッパ料理文化圏，ペルシャ・アラブ料理文化圏**の 4 つに分類できる．それぞれの地域を訪れた際に，その土地ならではの珍しい食材を味わうことは食経験を豊かにする貴重な体験となるであろう．

中国料理文化圏

　豊かな資源と広大な国土をもつ中国は，長い歴史のなかで地域によって 4 つの独自の料理文化を形成してきた（**図 1-10**）．北京料理（北方系）は，宮

宮廷料理
中国王朝清の時代に各地の産物と調理法を取り入れて確立されたもので，味付けは比較的淡白である．北京ダックなどがある．

大菜
中国料理における主要料理のこと．湯菜（スープ），炸菜（揚げ物），炒菜（炒め物），燴菜（煮込み物），蒸菜（蒸し物），溜菜（あんかけ物），烤菜（直火焼き）などがある．

点心
点心とは，中国料理の軽食や菓子のことで，飯類，麺類，餃子などの甘くないものと杏仁豆腐などの甘いものがある．

ヌーベル・キュイジーヌ
フランス料理において，バターやクリームをふんだんに使用するこってりした伝統的な料理ではなく，油脂の使用量が少なく加熱を抑えてソースを減らし素材のもち味を生かした軽く繊細な調理スタイルのこと．

トルコ料理
オスマン帝国時代（14世紀～）より発展し，洗練された豊かな食文化が確立した．イスラム教の戒律によって豚肉はタブーであり，羊肉や鶏肉が主たる食材で，オリーブ，トマト，ヨーグルト・チーズ，ナッツ，ドライフルーツなどが使用される．

廷料理[注]として発達し，肉や油，香辛料，こむぎを用い，濃厚な味が特徴である．**四川料理**（西方系）は長江上流の山岳地帯に発達し，淡水魚介類，野菜類などを用い，辛味・甘味・酸味の効いた味付けが特徴である．**広東料理**（南方系）は亜熱帯地方で，果物，海産物，ふかひれ，他地域の素材を活かした料理で，食材も調理法もバラエティに富み，「食は広州にあり」といわれるほど豊かである．**上海料理**（東方系）は温暖な気候風土に恵まれていて稲作が盛んな長江の中流・下流域に発達した料理であり，農作物と魚介類が豊富である．特に上海がには有名である．この地域は古くから国際的な交易の拠点であったため，諸外国の食文化の影響を受けて発展してきた．

中国料理の献立は，**前菜，大菜**[注]，**点心**[注]で構成される．温冷論や医食同源，薬膳という食文化があり，体調に合わせてバランスのよい食生活を送ることにより病気を予防，治療するという考えに基づいて，人の体質や状態にふさわしい食材を多彩な調理技術で調理，加工している．

インド料理文化圏

ターメリック，クミン，コリアンダー，シナモン，カルダモンなど香辛料を数種類組み合わせて作るカレー料理が発達し，香辛料を巧みに利用するところに特徴がある．大航海時代，ヨーロッパ人はアジアの香辛料を求めてインド航路を開拓し，食の歴史において香辛料は希少なのものとして扱われてきた．また，インドを中心に南アジアではギー（バターの上澄み油脂）を使う．北部の主食は粉食で，こむぎで作るナンやチャパティを主食とした肉料理，南部の主食も粒食だが，こめを主食とした野菜料理が多い．

ヨーロッパ料理文化圏

ヨーロッパでは麦類を加工してパンを作りこれを主食とし，獣鳥肉類，卵類，乳・乳製品を組み合わせる料理が特徴といえる．バターやオリーブオイルなどの油脂類を用いてオーブンや蒸し焼きなどの加熱調理をすることが多い．獣鳥肉を用いた料理には，消臭や防腐剤としてのハーブや香辛料は不可欠である．北欧では長く厳しい冬の食料として作る塩漬けや乾燥，砂糖漬けによる保存食にも，ハーブやス香辛料が多用される．

西洋料理を代表する**フランス料理**は，世界三大料理の1つである．さまざまな食材を使った重厚な料理と，濃厚なソースに特徴がある．20世紀後半には素材を重視した淡泊な味付けの「**ヌーベル・キュイジーヌ**[注]」といわれる新しいフランス料理が登場した．

イタリア料理は古代ローマより受け継がれ，16世紀には確立したとされる．フランスをはじめ近隣諸国の料理に大きな影響を与えた．にんにく，トマト，パスタ，オリーブ油を基本食材とし，新鮮な食材の持ち味を引き出した料理が特徴である．

ペルシャ・アラブ料理文化圏

ペルシャ・アラブ地方は，さまざまな国と民族の興亡の歴史がある．そのため料理形態は古代ペルシャ，アラブ，トルコが融合している．イスラム教徒が多いため豚肉は食さず，羊肉（ラム）が用いられる．シシケバブは代表的なラム料理である．ハーブや香辛料を多用し，盛り付けの色合いにも気を配る**トルコ料理**[注]は世界三大料理の1つである．

表 1-12 ● 三大食作法の文化圏

食法	特徴	地域	人口
手食文化圏	●イスラム圏，ヒンドゥー圏，東南アジアでは手食の厳格なマナーがある	東南アジア 南アジア 中近東 アフリカ	約25億人
箸食文化圏	●米食圏 ●中国，韓国，北朝鮮，台湾などでは箸と匙を用いる ●日本は箸だけを用いる	東アジア	約17億人
ナイフ・フォーク・スプーン食文化圏	●小麦食，肉食圏 ●パンだけは手で食べる ●17世紀に食作法として確立	ヨーロッパ ロシア 北アメリカ 南アメリカ	約18億人

(本田總一郎：日本料理技術選集 箸の本．p8，柴田書店，1978より一部改変)

医食同源，薬膳
医食同源という言葉は近年日本で生まれた造語．中国には古くから「薬食一如」「薬食同源」という考え方があり，薬膳は長い歴史のなかで伝承されてきた中国医学に基づく食文化である．

丁子
別名クローブと呼ばれる香辛料．1.5cmくらいの釘に似た形をし，濃褐色で，強く甘い芳香と舌にしびれるような刺激味が特徴．肉や魚の臭い消しになる．

c）食事作法別にみた食文化

　食事作法を食具で分類すると，直接手を使って食べる**手食文化**，**箸食文化**，**ナイフ・フォーク・スプーン食文化**の三大食法文化圏がある（**表1-12**）．箸を使用する食文化は，人類が火を使うようになってから，熱い食べ物をとるために木の枝などを折って使用するようになったところからきているといわれている．どの食文化にも風土や調理法，宗教的要因などに基づき食事作法が定められているため，食文化に合わせて，食事作法に則ったテーブルセッティングを行う必要がある．**図1-11**に各料理様式のテーブルセッティングを示す．

d）食の禁忌と忌避

　世界各地には宗教，慣習などにより特定の食物を避けるさまざまな風習（禁忌，忌避）があり，重要な食文化の一面といえる．禁忌とは忌み嫌って明示的に禁じられていることで，忌避とは意識的，無意識的に避けることである．

宗教上の禁忌

　イスラム教徒は世界に約18.5億人といわれる．イスラム教では豚は不浄なものとして戒律上食べることが禁じられている．また，アルコール飲料類も禁止されている．加工品の製造過程での混入も許されない．豚肉以外の食肉でも，認証マークがついたハラールミート（イスラム法に則った方法で屠殺処理された精肉）に限られている．

　ヒンドゥー教では，**牛**は神聖な動物と考えられているため，牛肉を食べることは禁忌とされている．インドのジャイナ教では不殺生を戒律としているため，厳格な信者は植物しか口にしない徹底的な菜食主義をとっている．

　仏教は殺生を禁じているが，本来は食べ物に対する禁忌はない．しかし中国，台湾，日本では，仏教寺院を中心に肉や魚肉を使わない精進料理が発達してきた．

　ユダヤ教にはさまざまな禁忌がある．哺乳類のうち，蹄（ひづめ）が割れていて反芻する動物（牛，羊，ヤギなど），哺乳類以外では海や川の動物はうろこと鰭（ひれ）のあるもの，昆虫は食べてもよいが，反芻しない動物（馬，豚など）や鳥の一部（とび，はやぶさ，ふくろうなど）は食べてはいけないとされる．

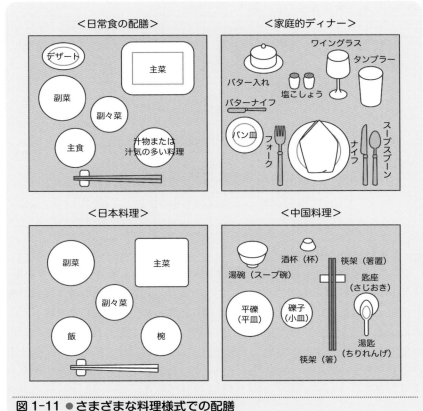

図 1-11 ● さまざまな料理様式での配膳

(大越ひろ・他編：管理栄養士講座 四訂 健康と調理の科学, p136, 建帛社, 2020 より)

ベジタリアン

菜食主義者. ラクト・オボ・ベジタリアン（獣肉と魚肉を食べない），ラクト・ベジタリアン（獣肉, 魚肉, 卵を食べない），オボ・ベジタリアン（獣肉, 魚肉, 乳製品を食べない），ヴィーガン（獣肉, 魚肉, 卵, 乳製品, はちみつを食べない完全菜食主義）に分かれる.

キリスト教のうちカトリックでは肉, 卵, 牛乳・乳製品が禁じられ, 別の宗派ではさらに魚肉, 油も禁じられた. 近年ではこれらの制限は緩和されている.

宗教以外の慣習などによる忌避

文化的背景により, 慣習や地域の言い伝えなどの俗信による忌避もある. 食べ合わせ, 出産や授乳期, 死にまつわる食べ物などである. また, 菜食主義（ベジタリアン[注], ヴィーガンなど）は宗教以外にも動物愛護, 環境保全, 健康, 美容などの理由により, 動物性食品を避ける食生活を行う.

❸ 日本の食文化

甑（こしき）

土器の調理道具で, 甕とセットで用いる. 甕に水を入れ, 湯を沸かし, 甑をその上に乗せ, 簾やざる, 布などを底に敷き, その上にこめなどを入れて, 湯から出る蒸気により蒸して調理する. 中国料理などでよく使われる蒸籠（せいろ）と同じように用いる.

日本の食文化は, 中国の影響を多大に受けている. 日本の食文化の流れを**表 1-13** に示す. 約 1 万 2 千年前の縄文時代には, われわれの祖先は狩猟, 漁労, 採集により根菜類や種実類, 貝類, 魚類, 獣類などを収穫し, 土器を用いて加熱調理をして食生活を維持していた. 縄文時代後期になると稲作と金属器が大陸より伝来し, 弥生時代には水田稲作農業と青銅器・鉄器を特徴とする農耕文化が形成された. 出土した弥生土器から壺（貯蔵用）, 甕（煮炊き用）, 甑[注]（蒸し調理用）, 高杯（盛り付け用）などが用途に応じて使い

表 1-13 ● 日本の食文化史

時代	出来事	背景・特徴
縄文時代	●土器を用いた加熱調理の発達 ●稲作の伝来	●狩猟，採集を通じて食物を収穫 ●焼く，煮るなどの加熱調理が可能，調理法が多様化 ●中国から稲作が伝来
弥生時代	●稲作開始	●土木技術，牛馬の伝来により，稲作が各地に普及 ●水田稲作農業が本格化
古墳時代	●竈・土釜が朝鮮半島より伝来	●竈・甑の利用が高い熱効率による調理を可能にし，食生活が向上
飛鳥時代	●醤類・麹を利用する発酵食品，牛乳および酥・酪などの乳製品，飴などの製造・管理 ●肉食禁忌令の発令	●遣隋使・遣唐使の派遣により中国から食文化の伝来 ●仏教の思想から天武天皇により「肉食禁止令」が出され，肉食を避ける食習慣が始まる
平安時代	●大饗料理の成立	●日本最古の儀礼宴会の食様式 ●公家社会において成立
鎌倉時代	●精進料理の発達	●道元禅師から仏教の教えとともに禅寺院で発達 ●豆腐・みそ・しょうゆなどが普及
室町時代	●本膳料理の成立 ●庶民もこめを常食	●武家社会の饗応料理様式として始まる ●一汁三菜の日本料理の献立の基礎を構築 ●農業技術の発達により稲の収穫量が増大
安土桃山時代	●懐石料理の完成 ●南蛮菓子，南蛮料理の伝来	●茶会の席の料理として完成 ●南蛮貿易の開始により，砂糖をふんだんに用いる南蛮菓子，異国由来の材料や調理法を用いた南蛮漬け，南蛮料理，かぼちゃなどの野菜が伝来
江戸時代	●袱紗料理の出現（前期） ●普茶料理の伝来（前期） ●卓袱料理の発達（前期） ●会席料理の完成（後期）	●儀礼的な武家の本膳料理を略式にしたもの ●隠元禅師から黄檗宗とともに伝来 ●長崎の唐人屋敷に居留する中国人から伝来し，発達 ●本膳料理を酒宴向きに簡略化．時系列的に順次運ばれる
明治時代	●肉食解禁 ●西洋料理の導入 ●和洋折衷料理の出現	●文明開化 ●居留地のホテルやレストランで，外国人，高級官僚など一部の階層社会における公的な会食として受容 ●明治時代後半に日本式洋食店や喫茶店が開業
昭和時代（戦後）1970年代1980年代	●質素な食から飽食へ ●食の外部化による「内食・中食・外食」の新しい形式 ●世界各国の料理や食文化の取り入れ	●米国と高度経済成長の影響 ●女性の社会活動への参加 ●ファストフード，ファミリーレストラン，テイクアウト食品の出現 ●外食産業の発達 ●エスニック料理店の出現
平成時代	●和食がユネスコ無形文化遺産に登録	●日本食が世界でも高評価

分けられていたことがうかがえる．古墳時代に朝鮮半島から竈（かまど）が伝来し，熱効率の高い調理が可能となり調理方法が大きく変化した．675年には国家的な仏教の殺生禁止の戒律を受け，天武天皇が肉食を禁止する勅令を公布し，それ以降，日本人の家畜の肉食忌避は江戸時代の終わりまで続いた．現代の日本の饗応食の始まりは，平安時代における宮中や貴族の間で行われた**大饗料理**注である．

鎌倉時代には武士の携行食，保存食として干魚や梅干しなどが発達した．また道元禅師による禅宗の伝来とともに，禅寺院で**精進料理**注が発達していった．これによりみそ，しょうゆ，豆腐，ふなどの食材が普及した．

室町時代には，武家社会の饗応料理形式として**本膳料理**注が始まり，これをもととして江戸時代には簡略，改良がなされて**袱紗料理**注，**会席料理**に発

大饗料理
平安時代の貴族社会におけるハレの日の宴「大饗」の料理．大型の食卓（台盤）の上に2人以上の人数分の食物が置かれる中国的な食礼食．椅子に座って食すこと，箸と匙を併用すること，料理数が偶数であることなど，中国の影響がうかがえる．

精進料理

禅宗寺院から始まったもので，植物性食品の調理の工夫をこらし，中国から伝来した豆腐，湯葉，生ふなどが使われ，油で揚げる調理法が多い．

本膳料理

大饗料理をモデルに室町時代の武家社会を中心に発展したもので，本膳と呼ぶ膳を中心に2～6つの膳が配置される．膳が代わるたびに汁がつく．汁がつかない膳を脇膳といい，焼き物だけの膳を焼き物膳という．目の前に料理を並べる平面羅列式である．

袱紗料理

室町時代から行われていた本膳料理を略式にした料理様式．煩雑な儀礼と過剰な装飾を排し，実質的な味覚を楽しむためのものとして成立した．

懐石料理と会席料理

茶会に先立って出される簡素な料理が懐石料理である．僧が空腹と寒さをまぎらわすために温石を懐に入れて，禅の修業に臨んだことにちなんでいる．一汁二～三菜で千利休によって完成された．一方，会席料理は本膳料理を簡略化したものであり，町人文化の中で成立した．料理は順次運ばれ，締めくくりに飯，汁，香の物が一緒に供される．

展した．また一汁三菜という現在の日本料理の基本的な献立の礎が築かれた．皿数は偶数ではなく奇数で膳の上に並べられた．また農業技術が発達し，こめの収穫量が飛躍的に増えたことにより庶民もこめを常食とするようになった．

安土桃山時代には茶の湯の完成に伴い，茶席に出す軽い料理である**懐石料理**が誕生した．16世紀には，ポルトガル人やスペイン人の渡来により，かぼちゃやじゃがいもなどの農作物とともに南蛮菓子[注]や，**南蛮料理**[注]が伝来し日本の食文化に大きな影響を与えた．

17世紀の江戸時代に隠元禅師の帰化により中国風の精進料理である**普茶料理**[注]が伝えられた．銘々膳は使わず，大皿に盛り付けられた料理を各自の小皿にとって食する．二汁六菜を基本とする．精進料理のため植物性食品を材料としており，くずや油を用いた料理が多いのが特徴である．

江戸時代前期には西洋や中国と交流のあった長崎で，**卓袱料理**[注]が誕生した．円卓を囲み，大皿に盛られた料理をおのおのが自由に取り分けて食する．普茶料理との違いは素材に魚や肉が多く使われることである．卓袱料理は食文化の融合といえる．江戸時代後期には町人文化の発展とともに**会席料理**が発達した．これは本膳料理を酒宴の席に供する料理として簡略化した食事様式である．一汁五菜あるいは一汁七菜を基本とする．会席料理は現代の日本料理の主流となっている．また，江戸の町人文化はうどん，天ぷら，鮨などの屋台や料理茶屋を生み，日本料理が大衆化した．

明治時代の文明開化の風潮は食生活にも変化をもたらした．牛肉や豚肉を食べ，牛鍋のような和洋折衷料理や，コロッケ，豚カツ，カレーライスなどの日本式の西洋料理が現れ，レストランなどで広まっていった．

第二次大戦後の昭和30年代に高度経済成長時代に入り，肉，卵，乳製品の需要が増え，日本人の食生活は戦前の質素なものから飽食の時代へと激変した．1980年代以降は食の情報化，産業化，国際化が進み，世界中の文化が日本人の生活に入り込み，食生活にも及んだ．さらに平成に入ると，食の簡便化と同時に自然で健康的な食志向も高まり，日本食のよさが見直されてきた．

このような歴史を経て，2013年，ユネスコ無形文化遺産に和食が登録された．日本人は，それぞれの時代ごとに外来の食文化と従来の伝統的な食文化を使い分けたり，融合させたりしながら新しいものを生み出してきた．自然をつかさどる神々を敬い，旬を大切にし，温暖な気候風土と山や海の恵みによって得られる多種多様な食材を大切に活かし，調理することが日本の食文化であろう．季節の移ろいや時代とともに作られてきた和食は，日本の文化そのものであるといえる．

2) 行事食，郷土料理

❶ 行事食

われわれの生活は日常的な普段の生活（ケ）と非日常の特別な状況（ハレ）に分けることができる．非日常のなかには年中行事や人生の節目に迎える通

表 1-14 ● 年中行事と行事食の例

月	日	行事	代表的な料理
1月	1日	正月	屠蘇（とそ），おせち料理，雑煮，はなびら餅
	7日	人日の節句	七草粥
	11日	鏡開き	しるこ，ぜんざい
	15日	小正月	小豆粥
	20日	二十日正月	雑炊
2月	3日ころ	節分	鬼打ち豆，福茶，稲荷ずし，団子
	8日	針供養	うぐいすもち，草もち
3月	3日	上巳（雛）の節句	菱もち，草もち，雛菓子，あこや
	21日	春分の日（彼岸の中日）	ぼたもち，彼岸団子，打ち菓子
4月	8日	灌仏会（かんぶつえ）	桜もち，花見団子，草団子，糸切り団子，草もち
5月	5日	端午の節句	粽（ちまき），かしわもち
6月	16日	嘉祥（かしょう）の儀式	嘉祥菓子，嘉祥饅頭，祝い菓子
	30日	夏越し	赤飯，もち，水無月
7月	7日	七夕	冷やしそうめん，ひやむぎ
	16日	祇園会（ぎおんえ）	はも，たこ，そうめん
	丑の日		うなぎ，土用餅，あんころ餅
8月		盂蘭盆会	みたらし団子，萩の餅
9月	9日	重陽の節句	菊酒
		月見	さといも，きぬかつぎ，くり，さつまいも，月見団子，萩の餅
	23日	秋分の日（秋の彼岸中日）	おはぎ，らくがん
10月	20日	夷（えびす）講	べったら漬け
11月	3日	亥の日	亥の子餅
	15日	七五三	もち，赤飯，千歳飴，尾頭付きの魚
		酉の市	切山椒
	23日	新嘗祭（にいなめさい）	ご飯
12月	22日前後	冬至	冬至粥，冬至かぼちゃ，ゆず入りようかん，ゆずまんじゅう
	25日	クリスマス	ローストチキン，クリスマスケーキ
	31日	年越し	年越しそば

（日本調理科学会監修：クッカリーサイエンス和菓子の魅力─素材特性とおいしさ. pp30-33, 建帛社, 2012 より一部改変）

南蛮菓子

金平糖，有平糖，カステラ，ボーロなどポルトガル語を語源とする名前をもつが，日本の菓子文化に受容され和菓子として現存するものも多い．特徴的な材料として砂糖，鶏卵，小麦粉を用いる．

南蛮料理

ポルトガルに起源をもつ料理で，天ぷら，ヒカド，ひりょうず，南蛮漬けなどがある．

普茶料理

京都宇治の黄檗山万福寺の開祖隠元により紹介された中国式精進料理．「普茶」とは「茶を普く（あまねく）する，茶に赴く」で茶を飲みながら打ち合わせをする「茶礼」後，一同が大皿盛りの食事をとる．限られた植物性食品を材料とし，揚げた料理が多い．油を用いる濃厚な味，中国趣味の食様式，料理名などが特徴である．

卓袱料理

「卓袱」とは，中国料理の卓の覆い（テーブルクロス）の意味で，江戸中期に長崎で発達した和風，中国風，オランダ風が融合した料理形式．会食者が従来の銘々膳は使わず，1つの卓袱台（食卓）を囲み，大皿に盛り付けられた料理を取り分けて食す特徴をもつ．

五節供（五節句）

徳川幕府は1年のうちの5日を節句として定めた．1月7日〔人日（じんじつ）〕，3月3日〔上巳（じょうし）〕，5月5日〔端午（たんご）〕，7月7日（七夕），9月9日〔重陽（ちょうよう）〕をさす．

過儀礼などさまざまな行事があり，それに合わせた食事も欠かすことができない．行事食（**ハレの食事**）は単調になりがちな生活に変化や節目をもたらし，四季を感じ，ともに会食した人々と楽しみを分かち合うものとして，大切に伝承されてきた．

年中行事は平安時代に宮中で行われた儀式を始まりとしている．室町時代には5月の菖蒲湯や7月の盂蘭盆などの習慣は庶民にまで広まった．さらに江戸時代には，幕府によって五節供[注]が年始の1月1日とともに祝日と定め

表 1-15 ● 通過儀礼と食べ物

通過儀礼	食べ物
誕生	産飯，白米飯
お七夜・命名祝い	赤飯，尾頭付きの魚
食い初め	赤飯，尾頭付きの魚
初節句	赤飯，もち，菱もち，あられ，かしわもち，ちまき
初誕生	赤飯
七五三	赤飯，千歳飴
成人式	赤飯，酒
結婚	酒，たい，赤飯，かまぼこ，さしみ，もち，えび，数の子，きんとん，きんぴら，吸いもの
年祝い	赤飯，もち
葬儀	枕飯，枕団子，酒，煮しめ，白和え，白飯，赤飯，酒，お斎，豆腐，きんぴら，みそ汁

（江原絢子・他編：新版日本の食文化―「和食」の継承と食育. p144，アイ・ケイコーポレーション，2016 より一部改変）

表 1-16 ● 各都道府県の郷土料理の例

都道府県名	郷土料理名	都道府県名	郷土料理名
北海道	ジンギスカン，石狩鍋，ちゃんちゃん焼き	滋賀県	ふなずし，鴨鍋
青森県	いちご煮，せんべい汁	京都府	京漬物，賀茂なすの田楽
岩手県	わんこそば，ひっつみ	大阪府	箱寿司，白みそ雑煮
宮城県	ずんだ餅，はらこ飯	兵庫県	ぼたん鍋，いかなごのくぎ煮
秋田県	きりたんぽ鍋，稲庭うどん	奈良県	柿の葉寿司，三輪そうめん
山形県	いも煮，どんがら汁	和歌山県	鯨の竜田揚げ，めはりずし
福島県	こづゆ，にしんの山椒漬け	鳥取県	かに汁，あごのやき
茨城県	あんこう料理，そぼろ納豆	島根県	出雲そば，しじみ汁
栃木県	しもつかれ，ちたけそば	岡山県	ばらずし，ママカリずし
群馬県	おっきりこみ，生芋こんにゃく料理	広島県	カキの土手鍋，あなご飯
埼玉県	冷汁うどん，いが饅頭	山口県	ふぐ料理，岩国寿司
千葉県	太巻き寿司，いわしのごま漬け	徳島県	そば米雑炊，ぼうぜの姿寿司
東京都	深川丼，くさや	香川県	讃岐うどん，あんもち雑煮
神奈川県	へらへら団子，かんこ焼き	愛媛県	宇和島鯛めし，じゃこ天
新潟県	のっぺい汁，笹寿司	高知県	かつおのたたき，皿鉢（さわち）料理
富山県	ます寿し，ぶり大根	福岡県	水炊き，がめ煮
石川県	かぶら寿し，治部（じぶ）煮	佐賀県	呼子イカの活きづくり，須古ずし
福井県	越前おろしそば，さばのへしこ	長崎県	卓袱料理，具雑煮
山梨県	ほうとう，吉田うどん	熊本県	馬刺し，いきなりだご，からしれんこん
長野県	信州そば，おやき	大分県	ブリのあつめし，ごまだしうどん，手延べだんご汁
岐阜県	栗きんとん，朴葉（ほおば）みそ	宮崎県	地鶏の炭火焼き，冷や汁
静岡県	桜えびのかき揚げ，うなぎの蒲焼き	鹿児島県	鶏飯（けいはん），きびなご料理，つけあげ
愛知県	ひつまぶし，味噌煮込みうどん	沖縄県	沖縄そば，ゴーヤチャンプルー，いかすみ汁
三重県	伊勢うどん，てこね寿司		

（農林水産省：農山漁村の郷土料理百選パンフレット．https://www.maff.go.jp/j/nousin/kouryu/kyodo_ryouri/panf.html）

られ，元旦，節分，桃の節句，端午の節句，七夕，秋祭り，年越しなどの年中行事が庶民に広く浸透していった．農耕文化の醸成とともに，豊作と安全を祈り収穫に感謝するため，神々を祀り供物を供え，人々が神や祖霊とともに共食する文化が進展した．年中行事と行事食を**表 1-14**に示した．ハレの日の食材はこめを中心としたもので，もち，飯，団子，酒などである．正月に作る特別な料理をおせち料理というが，おせちとは神様を祭る日を節といい，節供とは節にお供えをするということになる．節は1年に何回かあるが，正月がもっとも大切な節とされ，おせち料理は正月料理のことをさすようになった．おせち料理は年神様への供物であると同時に，一族の繁栄への願いが込められている．

　表 1-15に人生の節目の食を示す．お七夜，お食い初め，成人式，還暦などの通過儀礼や慶事に供される食事には，古くから赤飯が多く用いられた．赤はめでたいことを表す色，魔除けの色とされているためである．仏事においては，喪中は魚や肉を口にせず，忌明けの「精進落とし」として魚や肉や酒が振る舞われた．現在は服喪の慣習も失われているが，葬儀の後に酒肴のもてなしをすることで精進落としとしている．

　他国との交流，地域間の交流は新たな行事食をもたらした．クリスマスケーキ，バレンタインデーのチョコレート，ハロウィンのかぼちゃや菓子，節分の恵方巻きなどである．その一方で，地域に根づく伝統的な日本の行事食の中には変化したり消滅したりしたものも数多くある．

❷ 郷土料理

　郷土料理は，その土地の風土のなかで育まれた地域の特産物と，生活環境，習慣によって培われてきた，地域特有の文化である．主に家庭内を中心に代々伝承されてきた．各都道府県の郷土料理を**表 1-16**に示す．

食事の基本構成

学修到達ポイント

●日本人の日常食の基本構成を説明できる.
●料理ベースの食事パターンを説明できる.
●食品・食材料ベースの食事パターンの経年変化を説明できる.

　栄養管理の実践においては，適切なエネルギーおよび栄養素量を摂取するために，食品や料理，そしてそれらを組み合わせた食事レベルでの支援が求められる．本章では，「食事」の基本構成と日本人の食事パターンについて学ぶ.

1. 食事の要素と基本構成

1) 食事を構成する要素

　人は，生命の維持に必要な栄養素を食べ物から摂取している．食べ物には，食品，加工食品，料理などさまざまな形がある．食事とは，毎日習慣的に食べ物を食べること，およびその食べ物をさしている．この食事は，人々が毎日の暮らしのなかで営む行為であり，地域の環境，文化のなかで形成された特徴を有し，食べる時刻や食べる作法（マナー），文化的・社会的要素を背景とした食べ物の組み合わせ方（パターン）などで形づくられている．このように，食事はエネルギーおよび栄養素の補給のみを目的とするのではなく，文化的・社会的要素を含んだ食べ物を，家族や他の人たちとの関わりのなかで，口にして体内に取り込むことのすべてを含みもっている．すなわち"有形の物"と"食べる行為"の2つの側面から考えることができる.

　図 2-1 に食事を構成する要素を示す．有形のものとしては，1回の摂取単位ごとに多様な食品を組み合わせ，それらを調理して料理とし，料理や食品を組み合わせたものである．食べる人の健康状態や，年齢に合わせ，必要な栄養素を補給するとともに，安全であり，味，おいしさといった品質が，嗜好や楽しみといった心理的な側面も含め，生活の質につながっている.

日本人の長寿を支える「健康な食事」
日本人の平均寿命は世界で最高水準にある．その一助として食事があるとし，今後のさらなる高齢化の進展を踏まえ「健康な食事」とは何かを明らかにするために2013（平成25）年に厚生労働省において検討会が立ち上がった．栄養学，医学の専門家，食品，調理，食文化，給食，食品流通など多領域の専門家や実務家で幅広い観点で「健康な食事」について検討された.

		食品の種類と組み合わせ	含んでいる栄養素や機能性成分 味，色，香り，温度，食感 旬 生産地（地域）と流通 安全（アレルゲンや禁忌）
有形のもの	食品		
		食品の量	1回の摂取での適量
	料理	料理とその組み合わせ	調理法 味，香り，彩り，温度，食感 形状 食文化（行事食・郷土料理，様式など） 食器
食べる行為		時刻と回数	朝・昼・夕など
		食べる場所	家庭内，家庭外
		コミュニケーション	一緒に食べる人
		マナー	食文化（配膳・行儀など）

ライフステージに応じた必要な栄養素の補給
健康の維持・増進に適した栄養素の補給
疾病の治療に適した栄養素の補給

嗜好・おいしさ・楽しみを含めた生活の質

図2-1 ● 食事を構成する要素

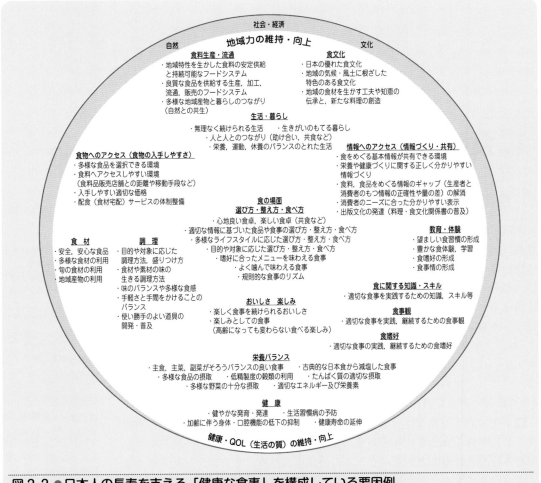

図2-2 ● 日本人の長寿を支える「健康な食事」を構成している要因例

（厚生労働省：日本人の長寿を支える「健康な食事」のあり方検討会報告書．p27，2014を一部改変）

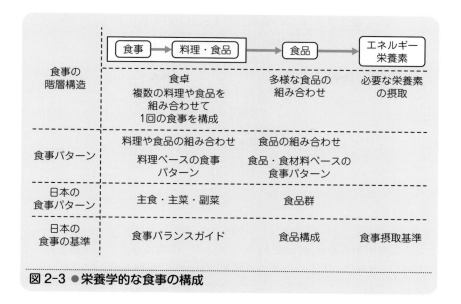

図 2-3 ● 栄養学的な食事の構成

図 2-2 は日本人の長寿を支える「健康な食事」を構成する要因を図示したものである．栄養バランスや健康につながる食材，調理のみならず，おいしさや楽しみ，食事観，食嗜好の形成，食の場面の選択など幅広い要素から構成されている．社会的，経済的，文化的な条件も含まれる．

食べ物としての食事は，食卓をイメージすると一定のパターンがあることが理解できると思われるが，生活様式の変化のなかで，時代とともにその特徴も変化している．しかし，一定の様式として習慣化され伝承されたパターンを有している．

2) 食事パターン

図 2-3 に栄養学的に考える食事の構成を示す．

食べ物の組み合わせ方を**食事パターン**という．英語では dietary pattern である．この食事パターンには 2 つの考え方がある．食品・食材料ベースの食事パターンと料理ベースの食事パターンである．諸外国では，食品・食材料ベースの食事パターンが多く用いられている．エネルギーや栄養素を適切に摂取するには，どのような食品をどのくらい食べたらよいのかをわかりやすく示したり，特定の病気になりやすいエネルギーや栄養素摂取は，どのような食品由来で，その摂取量の多少が影響しているかなどを食事調査から評価するときに用いられる．食品・食材料レベルの食事パターンは，食品の栄養成分の類似性から食品群[注]に分類し，1 日ごとあるいは 1 食ごとに食品群別の摂取量として示される．また，食事摂取基準に沿った望ましい 1 日当たりないしは 1 食当たりの食品の構成[注]を食品群で示すものも食品・食材料レベルの食事パターンである．**表 2-1** は 4 つの食品群における推奨される食品・食材料レベルの食事パターン例である．

一方，日本では料理ベースの食事パターンが用いられる．これは 1 食での料理の構成を示す考え方である．日本は食文化として<u>一汁二菜</u>，<u>一汁三菜</u>と

食品群

含まれる栄養成分が類似した食品を群に集めて分類したもので，3 群，4 群，6 群，18 群などがある．3 群，4 群，6 群は食品の栄養学的特徴を示す栄養教育の教材として用いられる．食品ベースの食事パターンとして解析する場合には 18 群などが用いられる．

食品構成

1 食単位ないしは 1 日単位で，望ましいエネルギーおよび栄養素摂取となるような食品の摂取量を食品群ないしは食品単位で目安として示したもの．特に食品群単位では，食品群を構成する食品の摂取頻度や摂取量を考慮して作成する．

表2-1 ● 4つの食品群の1日当たりの食品構成

食品群		量（g）
第1群	乳・乳製品 卵	250 55
第2群	魚介 肉 豆・豆製品	50 50 80
第3群	緑黄色野菜 淡色野菜 いも 果物	120 230 100 150
第4群	穀類 油脂 砂糖	230 15 10

いった料理の組み合わせの形が定着している．主食に加えて，汁料理と2つの料理（おかず），あるいは3つの料理（おかず）を組み合わせるといったパターンであり，これが料理ベースの食事パターンである．

3) 日本の料理ベースの食事パターンである主食・主菜・副菜とは

1回の食事単位における食べ物の組み合わせを示す料理ベースの食事パターンは，主食と副食の組み合わせである．主食とは，生きるために必要なエネルギー供給源となる主要な食品や料理を意味する．日本の主食は，食品ではこめ，料理としては飯である．主食は，地域や国ごとの気候，土壌，地形などの自然条件に合わせて生産される食品でもある．主に穀類のこめやこむぎ（パンや麺），とうもろこし（トルティーヤ[注]）を主食とする国，地域が多いが，いも類や豆類を主食とする国もある．

副食は，おかず（御数，御菜）という言葉でなじみがあるが，主食に合わせて食べる料理を幅広くさしている．前述したように，日本では主食の飯の組み合わせとして副食は一汁二菜，一汁三菜などともいわれている．複数の菜を栄養学的な特徴で主菜，副菜として分類している．表2-2に料理の分類と栄養学的特徴を示す．図2-4のように食卓上に並ぶ料理の組み合わせとして示すことができる．これを健康的な食事のガイドとして栄養政策で用いられているのが食事バランスガイドである．何をどれだけ食べたらよいかの目安をイメージしやすいように，コマの形で食事のバランスを示しているところに特徴がある．表2-3はどれだけ食べるとよいかの基準とその単位についての考え方を示している．

図2-5は図2-2の食事を構成する要因について，料理ベースの食事パターンに着目する視点を整理したものである．料理は食品（食材料）を組み合わせ，調理して提供される食べ物である．焼く，煮る，和えるなどの調理法と塩，砂糖，みそ，しょうゆなどの調味料での味付けがなされる．季節や地域によって入手できる食品の特徴を生かしながら調理することで，地域ごとに伝承される料理がある．食品単品で食べるものもあるが，栄養的な特徴の異なる食品を組み合わせて料理，また料理を組み合わせた食事として食べるこ

トルティーヤ

とうもろこしをアルカリ性の石灰水でゆでてすりつぶした粉で作る薄焼きのパン．メキシコで主食とされている．

表 2-2 ● 料理ベースの食事パターン

料理区分		食品群	主な食品	栄養学的特徴
主食	主食	穀類	こめ，パン，麺類などを主材料とする料理	主としてエネルギーおよび炭水化物源
副食	主菜	魚介類，肉類，卵類，だいず・大豆製品類	副食の中心となる料理	主としてエネルギーおよびたんぱく質，脂質源
	副菜	緑黄色野菜類，淡色野菜類，海藻類，きのこ類，いも類	主菜の付け合わせや小鉢など単品の料理，汁料理	主食と主菜に不足するビタミン，ミネラル，食物繊維源
	その他	乳類	飲み物としての牛乳や，チーズ，ヨーグルトなど	たんぱく質および主食と主菜に不足するビタミン，ミネラル源
		果実類		主食と主菜に不足するビタミン，ミネラル，食物繊維源

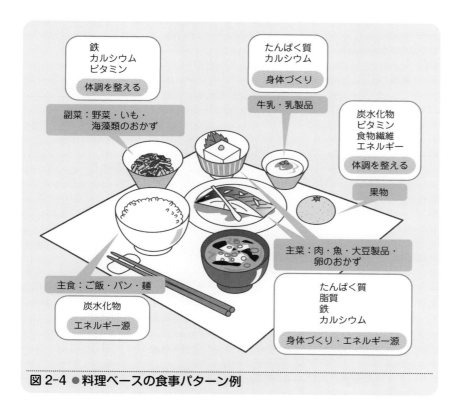

図 2-4 ● 料理ベースの食事パターン例

COLUMN

日本人の主食の変化

　日本人の主食はこめである．「平成30年国民健康・栄養調査」の結果では，20歳以上の飯摂取量は1人1日当たり304gである．1回約150g程度，1日2食，ご飯を主食にした食事パターンがうかがわれ，1日1食は，パンや麺類を主食とする食事パターンと考えられる．日本人の主食であるこめの消費量は年々減少しており，これは1回の摂取量の減少と摂取回数の減少の両方に起因する．

　主食の変化として，穀物エネルギー比率の年次推移をみると，1960年ころは穀物エネルギー比率は約70％程度であり，主食中心で副食由来のエネルギー量が少なかった．その後約10年間で急速に穀物エネルギー比率は50％程度まで減少し，さらに徐々に減少が続き，2019年には40％を下回った．主食よりも副食由来のエネルギー量のほうが多い状態である．

表 2-3 ● 食事バランスガイドによる 5 つの料理区分における基準

料理区分	主材料(例)	主材料の量の基準	1つ(SV)	1日にとる量(成人)		栄養学的な位置づけ
				つ(SV)	日常的な表現	
主食	ご飯 パン 麺	「ご飯100g」に相当する量の"ものさし"として,炭水化物約40gに相当すること	市販のおにぎり1個分	5〜7つ(SV)	ご飯中盛り(約1.5つ)だったら4杯程度	炭水化物の供給源
副菜	野菜 きのこ いも,海藻	主材料の重量が約70gであること	野菜サラダや野菜の小鉢	5〜6つ(SV)	野菜料理5皿程度	各種ビタミン,ミネラルおよび食物繊維の供給源
主菜	肉,魚 卵 だいずなど	「鶏卵1個」に相当する量の"ものさし"として,たんぱく質約6gに相当すること	目玉焼き(鶏卵1個) 納豆1カップ 冷ややっこ(豆腐1/2丁)	3〜5つ(SV)	肉・魚・卵・だいず料理から3皿程度	たんぱく質の供給源
牛乳・乳製品	牛乳 乳製品	「牛乳100mL」に相当する量の"ものさし"として,カルシウム100mgに相当すること	牛乳コップ1杯 ヨーグルト1カップ	2つ(SV)	牛乳だったら1本程度	カルシウムの供給源
果物	果物	主材料の重量が約100gであること	みかん1個	2つ(SV)	みかんだったら2個程度	ビタミンCやカリウムの供給源

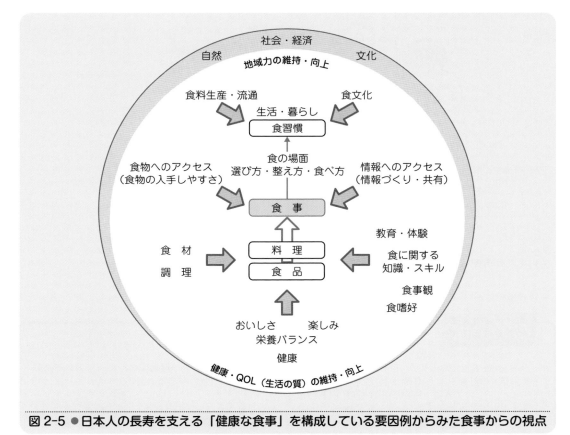

図 2-5 ● 日本人の長寿を支える「健康な食事」を構成している要因例からみた食事からの視点

(厚生労働省:日本人の長寿を支える「健康な食事」のあり方に関する検討会報告書. p72, 2014 より一部改変)

とによって，心身の健康が保たれる．料理ベースの食事パターンに着目するのは，生活のなかで無理なく継続している生活様式として食事を捉えることで，望ましい食事パターンを習慣化することができるからである．

2. 日本人の健康と栄養素等摂取状況・食事パターンなどの関わり

1) 日本人の平均寿命と死因別死亡率の推移

❶ 平均寿命の推移

日本人の**平均寿命**は，明治から大正時代には 43 歳程度と低い水準であった．しかし，第二次世界大戦後の 1950 年に女性が，さらにその翌年に男性が 60 歳を超え，それ以降も着実に延伸した．女性では 1960 年に 70 歳，1984 年に 80 歳，2002 年に 85 歳を超え，男性においても 1971 年に 70 歳，1986 年に 75 歳，2013 年に 80 歳を超えている（**図 2-6**）．

戦後におけるわが国の平均寿命の延伸は，主要な諸外国とは明らかに異なるものであり，2018 年においても男性 81.25 歳，女性 87.32 歳と世界一の長寿国となっている（**表 2-4**）．

❷ 死因別死亡率の推移

戦後におけるわが国の主な**死因別死亡率**の年次推移をみると，1947 年には，結核，肺炎，脳血管疾患が上位を占めていた．その後，結核と肺炎は急速に低下したものの，脳血管疾患は増加し 1950 ～ 1980 年ころまでの間，最上位となっていた．ただし，1970 年ころより減少傾向に転じている．

一方，悪性新生物（がん）は，1980 年以降死因別死亡率の最上位となり，その後も直線的に増加し，現在に至っている．また，心疾患（高血圧性を除く）は，1985 年以降おおむね第 2 位となり，直近の 20 年間においても増加傾向を示している（**図 2-7**）．

COLUMN

フードガイド（food guide）

健康の保持・増進のために何をどのくらい食べたらよいかを示す指針．日本のフードガイドは「食事バランスガイド」として料理ベースで示されている．これは 2005 年に厚生労働省と農林水産省が協働で，生活習慣病予防を目的とした食生活指針を具体的に示すツールとして策定した．どのくらい食べるのかのイメージとしてコマの形で量的な大きさもイメージできるようにしている．食べる量の数え方を 1 つ，2 つと数えるとして，その単位が「つ」としていることにも特徴がある．

各国でも栄養政策として作成されており，多くの場合，食品群がベースで示されている．アメリカでは "マイ・プレート（MyPlate）"（2011 年）とし，皿のなかを穀物（grains），たんぱく質源（protein foods），野菜（vegetables），果物（fruits）の 4 つに仕切り，また乳製品（dairy）を加えている．

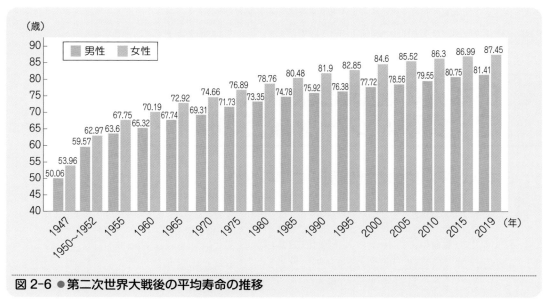

図 2-6 ● 第二次世界大戦後の平均寿命の推移

（資料：厚生労働省「令和元年簡易生命表」）

表 2-4 ● 平均寿命の国際比較

	男性（歳）	女性（歳）	作成期間
日本	81.25	87.32	2018
カナダ	79.9	84.0	2014 〜 2016
アメリカ合衆国	76.1	81.1	2016
アイスランド	80.6	83.9	2017
スウェーデン	80.78	84.25	2018
スイス	81.4	85.4	2017
イギリス	79.18	82.86	2015 〜 2017
フランス	79.4	85.3	2018
ドイツ	78.36	83.18	2015 〜 2017
シンガポール	80.7	85.2	2017
韓国	79.7	85.7	2017
オーストラリア	80.48	84.63	2015 〜 2017

（資料：国連「Demographic Yearbook 2017」．ただし，一部に平均寿命は当該政府の資料によるものも含む）

2）食品群別摂取量・栄養素等摂取量・社会背景と食材料・食品ベースの食事パターンの変化

❶ 食品群別摂取量の変化

　1946 〜 2015 年の間に実施された，**国民栄養調査**ならびに**国民健康・栄養調査**から得られた食品群別摂取量の変化を**図 2-8** に示す．

　戦後間もない 1946 年には，当時の食糧事情の影響により，いも類の摂取量がこめを上回っていた．その後 1960 年ころまでの間は，こめの摂取量が

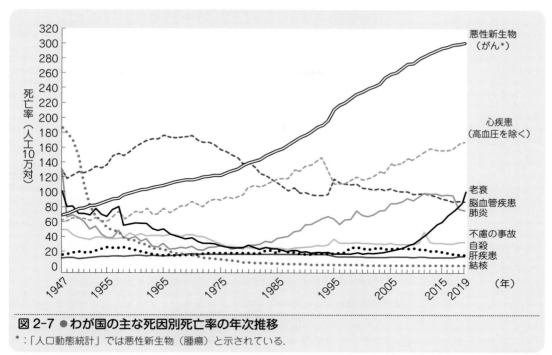

図 2-7 ● わが国の主な死因別死亡率の年次推移

＊：「人口動態統計」では悪性新生物（腫瘍）と示されている.

（資料：厚生労働省「令和元年人口動態統計」）

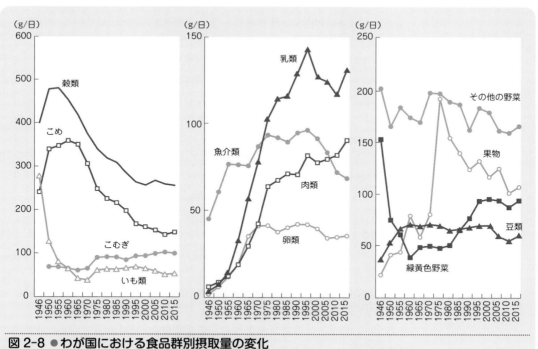

図 2-8 ● わが国における食品群別摂取量の変化

（資料：「国民栄養調査」,「国民健康・栄養調査 1946-2015」）

増加し，いも類の摂取は大幅に減少している．こめの摂取量については，
1965 年ころより急激に低下している．

　肉類，卵類，乳類については，1946年ころの摂取量はわずかであり，魚介類において50g弱摂取されていたにすぎない．その後，1970年ころまでは，いずれの摂取量も増加した．しかし，1975年ころより魚介類や卵類の摂取量は横ばいもしくは低下傾向に転じ，肉類と乳類については，年により増減が認められるものの，現在に至るまで，全般的に摂取量は増加傾向を示している．

　緑黄色野菜の摂取量は，1946年に150g強の摂取が認められたが，その後1960年ころまでは低下し，1965年以降は1995年ころまで増加，以降は横ばいの状況となっている．その他の野菜については，増減を繰り返しながらも，現在に至るまで低下傾向を示している．果物類は増減が認められるものの1975年ころまでは増加傾向を示し，その後増減を繰り返しながら低下傾向を示している．豆類は，1946〜1960年ころまで増加したものの，その後2000年ころまでは横ばいとなり，その後低下傾向を示し現在に至っている．

❷ 栄養素等摂取量の変化

　食品群別摂取量の変化に伴って，エネルギー，たんぱく質，脂質，炭水化物の摂取量も大きく変化している．

　総たんぱく質の摂取量は，戦後〜1975年ころまで増加を認めているが，1995年ころまで増減を繰り返しながらも横ばい傾向を示し，その後は低下している．総脂質摂取量については，戦後〜1995年ころまで増加を認めているが，その後は増減を繰り返し，若干の減少傾向を示している．動物性たんぱく質と動物性脂質については，1980年ころまでは大幅な増加を示しているものの，それ以降は比較的小幅な増減を繰り返し，横ばいもしくは若干の低下傾向の状況にある．炭水化物の摂取量は，終戦直後〜1950年ころまでは増加したものの，その後は減少している．

　このような状況を受けて，エネルギー摂取量については，終戦直後〜1950年ころまでは急激に増加し，1960年ころまで横ばい状況となり，その後再び増加に転じ，1970年ころにピークとなっている．しかし，その後は多少の増減は認められるものの，全般的に大きく減少している．ちなみに，2015年におけるエネルギー摂取量は，戦後間もない1946年を下回っている（**図2-9**）．

　図2-10には，主な**栄養素等摂取量**の平均値の年次推移（総数，1人1日当たり）を示している．脂質，動物性脂質，動物性たんぱく質については，1970年代前半にかけての大幅な増加とその後の増減が認められる．一方，炭水化物だけでなく，鉄の摂取量についても，この1970年代前半を境に全般的に低下傾向となっている．

　このようなことから前述のように，直近の50年間において，総エネルギー摂取量が300 kcal程度低下しているにもかかわらず，**エネルギー産生栄養素バランス**は，**脂肪エネルギー比率**の増加と**炭水化物エネルギー比率**の低下が認められる（**図2-11**）．

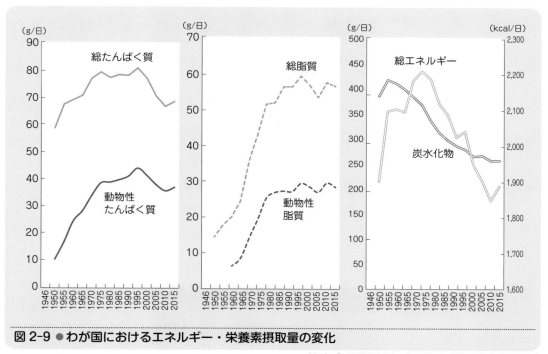

図2-9 ● わが国におけるエネルギー・栄養素摂取量の変化

（資料：「国民栄養調査」，「国民健康・栄養調査1946-2015」）

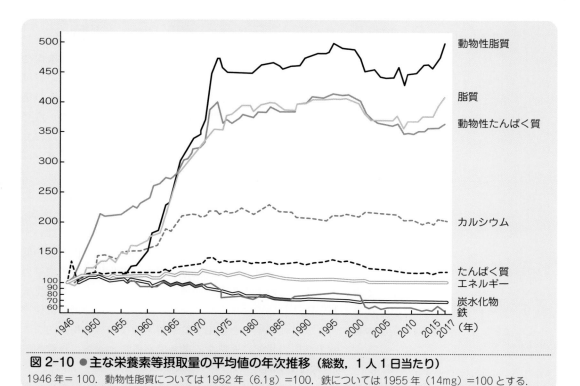

図2-10 ● 主な栄養素等摂取量の平均値の年次推移（総数，1人1日当たり）

1946年＝100. 動物性脂質については1952年（6.1g）＝100，鉄については1955年（14mg）＝100とする.

（国立研究開発法人医薬基盤・健康・栄養研究所監修：国民健康・栄養の現状─平成29年厚生労働省国民健康・栄養調査報告より. 第一出版，2019より）

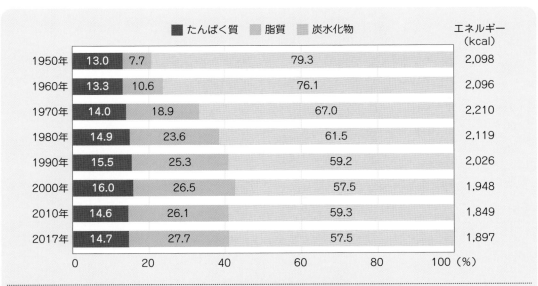

図 2-11 ● エネルギー摂取量，エネルギー産生栄養素の構成割合の推移
これらの比率は個々人の計算値を平均したものである．

（厚生労働省：日本人の長寿を支える「健康な食事」のあり方に関する検討会報告書．2014/ 厚生労働省：平成 29 年国民健康・栄養調査報告．2018 を元に作成）

❸ 社会背景と食材料・食品ベースの食事パターンの変化

　終戦〜 1950 年までは戦後の混乱期であり，国として十分な食料の確保には至らず危機的な状況であった．いも類，こめ，緑黄色野菜，その他の野菜を中心として，ある程度の魚介類により食事が構成されていた．その後1955 年までは，朝鮮戦争による特需や食料事情の回復により，こめ，魚介類の摂取が増加し，肉類，卵類，乳類の摂取量にも増加傾向が認められた．これらのことが，たんぱく質，脂質の摂取量増加と炭水化物の摂取量減少に連動しているものと考えられる．

　1955 〜 1973 年ころまでのおよそ18 年間は高度経済成長期に当たり，わが国の家計や生活様式は大きく変化している．食事内容についても，肉類，魚介類，卵類，乳類の摂取量は大幅に増加し，逆にこめの摂取量は横ばいから低下方向となっている．これは，主菜の摂取量の増加と主食の摂取量の低下を示すものであり，たんぱく質，脂質摂取量の増加と炭水化物の摂取量の低下となって現れている．このような高度経済成長期における大幅な変化については，従来のわが国における食事内容に比べ，肉類摂取量の増加に伴う動物性脂肪の量的およびエネルギーを産生する栄養素のなかでの相対的なエネルギー比率が，欧米諸国の状況に近似する動きであることから，一般的に「**食の欧米化**」と称されている．

　高度経済成長期以降も，こめの摂取量は大きく減少し，肉類や乳類の摂取量は増加傾向，魚介類の摂取量は横ばいから低下傾向（1995 年以降），卵類の摂取量は横ばい，肉類の摂取量はさらに増加傾向を示している．炭水化物

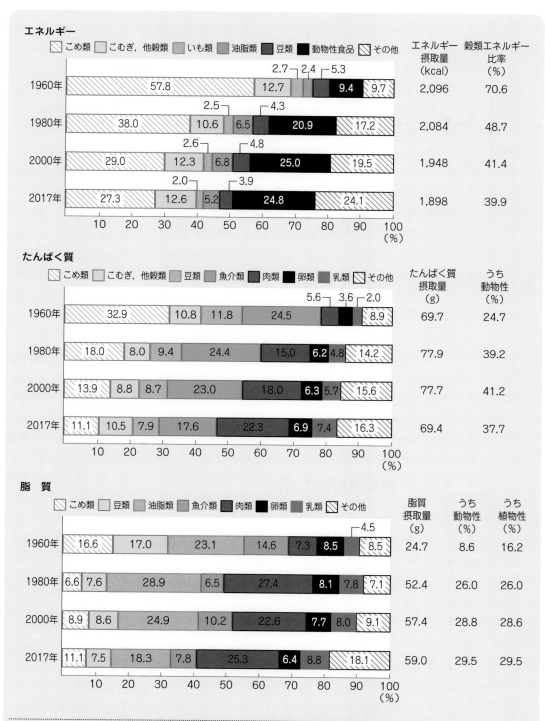

図 2-12 ● 主な栄養素などの食品群別構成比と摂取量平均値などの年次推移

2001 年より分類が変更されたときに「ジャム」は「砂糖類」から「果実類」に，「みそ」は「豆類」から「調味料・香辛料類」に，「マヨネーズ」は「油脂類」から「調味料・香辛料類」に分類された.

（医薬基盤・健康・栄養研究所 国立健康・栄養研究所：健康日本 21（第二次）分析評価事業国民健康・栄養調査 / 厚生労働省：平成 29 年国民健康・栄養調査報告．2018 を元に作成）

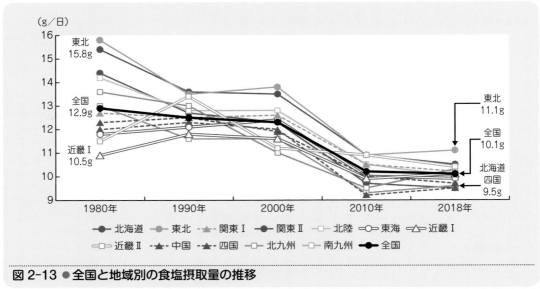

図 2-13 ●全国と地域別の食塩摂取量の推移

（資料：「国民栄養調査」，「国民健康・栄養調査（昭和 55 ～平成 30 年」）

と総エネルギー摂取量の大幅な低下，総たんぱく質摂取量の維持から低下傾向，さらに総脂質や動物性脂質の増加と維持傾向が認められる．このため，総エネルギー摂取量は比較的低値であっても，脂肪からのエネルギー比率が相対的に高い食事パターンとなっている．

図 2-12 に 1960 年以降のエネルギー，たんぱく質，脂質の食品群別構成比と摂取量平均値などの年次推移を示した．

3) 食塩摂取量の推移

わが国の**食塩摂取量**は，世界的にも高いレベルにあるといわれている．1950 年代に東北地方で実施された 24 時間蓄尿法による調査結果によると，男性では 1 日当たり 23.1 ～ 29g，女性では 19.9 ～ 25g の摂取が認められている．

その後，20 年程度が経過した 1980 ～ 2018 年の間に実施された，国民栄養調査ならびに国民健康・栄養調査から得られた全国と地域別の食塩摂取量の推移をみると，1980 年の段階でもっとも食塩の摂取量が多い地域は東北であり，1 人 1 日当たり 15.8g，逆にもっとも少ない地域は近畿 I（京都府，大阪府，兵庫県）10.5g と，その差が 5g 以上となっていた．しかし，経時的に食塩の摂取量は低下傾向を示し，2018 年には，引き続きもっとも食塩の摂取量が多い東北でも 11.1g，もっとも少ない北海道と四国では 9.5g であった．この 40 年弱の期間に東北では 4.7g の低下が認められ，もっとも摂取量の少ない地域との差も 1.6g と大幅に縮小していることが確認できる（**図2-13**）．

カリウムの積極的な摂取のメリット

近年，日本人の食塩（ナトリウム）摂取量の減少が鈍化している．今後も減塩に対する取り組みは継続していく必要があるが，これとは別の手段として，カリウムを積極的に摂取することが見直されている．カリウムは過剰に摂取したナトリウムの排泄を促し，高血圧や循環器疾患の発症や重症化のリスクを低下させる．成人においては，1 日に野菜を 350g 以上，果物を 100 ～ 200g 程度を継続的に摂取することが求められる．

4）栄養素等摂取量と疾病構造の変化の関連性ならびにこれからの栄養・食生活改善

❶ 健康状態や疾病構造の変化と栄養素等摂取の関連

前述したように，わが国は世界有数の長寿国であり，特に戦後の<u>平均寿命</u>や<u>健康寿命</u>の延伸は著しいものである．また，主要死因別にみた死亡率も大きく変化している．このような健康状態や疾病構造の変化に，エネルギーや栄養素の摂取はどのように関連しているのであろうか．ここでは，栄養・食生活との関連が深いと考えられている代表的ないくつかの疾患に関して，比較可能な範囲内での整理を試みる．ただし，疾患の発症や重症化は，いずれも喫煙や飲酒など他の生活習慣をはじめとした，さまざまな要因が影響していることにも留意しておかなければならない．

a）肥満・やせ

2018 年に実施された国民健康・栄養調査の結果によると，20 歳以上の成人における肥満者〔body mass index（BMI）≧ 25kg/m^2〕の割合は男性 32.2%，女性 21.9%であった．10 年前の 2008 年に比べ，見かけ上，男性で 3.6 ポイント，女性においても 1.3 ポイントの上昇が認められている．特に 30 〜 60 歳代の男性においては，3 人に 1 人が肥満と判定されている．

一方，やせ（BMI ≦ 18.5kg/m^2）の者の割合は男性 3.7%，女性 11.2%であり，10 年前の 2008 年に比べ，見かけ上，男性で 3 ポイントの低下，女性では 1.2 ポイントの上昇が認められた．

さらに，65 歳以上の低栄養傾向（BMI ≦ 20 kg/m^2）の者の割合は，男性 10.3%，女性 20.3%であり，年齢階級別にみると，男女とも 85 歳以上でもっとも高い割合を示している．また，20 歳代女性のやせも 20% 程度に認められている．

肥満・やせ（低栄養）は，エネルギー摂取量と消費量の収支バランスによって規定されるものである．前述のように日本人の平均的なエネルギー摂取量は減少しているが，身体活動に伴うエネルギー消費量も減少している．また，性・年齢階級ごとでの個人差も認められ，わが国では，肥満とやせの両者が共存する<u>栄養障害の二重苦</u>^注（double burden of malnutrition）の状態にあるといわれている．

全般的にまとめると，中年男性の肥満と若年女性および高齢者のやせ・低栄養が問題となっており，多くの疾患の危険因子として，今後もっとも注視すべき基本的な栄養課題と位置づけられよう．

b）高血圧

1961 〜 2010 年までの 50 年間における**収縮期血圧**の平均値の年次推移を性・年齢階級別にみると，男女とも 30 〜 70 歳代までのいずれの年齢層においても，その値は経年的に低下している．このうち 60 歳代と 70 歳代においては，この 40 年間ないし 50 年間で 20 mmHg 程度低下している．同様に**拡張期血圧**でも，女性では 30 〜 70 歳代までのいずれの年齢層においても，その値は経年的に低下している．特に 60 歳代と 70 歳代では，この 40 年間な

栄養障害の二重苦
同じ国内や地域内に，栄養過剰が懸念されている人（肥満やこれに伴う生活習慣病など）と，栄養不良が心配される人（やせ，拒食，低栄養など）の両方が混在していること．

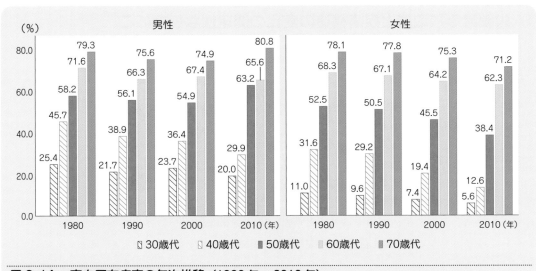

図2-14 ● 高血圧有病率の年次推移（1980年〜2010年）

(第3次循環器疾患基礎調査（NIPPON DATA80），第4次循環器疾患基礎調査（NIPPON DATA90），第5次循環器疾患基礎調査（NIPPON DATA2010）を元に作成)

いし50年間に6mmHg程度低下している．一方，男性では経年的に低下している年齢階級と，横ばいないしは若干の上昇傾向を示している年齢階級が混在している．このうち，40歳代と50歳代については，**メタボリックシンドローム**や多量飲酒者が比較的よく認められる世代であることから，そのことが何らかの影響を及ぼしている可能性がある．

さらに，1980〜2010年の間における性・年齢階級別の高血圧有病率をみると，男性の50歳代と70歳代を除くいずれの年齢層においても，その割合は経年的に低下している（**図2-14**）．

以上のことから，一部を除くと，日本人の血圧レベルや高血圧の有病率は低下し，改善していることがわかる．この要因については，さまざまな内容が考えられるが，その1つに，日本人の食生活の変化と食塩摂取量の減少が寄与していると考えられている．ただし，わが国の食塩の摂取量については，国際的にみると依然として高いレベルにあることから，今後とも積極的な**減塩活動**に取り組む必要がある．

c）糖尿病

わが国の**糖尿病**有病率〔HbA1c（JDS値）が6.1％以上もしくは，現在糖尿病で治療中と回答した人〕は，1997年の約690万人から，2007年には約890万人へと増加している．

しかし，2018年国民健康・栄養調査の成績によると，「糖尿病が強く疑われる者」注の割合は，男性18.7％，女性9.3％であって，直近の10年間でみると，男女とも有意な増減はみられていない（**図2-15**）．年齢階級別にみると男性の50歳代18.6％，60歳代24.8％，70歳以上24.6％，女性の50歳代4.7％，60歳代12.8％，70歳以上15.7％であって，いずれも男性の割合が高い（**図2-16**）．これは成人期における肥満者（BMI $\geqq$ 25 kg/m^2）の割合が

HbA1c（ヘモグロビンA1c）の測定値を取り扱う際の留意事項

HbA1cは糖尿病の診断や治療効果をみるために行われる検査で，測定値には「JDS値」と「NGSP値」の2種類がある．JDS値は日本糖尿病学会が決めた条件に従った測定値であり，NGSP値は主にアメリカで決めた条件に従った測定値である．JDS値はNGSP値に比較して約0.4％低い値となる．現在わが国ではHbA1c国際標準化の基本方針に伴いNGSP値を用いるが，過去に実施された調査データのなかにはJDS値に基づいた数値を取り扱う場合もあるため，いずれの測定値であるのか明確に示しておく必要がある．JDS：Japan Diabetes Society，NGSP：National Glycohemoglobin Standardization Program.

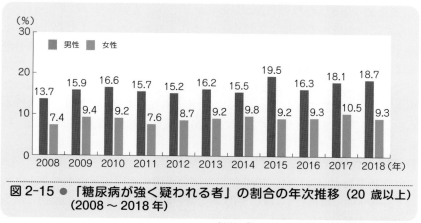

図 2-15 ●「糖尿病が強く疑われる者」の割合の年次推移（20 歳以上）（2008 〜 2018 年）

（資料：「平成 30 年国民健康・栄養調査結果の概要」）

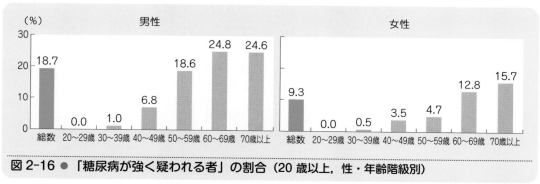

図 2-16 ●「糖尿病が強く疑われる者」の割合（20 歳以上，性・年齢階級別）

（資料：「平成 30 年国民健康・栄養調査結果の概要」）

いずれの年齢階級でも，男性において高い割合であることと一致している．

d）脳血管疾患

1950 〜 1970 年代のおよそ 20 年間，わが国の死因の第 1 位は脳血管疾患であった．脳血管疾患は大別すると，出血性脳血管疾患（脳内出血など）と虚血性脳血管疾患（脳梗塞など）の 2 つの病態が存在するが，この当時は前者が多く認められていた．現在の食事内容と比較すると，前述のように当時はこめ類の摂取量が多く，動物性食品の摂取量は少なく，塩蔵品の過多摂取が認められていた．栄養素レベルでは炭水化物とナトリウムの摂取が多く，動物性脂肪の摂取が少ない状況であった（図 2-8，2-9）．このため，高ナトリウム摂取による高血圧と低動物性脂肪摂取に伴う脳血管の脆弱性が相まって，出血性脳血管疾患が多発したと考えられる．減塩と動物性脂肪の摂取量の増加に呼応して脳内出血は経時的に減少し，1975 年前後からは脳梗塞による死亡率が脳内出血を上回り現在に至っている．なお，脳血管疾患は 2019 年現在では死因の第 4 位となっている（図 2-7）．

e）心疾患

心疾患は 2019 年現在，死因別死亡率の第 2 位を占めている．また，この基礎疾患としては，肥満，高血圧，脂質異常症，糖尿病などがあげられてお

糖尿病が強く疑われる者
国民健康・栄養調査において HbA1c の測定値があり，身体状況調査票の問診に「これまでに医療機関や健診で糖尿病といわれたことの有無」「現在，糖尿病治療の有無」および「現在の状況」が有効回答であった者のうち，HbA1c（NGSP）値が 6.5％以上または「糖尿病治療の有無」に「あり」と回答した者．

り，長期的な栄養素摂取の状況が発症に影響を与えているものと考えられる．近年では虚血性心疾患による死亡率がそれ以外の心疾患による死亡率を上回っている．虚血性心疾患の罹患率は，動物性食品の摂取量が多い北欧や北米諸国で高く，野菜，果物，魚介類，穀類，豆類の摂取が多い地中海沿岸諸国や日本では低いことが知られている．しかし，前述のように，わが国の食事内容が欧米化していることに伴い，栄養素摂取も変化しており，虚血性心疾患による死亡率は，少なくともこの 20 年間は直線的に増加している（図2-7）．

f) 悪性新生物

悪性新生物（がん）は，1980 年代以降わが国の死因別死亡率の第 1 位となり，経年的に増加している．悪性新生物の危険因子には遺伝的要因と環境要因があるといわれており，これらが相互に作用するとも考えられている．このうち栄養・食生活においては，継続的な正のエネルギー出納によって生ずる肥満が肝臓がん，大腸がん，乳がん（閉経後）のリスクを確実に上げるものとされる．また，わが国で摂取量の多い塩蔵食品も，胃がんのリスクを上げる可能性が大きいとされている（表 2-5）．なお，前述のように国全体として減塩が進んでいることも 1 つの要因となって，胃がんの年齢調整死亡率は，直近の 50 年間で大幅に減少している．

❷ これからの栄養・食生活改善

疫学的な知見を総合すれば，現代の典型的な日本人の食生活は，植物性食品や魚の摂取に加え，適度に欧米化した食事（西洋式食），すなわち肉・牛乳・乳製品を取り入れたことが，平均寿命の延伸に関連している可能性が高いと考えられる．

しかし，日本人の食習慣や嗜好は今後も変化することが考えられ，それに伴い栄養素等摂取量にもさまざまな影響が生ずることが予測される．これからも栄養・食生活改善を推進し，単に平均寿命だけではなく，健康寿命の延伸を目指し，国民の福祉や QOL をさらなるレベルに引き上げる取り組みや活動が求められる．

COLUMN 課題を見つけ解決することの必要性

筆者は 20 歳代中頃に体調を崩し，精密検査のため自身が勤務する病院に入院したことがある．その際，自分自身が献立作成した一般治療食（普通食）を入院患者として食べるという貴重な機会を得た．

勤務時には検食として問題なく完食することができる食事量であっても，ベッド上で安静にしていると食べきれなくなること，食材の下処理が悪いと食べにくくなること，味付けが普段とは明らかに違って感じられたことなど，患者目線での多くの気づきがあった．

職場に復帰後，一連の気づきは献立内容の改善や調理担当者への指示として，順次フィードバックして

いった．このうちいくつかの問題点は解決した．

わが国の栄養素等摂取量と疾病構造の変化には明らかな関連性が認められる．したがって，健康寿命の延伸と QOL 向上のため，管理栄養士に求められることは，個人や集団に応じた望ましいエネルギー量や栄養素量と実際の摂取量との違いやその背景を明確化し，問題点を改めるために必要な具体的な食事内容や環境整備を，マネジメントサイクル（たとえば，PDCA サイクル：計画・実行・評価・改善）などにより，段階を踏んで解決できる能力を身につけておくことである．

表2-5 ●がんと食物関連要因との関連のまとめ

関連の強さ	リスクを下げるもの	リスクを上げるもの
確実	● 食物繊維を含む食品（大腸がん） ● 中〜高強度の身体活動（結腸がん）	● 赤肉・加工肉（大腸がん） ● 飲酒〔口腔がん，咽頭がん，喉頭がん，食道がん，肝臓がん，大腸がん〔男性〕，乳がん（閉経後女性）〕 ● βカロテン（肺がん） ● アフラトキシン（肝臓がん） ● 飲料水中のヒ素（肺がん） ● 肥満〔食道がん，膵臓がん，肝臓がん，大腸がん，乳がん（閉経後女性），子宮体がん，腎臓がん〕 ● 成人後の体重増加〔乳がん（閉経後女性）〕 ● 高身長（大腸がん，乳房がん，卵巣がん）
可能性大	● 非でん粉野菜（口腔がん，咽頭がん，喉頭がん） ● にんにく（大腸がん） ● 果物（口腔がん，咽頭がん，喉頭がん，肺がん） ● カルシウムを含む食事（牛乳やサプリメントなど）（大腸がん） ● コーヒー（肝臓がん，子宮体がん） ● 中〜高強度の身体活動〔乳がん（閉経後），子宮体がん〕 ● 高強度の身体活動〔乳がん（閉経前）〕 ● 肥満〔乳がん（閉経前）〕 ● 若年時（18〜30歳）のBMI30以上の肥満（乳がん） ● 授乳（乳がん）	● 加工肉〔胃がん（噴門部以外）〕 ● 中国式塩蔵魚（鼻咽頭がん） ● 塩蔵食品（胃がん） ● グリセミック負荷*（子宮体がん） ● 飲料水中のヒ素（膀胱がん，皮膚がん） ● マテ茶（食道がん） ● 飲酒〔胃がん（女性），乳がん（閉経前）〕 ● 肥満〔胃がん（噴門部），胆嚢がん，卵巣がん，前立腺がん（進行）〕 ● 高身長（膵臓がん，前立腺がん，腎臓がん） ● 重い出生時体重〔乳がん（閉経前女性）〕

*：グリセミック負荷：食事のなかで摂取される炭水化物の質と量とを同時に示す指標．血糖を急激に上昇させる食品の摂取量が多い場合や，血糖を緩やかに上昇させる食品であっても摂取量が多い場合は高くなる．
（国立がん研究センターがん情報サービス：がんの発生要因．4．食物・栄養．https://ganjoho.jp/public/pre_scr/cause_prevention/factor.html より一部改変）

❸ 日本人の食事摂取基準と食事

　わが国では5年に1回，最新の科学的根拠に基づいて，日本人の食事摂取基準が改定されている．現行の2020年版においては，健康の保持・増進，生活習慣病の発症や重症化の予防，高齢者の低栄養やフレイルの予防によって，健康寿命の延伸を目指している．栄養・食生活に深く関わる専門職である管理栄養士は，対象とする個人や集団を客観的に把握し，日本人の食事摂取基準に基づいて，適切なエネルギー量や栄養素量を算出するとともに，これらの値を具体的な食事改善や食事計画に翻訳（提案）することが求められる．

健康に関連した食べ物の基本

　本章では，食べ物をベースとした栄養管理の実践のために，健康に関連した食べ物の理解として，食品学，食品衛生学，調理学のなかから，主食・主菜・副菜を構成する各食品に含まれる栄養素などの各成分の性質，所在，機能，および嗜好性について，さらに食品を安全に管理するための法制度，衛生管理，食物アレルギーの原因食品について解説する．

1. 食品と栄養素の特徴

　食品には，3つの働きがあるといわれている．1つ目は，栄養素の供給の働き，2つ目は，おいしさに重要な嗜好性を感じさせる働き，3つ目は，生理機能をコントロールし，病気を予防する働きである．わたしたちは食品を毎日摂取することで，これら3つの働きにより健康を維持しているのである．

　食品には，たんぱく質，脂質，炭水化物のエネルギー産生栄養素と，微量栄養素であるビタミンやミネラルが含まれている．これらの栄養素が含まれている量は，食品の種類によって異なっているので，さまざまな食品をバランスよく摂取することで健康維持ができる．本項では，各栄養素の特徴を解説する．

1）食品を構成する栄養素と特徴

❶ たんぱく質

a）栄養素としてのたんぱく質

　たんぱく質は，わたしたちの身体を構成するさまざまなたんぱく質を作る原料として，食事から摂取しなければならない．身体を構成するたんぱく質

おいしさを決める要因
おいしさを決める要因には，食品素材由来の刺激で生じる味，香り，食感（硬さ・軟らかさ，なめらかさなど），色，音，コクなどの客観的なものと，人によって異なる食習慣，食文化，価値観や情報，食べるときの体調などの主観的なものがある．同じ食品を食べてもおいしさの評価が違うのは，後者の要因が人によって異なるからである．

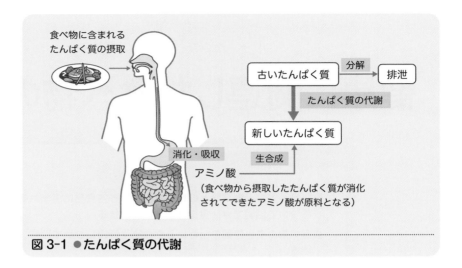

図 3-1 ●たんぱく質の代謝

は, 1万種類以上あるといわれている. それらは常に**新陳代謝**[注]をしており, 一定期間で新しいたんぱく質に置き換えられている（**図 3-1**）. このときには必ず, 食品で摂取したたんぱく質から供給されるアミノ酸が原料として使われる. 毎日のたんぱく質の摂取量が少なくなると, 新しいたんぱく質が作り出せず, 身体の一部の機能が低下することになる. したがって, 毎日, 決められたたんぱく質量を摂取する必要がある.

1日に必要なたんぱく質摂取量は年代により異なるが, 18 ～ 29 歳であれば1日のエネルギー量の 13 ～ 20%E（エネルギー%）[注]が目標量であり, 推奨量としては成人男性では65g, 成人女性では50gとされている. しかし, 人によって体格が異なるので, 以下の式で, 目安となるたんぱく質の推奨量を計算する.

標準体重値から求めるたんぱく質の摂取推奨量（g）
＝身長（m）×身長（m）× 22（BMI の標準値）

たとえば身長が170cmの場合, 推奨量は 1.70 × 1.70 × 22 ≒ 63.6g と計算できる. ヒトの標準体重1kg当たり, 約1gとなる. また, 2020年版の食事摂取基準では, 高齢者の**ロコモティブシンドローム**を防ぐために, 65歳以上では摂取目標量を 15 ～ 20%E と以前より高く設定された.

b) たんぱく質の構造と特徴

たんぱく質は, 一般的に20種類のアミノ酸が結合してできている**ポリペプチド鎖**[注]である. この結合順序はそれぞれの生物の遺伝情報で決まっており, **一次構造**という. たんぱく質は, どのようなアミノ酸によってできているか（アミノ酸組成）によって, たんぱく質そのものの構造や働きが異なる. 一次構造によるアミノ酸同士の結合で, **二次構造**, **三次構造**, **四次構造**が形成される（**図 3-2**）. 食品では, これらの構造の特徴によって栄養的な価値や加工特性が異なってくる.

食品から摂取したたんぱく質は, ペプシン, トリプシン, キモトリプシンなどの**たんぱく質分解酵素**で消化[注]され, ジペプチドや遊離アミノ酸として, 小腸で吸収される. 吸収された遊離アミノ酸は, 血液によって全身の組織に

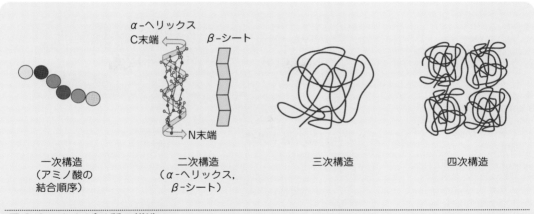

図 3-2 ● たんぱく質の構造

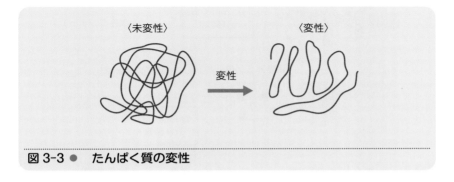

図 3-3 ● たんぱく質の変性

輸送される．体内で作ることができない**不可欠（必須）アミノ酸**[注]をバランスよく含んでいる食品は栄養価が高いと評価される．

　加工食品の製造では，牛乳たんぱく質（**カゼイン**[注]）やだいずたんぱく質（**グリシニン**[注]）を構成するアミノ酸に酸性アミノ酸であるグルタミン酸が多いことを利用している．たとえば，牛乳に乳酸菌を添加して酸性にし，カゼインが凝固することを利用してヨーグルトを作ったり，だいずたんぱく質のグリシニンを**にがり**[注]やグルコン酸で凝固させて豆腐を作っている．食品は加熱調理して食べる場合が多いため，食品中のたんぱく質は変性し，高次構造がほぐれるので消化性がよくなる（**図 3-3**）．

c）ペプチドと遊離アミノ酸

　たんぱく質が分解されて生じる単独のアミノ酸を遊離アミノ酸（**図 3-4**）といい，アミノ酸が 2 〜 10 個結合したものを**オリゴペプチド**という．遊離アミノ酸やオリゴペプチドは，食品の味わいや香りの形成に重要な役割を果たしている．

　一般的にたんぱく質は無味であるが，それが分解してできるペプチドや遊離アミノ酸が味を呈するようになる．たとえば，肉やチーズのように熟成させて製造するものでは，熟成中にたんぱく質が内在性のたんぱく質分解酵素で分解されて，ペプチドや遊離アミノ酸が増加する（**図 3-5**）．チーズでは苦味ペプチドが生じることや肉では酸味抑制ペプチドができることにより，

不可欠（必須）アミノ酸
生体内で合成されない 9 種類のアミノ酸のこと．

カゼイン
牛乳に含まれるたんぱく質の 80％がカゼインで，残りの 20％が乳清（ホエー）たんぱく質である．

グリシニン
だいずたんぱく質の約 50％を占める成分．血中のコレステロールや中性脂肪の濃度を低下させる効果が知られている．

にがり
海水からとれる塩化マグネシウムを主成分とする食品添加物．その他，塩化カルシウムなどを含み，豆腐を製造する際の凝固剤として使用される．

たんぱく質の構造

食べ物に含まれるたんぱく質の三次構造と四次構造は,食品の硬さ・軟らかさに大きく影響する.たんぱく質は,熱,化学的作用,物理学的作用によってもろくなる変性が生じるが,これは三次構造と四次構造に関わっているイオン結合,水素結合,疎水結合,S-S結合が切れて,構造が緩くなるからであり,食べ物の食感を軟らかくする,あるいは消化性をよくする.

アミノ酸の味

たんぱく質は舌上にある味覚受容体たんぱく質と結合できないため,一般的には味を示さない.一方,たんぱく質の分解で生じるペプチドや遊離アミノ酸は,受容体たんぱく質と結合するため味がある.食品中のペプチドの多くは苦味を示す.また,遊離アミノ酸はさまざまな味を示す.グリシンやアラニンは甘味,ロイシンやイソロイシンなどは苦味,グルタミン酸やアスパラギン酸は酸味を示す.

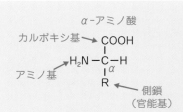

不斉炭素:炭素に結合するすべての官能基が異なっている炭素.グリシンを除いて,すべての α 炭素は不斉炭素である.

側鎖(官能基):側鎖の構造の違いにより,20種類のアミノ酸が存在する.

図 3-4 ●アミノ酸の基本構造

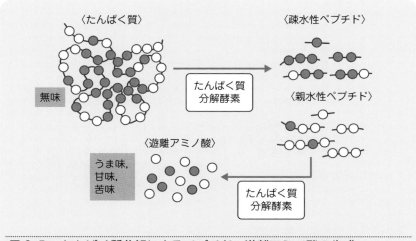

図 3-5 ●たんぱく質分解によるペプチド,遊離アミノ酸の生成

それぞれの食品の味わいに特徴を与える効果がある.また,熟成中に増加する遊離アミノ酸も,食品の味や香りの生成に重要な役割を果たしている.さらに,遊離アミノ酸は糖が一緒に存在した状態で加熱されると香気成分が形成される.この反応は,**メイラード反応(アミノカルボニル反応)**と呼ばれ,しょうゆを火入れしたり,肉を焼いたときに生じる香ばしい香りは,この反応で生じた香気成分による.

❷ 脂質

a) 栄養素としての脂質

食品に含まれる脂質は,主に中性脂肪(トリアシルグリセロール),レシチン(リン脂質),コレステロールエステルである.脂質はエネルギー源としてだけでなく,細胞膜の構成成分やホルモンの原料となる.また,必須脂肪酸は,生理活性物質であるエイコサノイドの原料となる.

b) 脂質の構造と特徴

食品中の脂質でもっとも多いのが,**中性脂肪**である.中性脂肪は,グリセロールに3つの脂肪酸が結合したトリアシルグリセロール(トリグリセリド)のことである.中性脂肪は,体内に入るとリパーゼにより,モノアシルグリセロール(モノグリセリド)と2つの脂肪酸に分解された後,胆汁酸[注]とミ

胆汁酸

肝臓でコレステロールから生合成されるステロイド化合物.胆汁に含まれており,食事由来の脂質とミセルを形成し,脂質を消化・吸収しやすくしている.

セルを形成し，吸収される．レシチンやコレステロールエステルも，リパーゼで結合している脂肪酸が切り離された後，胆汁酸とミセルを形成し，小腸から吸収される．

　脂質は，とりすぎると血清中の中性脂肪やコレステロールが上昇し，肥満や脂質異常症を引き起こすことからよくないとされるが，一定量の脂肪を摂取することは，健康を維持するうえで非常に重要である．特に，必須脂肪酸であるリノール酸とリノレン酸からは，生体の恒常性を維持するために必要な生理活性物質（エイコサノイド[注]）が生合成されるので，不足すると健康維持に支障をきたすことになる．そのため1日の摂取目安量が決められており，n-6系脂肪酸（リノール酸系脂肪酸）では男性11g，女性8gとなっている．また，n-3系脂肪酸（リノレン酸系脂肪酸）の目安量は男性2.0g，女性1.6gと決められている．

c) 食品と脂質：脂肪酸

　食品は，脂質が存在するとおいしくなる場合が多い．これには3つのことが考えられている．1つ目は，脂質があると，軟らかく，ジューシーになることである．2つ目は，脂質が食品の特徴となる香りの前駆体となることである．3つ目は，脂質によっては香りを保持することができるからである．

　室温では動物性油脂は固体であるが，植物性油脂や魚油が液体であるのは，脂肪酸組成が影響している．一般的に，飽和脂肪酸では短鎖脂肪酸の融点は長鎖脂肪酸よりも低い．二重結合があると脂肪酸の融点は低くなり，その数が多いほどさらに低くなる．脂質が含まれている食品の特性を知るためには，脂質の脂肪酸組成を知ることが大切である．動物性油脂は飽和脂肪酸の割合が高く，植物性油脂はリノール酸やリノレン酸の割合が高い．魚油は，EPA（エイコサペンタエン酸）やDHA（ドコサヘキサエン酸）などの多価不飽和脂肪酸が含まれている．

　しかし，脂質は，自動酸化[注]によって食品の品質を悪くする場合もある．光が当たるところに保存したり，加熱すると，脂質自体が酸化して，不快臭が発生することがわかっている．したがって天ぷらを揚げる油も定期的に交換しないと，おいしい天ぷらができないことになる．

❸ 炭水化物

a) 栄養素としての炭水化物

　食品に含まれる炭水化物は，単糖，オリゴ糖，多糖などの糖質や食物繊維などである．糖質は，消化酵素によって単糖まで分解された後，小腸から吸収され，エネルギー源として利用される．食物繊維はヒトの消化酵素では分解できないため，小腸から吸収されず，エネルギー源としては利用できない．食物繊維は，大腸で乳酸菌やビフィズス菌などの善玉菌の栄養源として利用されるため，お腹の調子を整える機能性成分として，特定保健用食品などに利用されている．

b) 炭水化物の構造と特徴

　炭水化物の最小単位は単糖である．単糖は，グルコース，フルクトース，ガラクトース，キシロースなどである（図3-6）．単糖が2つ結合（グリコ

エイコサノイド

エイコサノイドは，必須脂肪酸であるリノール酸とリノレン酸から体内で合成される生理活性物質で，プロスタグランジン，ロイコトリエン，トロンボキサンがある．これらは血圧のコントロール，血液凝固の制御，免疫の活性化と緩和など生体の恒常性を維持するために重要な役割を果たしている．

脂肪の溶けやすさ

食品の脂質には，室温で液体状態の脂と固体状態の油がある．これらの脂質は主に中性脂肪（トリアシルグリセロール）である．この中性脂肪が液体もしくは固体になるのは，中性脂肪を構成する脂肪酸の種類が違うからである．融点の低い脂肪酸からできている中性脂肪は室温で液体であるが，高い脂肪酸からなる中性脂肪は固体となる．

脂質の自動酸化

油脂を構成する脂肪酸に不飽和脂肪酸が存在すると，光，熱，金属，種々のラジカルが引き金となり，脂質の酸化が連鎖的に起こる反応．この反応では，ヒドロペルオキシドや二次酸化生成物であるアルデヒド，ケトン，酸，アルコールが生じ，油脂の不快臭の発生や毒性を示す．

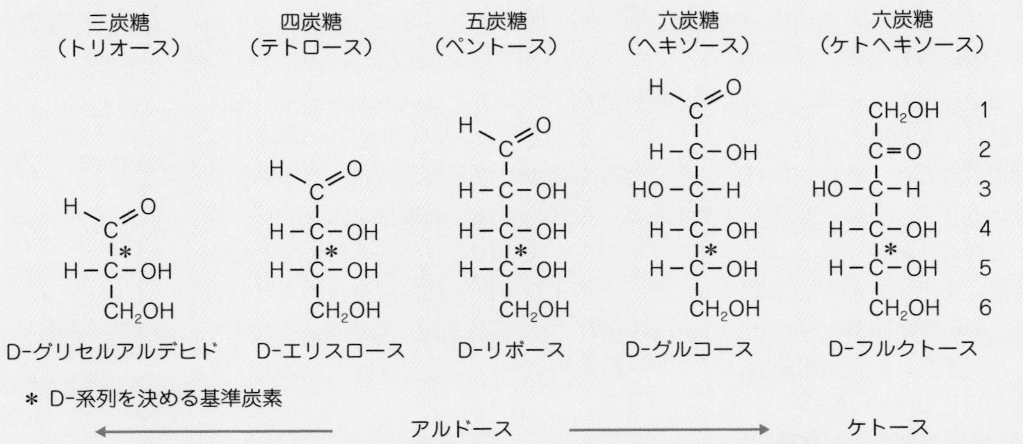

三炭糖 (トリオース)	四炭糖 (テトロース)	五炭糖 (ペントース)	六炭糖 (ヘキソース)	六炭糖 (ケトヘキソース)	

図 3-6 ● 単糖類の化学構造と名称

シド結合）したものが，二糖である．食品中に存在する二糖は，スクロース（ショ糖），ラクトース（乳糖），マルトース（麦芽糖）などである．三糖としてはラフィノース，四糖としてスタキオースがあり，これらはだいずに多く含まれている．ケストースは，スクロースにフルクトースが結合した三糖で，フラクトオリゴ糖と呼ばれており，ごぼう，にんにく，ねぎ，たまねぎ，らっきょうなどに含まれる．これらの植物には，フルクトースが多数結合した多糖であるイヌリンが存在する．**ラフィノース**，**スタキオース**，ケストースは**難消化性オリゴ糖**であり，小腸では吸収されにくく，大腸で乳酸菌やビフィズス菌のエネルギー源として利用される．難消化性オリゴ糖は，お腹の調子を整える機能を有する機能性成分である．

　単糖が多数結合したものが多糖である．でん粉，セルロース，ペクチン，グルコマンナン，グリコーゲン，キチン，アルギン酸，イヌリンなどがある．これらのなかでヒトの消化酵素で分解できるのはでん粉であり，単糖まで消化された後，小腸から吸収されて，エネルギー源として利用される．でん粉は，グルコースが α-1,4 結合で直鎖状に結合した**アミロース**と，グルコースの直鎖状構造に一部 α-1,6 結合で枝分かれした**アミロペクチン**から構成されている（**図 3-7**）．この構造の違いは，炊飯したこめの粘り気の強度に影響を与えている．でん粉のアミロースとアミロペクチンの含量比は，穀類やいも類などの食品によって異なっている．アミロースとアミロペクチンの含量比の違いは，糊化温度の違いをもたらす（**表 3-1**）．

　また，グリコーゲンは，ヒトの肝臓や筋肉に存在し，エネルギー源として利用される多糖であり，でん粉と同様に，グルコースが α-1,4 結合で直鎖状に結合した構造をしている．一方，ヒトの消化酵素で分解できない多糖は，食物繊維に分類されるが，エネルギーとして利用されないのは，単糖同士の結合が，ヒトの消化酵素 α-アミラーゼでは分解できない構造でできているからである．食物繊維の一種であるセルロースは，グルコースが β-1,4 結合

消化酵素と糖の構造
炭水化物のなかで生体内消化酵素で単糖まで分解されるものは，小腸から吸収され，エネルギー源として利用されるため，利用可能炭水化物に分類される．α-アミラーゼやマルターゼは，α-1,4 結合したグルカンを単糖のグルコースまで分解し，スクラーゼはスクロースだけを単糖に分解して小腸からの吸収を助けている．一方，食物繊維の構造は α-1,4 結合以外の結合で単糖が結合しているため，生体内消化酵素では単糖に分解されないので食物繊維となる．

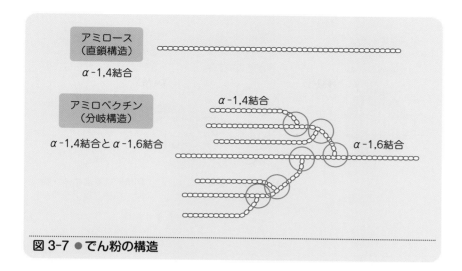

図 3-7 ● でん粉の構造

表 3-1 ● 各種でん粉のアミロースとアミロペクチン含量比と特性

食品名	アミロースとアミロペクチンの含量比（％）		平均粒径（μm）	糊化温度（℃）
	アミロース含量	アミロペクチン含量		
うるち米	19	81	5	68〜78
もち米	0	100	—	—
こむぎ	30	70	25	58〜64
とうもろこし	25	75	16	62〜72
もちとうもろこし	0	100	15	63〜72
さつまいも	19	81	15	60〜78
じゃがいも	25	75	50	59〜68

で直鎖状に結合した多糖である. 食物繊維には, 便秘改善効果や脂質や糖の吸収を抑制する効果があるため, 毎日, 男性は 20g, 女性は 18g 以上を摂取することが推奨されている.

c) 食品と炭水化物

穀類やいも類は, 多くのでん粉を含んでいる. でん粉には, **α-でん粉**と**β-でん粉**がある. 市販のこめは乾燥しているため, 水分子をほとんど含まない結晶構造をとっており, β-でん粉と呼ばれる. 一方, こめに水を加えて炊くと, ふっくらしたご飯となるが, これは粉構造に水分子が取り込まれて結合したためで, α-でん粉と呼ばれる. ご飯を保存すると, だんだん固くなるが, これはご飯の水分子が蒸発してでん粉から離れてしまい, 一部のα-でん粉がβ-でん粉に変化するためである （**図 3-8**）.

野菜や果実には, **ペクチン**が含まれている. ペクチンは, **ガラクツロン酸**が多数結合した多糖である （**図 3-9**）. ペクチンには, 50％以上のガラクツロン酸がメトキシ化[注]した**高メトキシペクチン**, 50％未満のガラクツロン酸がメトキシ化した**低メトキシペクチン**, ならびにまったくメトキシ化されていないペクチン酸がある. 高メトキシペクチンは, スクロースと酸の添加により**ゲル化**するため, ジャムやゼリーの製造に使用される. 低メトキシペク

ジャムとフルーチェ®
野菜や果物に含まれるペクチンは, α-ガラクツロン酸メチルエステルがα-1,4結合でつながった多糖を主成分としている. メチルエステルが多い高メトキシペクチンは酸を加えると, メチルエステル化していないカルボキシ基が電荷をもたなくなるので電気的に中性となり, ペクチンの凝集が起こりゲルが形成される. 一方, メチルエステルが少ない低メトキシペクチンは, 多くのカルボキシ基を有するため, カルシウムを介して2分子のペクチン分子が結合し, ゲルを形成する. 「フルーチェ®」という商品は牛乳を添加して作るが, 低メトキシペクチンが含まれているので, 牛乳中のカルシウムの作用でゲル化し固まる.

メトキシ化
物質に CH_3O^- が結合することをさす. これがカルボキシ基に結合すると, マイナスの電荷が減少することになる.

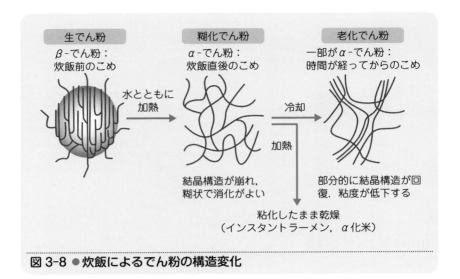

図 3-8 ● 炊飯によるでん粉の構造変化

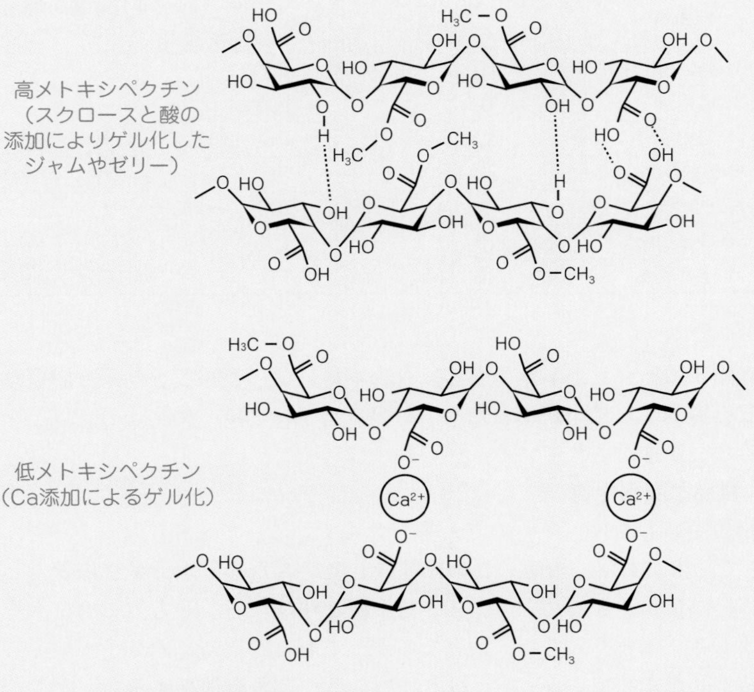

図 3-9 ● ペクチンの構造とゲル形成

チンは，カルシウムイオンによってゲル化が起こるため，牛乳を添加してゲル化させる食品素材に使用されている．

❹ ビタミン

　ビタミンは，生体の機能を調節する重要な栄養素である．特に，栄養素の代謝を助ける補酵素の役割をしており，身体の働きを正常に保つために不可

欠である．ビタミンのほとんどは生体内で合成されないことから，微量でよいが，毎日の食品から摂取しなければならない．ビタミンには，水溶性のものと脂溶性のものがある．

水溶性のビタミンである**ビタミンB群**，**ナイアシン**，**パントテン酸**，**葉酸**は，緑黄色野菜や動物性食品に多い．動物性食品では，特にレバーに豊富に含まれている．**ビタミンC**は野菜や果物に多く含まれ，脂溶性のビタミンである**ビタミンA**は各種レバー，うなぎ，にんじんやモロヘイヤに多く，**ビタミンD**はあんこうの肝（あんきも），すじこ，かじきなどの水産食品に多い．**ビタミンK**は野菜に多く，パセリ，しゅんぎく，あしたば，つるむらさき，にら，こまつな，ほうれんそうなどに多く含まれている．**ビタミンE**は，ひまわり油，アーモンド，綿実油，サフラワー油，米ぬか油などに多い．

❺ 無機質（ミネラル）

水素，炭素，窒素，酸素以外で，ヒトの生命維持に必要な元素を無機質という．生体には20種類のミネラルが存在し，なかでもカルシウム，リン，イオウ，カリウム，ナトリウム，塩素，マグネシウムは存在量が多く，**多量ミネラル**と呼ばれる．一方，鉄，亜鉛，銅，ヨウ素などのように存在量の少ないものは，**微量ミネラル**と呼ばれる．ミネラルのうち，カルシウムやリンは骨や歯を構成する硬い組織の主成分である．たんぱく質などの有機物質と結合し，筋肉，皮膚，血液，臓器，神経などの軟らかい組織の構成成分を形成しているミネラルもある．また，ナトリウムやカリウムは，体液中にイオンとして存在し，神経線維の感受性，細胞膜の透過性，筋肉の収縮，血液や体液の酸・アルカリ平衡の維持，浸透圧の調節などに関わっている．微量ミネラルは酵素の活性中心^注に存在し，種々の生体反応の触媒に関わっている．さらに，**亜鉛**が不足すると**味覚障害**を引き起こすことが知られている．

生体内ではミネラルは作られないため，食品から摂取する必要がある．鉄，亜鉛，銅は，牛レバー，豚レバー，鶏レバーなどに多く含まれている．亜鉛は，牛肉，豚肉などの動物性食品に多く含まれている．

❻ 水分

ヒトは飲料や食品から水を摂取している．穀類や豆類などの種子食品を除くと，ほとんどの食品に水はあり，その含量は高く，魚類や肉類は70〜80％，野菜や果実では90％以上である．食品中の水の存在は，組織の構造や物性，色の変化や褐変反応と関わり，食べるときの硬さ，粘性，流動性などのテクスチャーや呈味性に重要な役割を果たしている．

食品中の水には，**自由水**と**結合水**がある．結合水は食品成分と水素結合し，束縛されている水であり，蒸発や凍結，移動をしにくく，微生物も利用できない水である．自由水は食品成分に束縛されていない水で，蒸発，凍結，移動をしやすく，微生物も利用しやすい水である．自由水の存在割合を示すのが**水分活性**であり，水分活性が高いと自由水が多いため，微生物が繁殖しやすくなり，保存性が低下する．食品中の結合水は，食品成分の糖，たんぱく

酸・アルカリの平衡維持

生体内の体液は緩衝液であり，pHは7.2〜7.4に調整されている．この緩衝液は，リン酸カリウム／ナトリウムからできた溶液であり，体液のpHが変化しないように守っている．これらの緩衝液をいつでも作れるよう，構成成分であるリン，ナトリウム，カリウムのミネラルは食事から補給しないといけない．

活性中心

生体内の酵素の構造で，基質が結合し化学反応を触媒する特定の場所のこと．この部分には，モリブデン，コバルト，鉄，銅などの微量金属が存在している．

表 3-2 ● 各種食品の水分活性値

水分活性（Aw）	食品
＞ 0.9	野菜，果実，食肉類，魚介類，チーズ，パン，ハム類，卵，濃縮オレンジジュース
0.9 ～ 0.8	穀類，豆類，サラミソーセージ，カステラ，塩さけ
0.8 ～ 0.6	ジャム，乾燥果実，みそ，しょうゆ，魚の干物，佃煮
0.6 ～ 0.5	キャンデー，乾麺（水分 12%），煮干し，かつお節，香辛料
0.5 ～ 0.3	ビスケット（水分 3 ～ 5%），乾燥全卵（水分 5%）
0.2	乾燥野菜（水分 5%），コーンフレーク（水分 5%），粉乳（水分 2 ～ 3%）

氷の融け方

「ポッキンアイス」や「チューチュー」などと呼ばれる氷菓は，ジュースをチューブ状の袋に詰めて凍らせものである．これを食べ始めたときに口に入る水は，色がついていて甘みが強い．しかし，最後にチューブから溶けてくる水は，色も薄く，甘みも弱いことを経験したことがあるだろう．食べ始めるときに溶けてくるのは，水に砂糖や色素が結合した結合水で，氷結したものが溶けやすい性質をもっている．一方，後から溶けてくる水は溶けにくい自由水なので，あまり甘味がしないし，色もついていないのである．

質，ミネラルなどと結合している水のことである．たとえばジャムや塩蔵食品は，水分活性が 0.65 ～ 0.85 であり，保存性の高い**中間水分食品**に分類される（**表 3-2**）．ジャムは大量の砂糖を含み，水分活性が低く，微生物が繁殖しにくいため，保存性が高い．塩蔵品も同様である．

水は凍ると体積が 1.09 倍に増える．そのため冷凍食品では，食品の組織が氷により破壊されることがある．それを防ぐために，食品の凍結は急速に冷凍することが重要である．具体的には，水分子が氷に成長する −5 ～ 0℃（最大氷結晶生成帯）をできるだけ短時間で通過させる．

飲料水は通常，ミネラルを含んでいるため，蒸留水とは異なる性質をもつ．ミネラルウォーターのミネラル含有量は**硬度**で表される．硬度は，カルシウムとマグネシウムの含有量を測定し，炭酸カルシウム量（mg/L）に換算して算出する．硬度が 120mg/L 未満の水を**軟水**，120mg/L 以上の水を**硬水**と呼ぶ．軟水は，紅茶やだしをとるのに適している．一方，硬水は調理時に肉や野菜のアクをとるのに適している．一般的に日本の水道水や地下水は軟水であるが，ヨーロッパのものは硬水である．特に硬度の高い市販のミネラルウォーターとして，フランス産 Contrex® があり，この硬度は約 1,468mg/L である．

2. 各食品群の栄養素と特徴

1）主食を構成する食品群

主食を構成する食品群は，エネルギー源となるでん粉を摂取することを目的とした食品あるいはその素材である．この中には，ご飯，パン，麺の原料やこれらを主原料とする料理が含まれる．

でん粉を主成分とする植物で，食用とするものを穀類という．その作物として，イネ（こめ），こむぎ，おおむぎ，えんばく，ライむぎ，とうもろこし，そばなどがある．これらの穀類に含まれる**利用可能炭水化物（単糖当量）**量は，可食部 100g 当たり 61 ～ 84% である．これらの作物は世界中で栽培され，多くの人々の主食となっている．この中で，こめ，こむぎ，とうもろこしは三大穀類と呼ばれている．

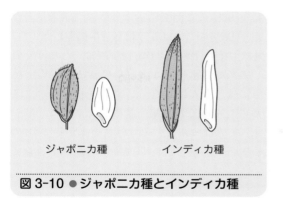

図 3-10 ● ジャポニカ種とインディカ種

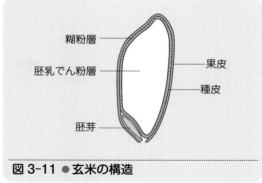

図 3-11 ● 玄米の構造

---

❶ 穀類

主な穀類として，こめ，こむぎ，おおむぎ，雑穀類について用途を解説する．

a）こめ

種類と特徴

- **ジャポニカ種とインディカ種**：世界で栽培されているこめは，ジャポニカ種とインディカ種に大別される（**図3-10**）．ジャポニカ種は，短粒形で丸く，炊飯すると軟らかくて粘り気がある．一方，インディカ種は，細長く，炊飯後も粘り気がなく，硬くてパサパサしている．アミロペクチン含量が多いほど，炊飯したこめの粘り気が強いが，ジャポニカ種米では79〜83%，インディカ種米では69〜76%と，ジャポニカ種米のほうがアミロペクチン含量が多いことによる．また，栽培形態により，水田で栽培される**水稲**（すいとう）と畑地で栽培される**陸稲**（りくとう）（おかぼともいう）に分類される．日本での陸稲の生産量は，こめの生産量の0.026%（2019年）である．

- **うるち米ともち米**：日本で栽培されているジャポニカ種には，うるち米ともち米がある．もち米は，炊飯後，うるち米よりも粘り気が強く，もちや赤飯などに利用される．アミロペクチン含量はもち米ではほぼ100%であるが，うるち米では約80%で残りの20%がアミロースである．日本では品種改良を重ねて，アミロペクチン含量の高い粘り気のあるうるち米が開発され，差別化が図られている．コシヒカリのアミロペクチン含量は，ジャポニカ種のなかでも高く約83%である．

- 新形質米：新しい特徴をもつ新形質米として，高アミロース米（粘り気が少ないため，ピラフやチャーハンなどの加工食品に利用），低アミロース米（うるち米ともち米の中間的性質で，適度な粘り気をもつ），有色米（黒米，赤米，緑米など），香り米，巨大胚米〔胚芽部分が大きく，GABA（γ−アミノ酪酸）含量が多い〕などが開発されている．

こめの成分

玄米は，**胚乳**と**胚芽**からできている．胚乳は糊粉層で覆われている（**図3-11**）．玄米を精米すると，ぬか層[注]や胚芽を取り除くことができ，精白米となる．これを**搗精**（とうせい）という．玄米の重量に対する精白米の重量が，精米歩合（%）

こめの品種改良

食味性を向上させるあるいは，病気や気候変化に強く，育てやすいこめを開発するために品種改良が行われている．方法は，特性の異なる2種類のこめをかけ合わせて，目的とするこめを開発する．最近は地球の温暖化に備え，暑さに強い品種の開発が行われている．

ぬか層

こめを精白した際に出る果皮や種皮，糊粉層がぬか層である．

である．搗精し，精米歩合が 90 ～ 92％ のこめを**精白米**と呼ぶ．精米歩合が 93 ～ 94％ のこめは**七分搗き**（しちぶづき），95 ～ 96％ のこめは**五分搗き**（ごぶづき）（**半搗き**（はんづき））という．

玄米や精白米の炭水化物含量は，それぞれ約 74％，約 77％，たんぱく質含量はいずれも 6 ～ 7％ である．こめの炭水化物はほとんどがでん粉であり，胚乳部分に多い．胚芽やぬか層には，たんぱく質，ビタミン B 群やビタミン E が多く含まれている．こめのたんぱく質の第一制限アミノ酸は，リシンである．うるち米のでん粉は，アミロースとアミロペクチンが約 2：8 の割合で含まれているが，もち米のでん粉は，ほぼ 100％ がアミロペクチンである．

こめの用途・加工品

日本のこめは約 92％ が主食用として利用され，残りが加工用として利用されている．加工用としては，酒類用，みそ・しょうゆ用，菓子用などがある．うるち米は，**新粉**，せんべい，ビーフン，酒などの製造に利用される．新粉のうち，特に上質なものを**上新粉**と呼んでいる．もち米からは，**白玉粉**，道明寺粉，あられ，みりんなどが製造される．

b）こむぎ

種類と特徴

こむぎは世界で最も多く栽培されている穀物である．用途，栽培種，特徴により，パン小麦とデュラム小麦，冬小麦と春小麦，硬質小麦と軟質小麦に分類される．

- パン小麦とデュラム小麦：世界で広く栽培されているのはパン小麦であり，普通小麦とも呼ばれる．マカロニやスパゲティの原料となるのは，デュラム小麦である．
- 冬小麦と春小麦：秋に播種して翌年の初夏に収穫する冬小麦と，春に播種して秋に収穫する春小麦がある．世界で栽培される大部分は冬小麦である．
- 硬質小麦と軟質小麦：こむぎのなかで，胚乳のたんぱく質含量が高いほど硬い性質をもち，硬質小麦と呼ばれている．硬質小麦よりたんぱく質含量が低いものは軟質小麦と呼ばれている．

こむぎの成分

こむぎの粒は，外皮（糊粉層を含む），胚乳，胚芽からなる（**図 3-12**）．胚乳はでん粉を多く含むが，胚芽はたんぱく質，脂質灰分，ビタミン類を多く含んでいる．また，外皮はミネラルを多く含んでいる．製粉するときに，外皮，糊粉層，胚芽はふすまとして除かれる．

こむぎの炭水化物は，でん粉がもっとも多く，胚乳に 70％ 含まれている．たんぱく質も胚乳に多く含まれており，その約 80％ は，粘着性のある**グリアジン**と弾性のある**グルテニン**である．小麦粉に水を加えて練ると，グリアジンとグルテニンが絡み合って，**グルテン**の網目構造が形成され，パンの生地であるドウの塊ができる．小麦粉に含まれるたんぱく質量から，**強力粉**，**中力粉**，**薄力粉**に分類される．また，それぞれは灰分量によって，1 等と 2 等に分類される（**表 3-3**）．こむぎたんぱく質の第一制限アミノ酸[注]は，リシンである．

グルテニンとグリアジン

小麦粉に含まれる主要なたんぱく質の名称．グルテニンは弾力に富むが，伸びにくい．グリアジンの弾力は弱いが，粘着力が強くて伸びやすい性質をもつ．小麦粉に水を加えてこねると，性質の異なるこれらのたんぱく質が互いに結びつき，つながることで，適度な粘着性と弾性をもつグルテンが出来上がる．

第一制限アミノ酸

不可欠（必須）アミノ酸のなかで一定の基準を満たさないアミノ酸がある場合，もっとも少ない必須アミノ酸のことをいう．

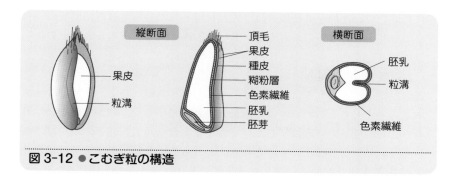

図 3-12 ● こむぎ粒の構造

表 3-3 ● 各種小麦粉の成分と主な用途

種類	等級	水分	たんぱく質	脂質	炭水化物	灰分	主な用途
薄力粉	1 等	14.0	8.3	1.5	75.8	0.4	菓子, 天ぷら
	2 等	14.0	9.3	1.9	74.3	0.5	
中力粉	1 等	14.0	9.0	1.6	75.1	0.4	麺
	2 等	14.0	9.7	1.8	74.0	0.5	
強力粉	1 等	14.5	11.8	1.5	71.7	0.4	パン
	2 等	14.5	12.6	1.7	70.6	0.5	

日本食品標準成分表 2020 年版（八訂）に基づく数値.

こむぎの用途・加工品

　こむぎの粒はみそ・しょうゆの原料として使用されているが，一般的には，製粉し，外皮，糊粉層，胚芽を除いて，消化のよい胚乳部分が小麦粉として利用されている．製粉された小麦粉は，さまざまな加工品に利用される．たんぱく質含量が多い強力粉は，強い粘弾性をもち，グルテン形成が重要な製パンに利用される．中力粉は麺類の製造に利用される．また，たんぱく質含量が少ない薄力粉は菓子類の製造に適している．

　日本の小麦粉の用途別生産量は，パン用がもっとも多く，麺類，菓子用と続いている．

c）おおむぎ

種類と特徴

　おおむぎには，穂に粒が縦に 6 列並んでつく**六条大麦**と，粒が縦に 2 列に並んでつく**二条大麦**がある．二条大麦はビールの原料として利用されるため，ビール麦とも呼ばれる．

おおむぎの成分

　主成分は炭水化物であり，でん粉が大部分である．でん粉は，アミロース20％，アミロペクチン80％からなる．たんぱく質は約10％であり，ホルデインとグルテリンからなる．おおむぎたんぱく質の第一制限アミノ酸は，リシンである．こめやこむぎと違って，*β−グルカン*やポリフェノール化合物などの食物繊維が多く含まれている．*β−グルカン*には，抗腫瘍作用があると報告されている．

おおむぎの用途・加工品

　おおむぎには，主に飼料用と加工用がある．六条大麦は，押し麦や引き割

麦にしてこめに添加して炊飯され，純食料用として利用される．麦茶の原料としても利用される．二条大麦は，ビール，みそ，しょうちゅうなどの加工食品原料として利用される．

d) 雑穀類

雑穀類には，とうもろこし，そば，ライむぎ，あわ，ひえ，アマランサスがある．とうもろこしの原産は中南米といわれているが，確かではない．とうもろこしの種子の胚乳は，たんぱく質を多く含む角質胚乳と，たんぱく質を含まないでん粉質胚乳に分けられる．とうもろこし種子の主成分は炭水化物で約71%含まれている．アミロースとアミロペクチンの比率は1:3である．炭水化物の大部分はでん粉である．たんぱく質は約9%含まれており，主要なたんぱく質はツェイン^注である．第一制限アミノ酸はリシンである．

そばは，中央アジアの冷涼地域が原産である．種子は三角稜形をしており，硬い外皮が胚乳を包んでいる．そばの主成分は炭水化物であるが，たんぱく質が他の穀類よりも多く，約12%含まれている．そばたんぱく質の第一制限アミノ酸はリシンである．

ライむぎは西アジアが原産である．種子はこむぎと似ているが，小麦粉のような生地を作ることはできない．黒パンやウオッカの原料として栽培されている．

あわは東部アジア原産で，高温・乾燥に強く，日本では縄文時代から栽培されている最古の穀類の1つである．利用上からは，うるち種ともち種に分けられる．わが国では主にもち種が栽培されている．もち種は，脱稃^注・精白された後，あわ餅，あわ飯，あわ麩，菓子（あわようかんやあわまんじゅう），あめの原料として利用される．一方，うるち種は，あわ飯，あわかゆ，こはだのあわ漬け（酢漬けの一種）の原料となる．

きびは，東アジアあるいは中央アジア原産である．明治時代になって北海道に導入された．うるち種ともち種があり，わが国ではもち種が栽培されていたが，現在ではほとんど栽培されていない．うるち種は，精白後にこめとともに炊飯される．もち種は等量のもち米と混ぜてきび餅に，また粉にして団子に利用される．

ひえは，インドを原産とする説があるが確かではない．わが国では縄文時代に栽培され，あわとならんで稲伝来以前の最も古い穀物とみられている．成分組成はあわと似ている．精白後こめと混ぜて炊飯し，ひえ飯として食される．

アマランサスは，アンデス地方が原産である．玄穀にはたんぱく質や脂質が比較的多く含まれており，栄養価が優れている．粉にしたものが菓子，パン，麺などに利用され，こめやむぎのアレルギー代替食材としても注目されている．

2) 主菜を構成する食品群

主菜を構成する食品群の摂取は，たんぱく質の供給を目的としているため，いずれの食材もたんぱく質を多く含む．肉類，魚介類，卵類，だいずならびにそれらの加工品である．

ツェイン

とうもろこしに含まれるたんぱく質のうち主要なもの．水に溶けにくい性質をもつ．

脱稃

もっとも外側の籾殻を取り除くこと．

❶ 肉類

肉類は一般に，家畜（牛，豚，羊，山羊，馬など），家禽類（鶏，七面鳥，あひる，うずらなど），家兎，くじらなどの骨格筋を食用として，整形したものであり，日本食品成分表では畜肉類，鳥肉類，その他に分類されている．肉類には約70%の水分が含まれているが，それ以外の成分として，たんぱく質，脂質，ビタミン，無機質が含まれている．

a) 肉の構造

筋肉は多数の筋線維（筋細胞）が集まってできている．運動をしっかりしている動物の筋肉は太いので，食べるとキメが粗く硬い肉となる．また，肉類を加熱した際の筋線維中のたんぱく質の加熱凝固に加えて，筋線維を束ねている膜も硬さの原因となる．

脂肪交雑が入っている黒毛和牛肉は，軟らかい．これは，筋線維束の周りに脂肪が均一に沈着しているので，加熱しても脂肪部分が軟らかくて噛み切りやすい．脂肪交雑の度合い（霜降り）は，肉の格付けに大きく影響し，一般的に脂肪交雑が多いほど高い格付けとなる．

b) 肉類の熟成と食味性の改善

と殺された動物からすぐに取り出された筋肉は軟らかいが，その後**死後硬直**を起こし，硬くなる．これは，解糖系の進行により，筋肉内の**グリコーゲン**が分解されて**乳酸**が生成され，肉のpHが低下すると同時に，**ミオシンとアクチン**が相互作用して筋収縮を起こすからである．死後の筋肉の最終的なpH（**極限pH**）は，動物種によって異なるが，5.5〜6.0である．死後硬直した肉類は硬いだけでなく，風味も弱く，食味性がよくない．それをしばらく低温で貯蔵すると，死後硬直が解けて肉が軟らかくなると同時に，筋たんぱく質の分解により，ペプチドや遊離アミノ酸が増える．また，筋肉内のエネルギー物質であるATP（アデノシン三リン酸）が分解され，うま味物質である5′-IMP（イノシン酸）が増える．5′-IMPは，さらに，イノシンやヒポキサンチンまで分解されると同時に，リボースが増える．熟成肉を加熱すると，熟成中に増加した遊離アミノ酸と糖（リボース）がメイラード反応（アミノカルボニル反応）を起こし，肉らしい香りが熟成前のものより強くなる．熟成によって増化したグルタミン酸と5′-IMPはうま味の相乗効果により肉の味わいを強めている．

一般的に，真空包装をしない2〜4℃での熟成期間は，赤身中心の牛肉は10〜14日間，豚肉は5〜7日間，鶏肉は1〜2日間といわれている．真空包装し0℃付近で熟成すると，これよりも長期間の保存が可能となる．また，湿度をコントロールしながら，牛肉の表面に送風し，長時間熟成するドライエイジングでは，赤身主体の肉でも，1か月以上保存できる．

c) 肉類の成分

肉類の成分は，動物種，餌，月齢，性別などで異なる．食肉の成分でもっとも多いのは水分で，約70%である．脂肪含量の高い黒毛和牛肉では，脂肪が多い分，水分量が低下する．水分に次いで多い成分はたんぱく質で，20〜30%である．肉類のたんぱく質は，必須アミノ酸バランスもよく，アミ

ドライエイジングとウエットエイジング

食肉を低温で一定期間保存し，肉質を改善することを熟成（エイジング）と呼んでいる．エイジングには，真空包装やサラシでくるんで保存するウエットエイジングと，保存庫の湿度を下げ，肉塊の表面に送風して保存するドライエイジングがある．通常の牛肉は2週間足らずしか保存できないが，ドライエイジングでは1か月以上の長期保存ができる．牛肉を長期保存する方法としてアメリカで開発された．

ATPの分解

筋肉中には，エネルギー源となるATPが約8mM存在している．死後の筋肉では，そのATPが分解され，ADP，AMP，IMP，イノシン，ヒポキサンチンへと順次分解される．IMPはうま味物質であると同時に，グルタミン酸ナトリウムとの相乗効果により，食肉のおいしさに関与している．かつお節に含まれるイノシン酸もかつおの死後の筋肉で生成されたものである．

表3-4 ●動物種別ロース肉のミオグロビン含量と赤色度合

	ミオグロビン含量（%）	赤色度合
豚	0.06	淡赤色
羊	0.25	
牛	0.60	↓
馬	0.80	濃赤色

ノ酸スコアは100であり，たんぱく質を摂取するうえでは，最も栄養的に優れた食品である．また，肉類には，ミネラルやビタミンも多く含まれている．

たんぱく質

肉のたんぱく質は，筋漿（筋形質）たんぱく質，筋原線維たんぱく質，筋基質（肉基質）たんぱく質の3つに分類される．筋漿たんぱく質は，筋線維（筋細胞）中の筋漿中に存在する水溶性たんぱく質で，筋肉たんぱく質の約30％を占める．色素たんぱく質のミオグロビン，解糖系酵素，ATP代謝酵素などが筋漿たんぱく質である．後述するようにミオグロビン含量の多い肉は，赤色が濃い（**表3-4**）．牛肉の表面の色は豚肉よりも赤い．これは，牛肉のミオグロビン含量が豚肉より多いからである．

筋原線維たんぱく質は，筋原線維を構成するミオシン，アクチン，トロポニン，トロポミオシンのことで，0.5moL塩溶液で可溶化する性質がある．筋肉たんぱく質の約50％を占める．食肉製品を製造するときには，食塩を添加して筋原線維を可溶化することが不可欠である．可溶化したミオシンは，加工特性である結着性に寄与している．

筋基質（肉基質）たんぱく質は，筋肉の種々の膜を構成するたんぱく質で，コラーゲンとエラスチンである．筋肉たんぱく質の約20％を占める．コラーゲンは，水を加えて長時間加熱するとゼラチン化する．

脂質

肉類の脂質の含量や食味性は，動物種，年齢，雌雄，餌などによりさまざまである．黒毛和牛肉では，脂質含量が約50％を超えるものも多い．この場合，水分含量は40％まで低下する．

また，中性脂肪を構成する脂肪酸組成により，脂肪の融点が変動し，舌触りに影響を与える．一般的に，牛脂の融点は高く，次に豚脂，最も融点が低いのは鶏脂である．牛脂の融点は約40℃だが，黒毛和牛肉の脂肪の融点は20℃前後である．さらに，豚脂の融点も餌の種類により変化し，融点が30℃より低いものもある．

炭水化物

肉類には，炭水化物がほとんど含まれておらず，1％未満である．

ビタミン

肉類には，ビタミンB群が多く含まれている．特に豚肉にはビタミンB_1が多く，豚肉を100g食べれば，1日に必要なビタミンB_1を補給できる．また，鶏肉の脂肪部分にはビタミンA含量が多い．

肉の赤い色

スーパーマーケットなどで牛肉，豚肉，鶏肉を購入すると，トレーに赤い肉汁が出ていることがある．これを血の色だと思っている人が多いが，この赤色は肉特有の赤い色素たんぱく質であるミオグロビンによる．ミオグロビンは，赤い色素ヘムをもっており，ヘモグロビンと類似しているが，全く異なるたんぱく質である．

ミオシンの可溶化

質のよい食肉製品を製造するためには，食肉の結着性や保水性が重要である．これらの特性は，筋原線維たんぱく質であるミオシンを可溶化することで発揮される．通常の肉ではミオシンは筋原線維を構成しているが，肉製品の製造工程で食塩や重合リン酸塩を添加することで，ミオシンが筋原線維から可溶化し，加熱によりたんぱく質間の結着性や保水性が発揮される．ハンバーグを作るときに原料となる挽肉に粘り気が出てくるのは，ミオシンが可溶化しているからである．

表 3-5 ●肉・肉製品中のミオグロビン誘導体

ミオグロビン誘導体	ヘム鉄の電荷	ヘム鉄第 6 配位座結合分子	色調	状態
デオキシミオグロビン（Mb）	2+	なし	紫赤色	新鮮な生肉の内部の色
オキシミオグロビン（MbO₂）	2+	O_2	鮮赤色	新鮮な生肉の表面の色
メトミオグロビン（MetMb）	3+	H_2O	灰色・褐色	古くなった生肉の表面の色
メトミオクロモーゲン	3+	H_2O	灰色・褐色	加熱肉の表面の色
ニトロシルミオグロビン（MbNO）	2+	NO	桃色	食肉製品の色
ニトロシルクロモーゲン	2+	NO	桃赤色	加熱した食肉製品の色

ミネラル

　肉類には，亜鉛とカリウムが多く含まれている．また，牛肉や馬肉にはヘム鉄が多く含まれており，貧血予防に役立つ．

d）肉の色とミオグロビン（表 3-5）

　動物をと殺する際に十分に放血しているので，筋肉中には血液のヘモグロビンはほとんど含まれていない．肉の色は，肉の色素たんぱく質であるミオグロビンの誘導体によって決まる．新鮮な肉の色は鮮赤色であり，ミオグロビンの鉄に酸素分子が結合した**オキシミオグロビン**の色である．新鮮な肉であるにもかかわらず，肉の内部が紫赤色をしているのは，ヘム鉄に酸素分子が結合していない**デオキシミオグロビン**の状態で存在しているからである．紫赤色部分は空気に触れると，徐々にミオグロビンのヘム鉄に酸素分子が結合し鮮赤色のオキシミオグロビンへと変化する．肉を長時間貯蔵すると，肉の表面が褐色になる．これはヘム鉄に水分子が結合した**メトミオグロビン**に変化するからである．また，肉を加熱すると褐色や灰色になるのは，たんぱく質部分が変性した**メトミオクロモーゲン**が生成されるためである．

　豚肉から製造するハムやベーコンは，加熱しても肉の表面の色が変化しない．肉製品を製造する際に添加する亜硝酸塩由来の一酸化窒素がミオグロビンのヘム鉄と結合した**ニトロシルミオグロビン**（桃赤色）による色である．また，加熱により，たんぱく質が変性した**ニトロシルミオクロモーゲン**ができるが，一酸化窒素は加熱してもミオグロビンの鉄からは離れないので，赤色を保つことになる．

e）肉の加工製品

　日本で製造される肉製品は，ソーセージ，ハム，ベーコン，プレスハムならびに生ハムなどである．これらの肉製品は，豚肉と牛肉が主な原料で，**塩漬**，**充填**，**燻煙**，**湯煮（殺菌）**，冷却の工程を経て製造される．生ハムでは，最後の湯煮（殺菌）処理はされない．肉製品で使用される**亜硝酸塩**は，**ボツリヌス菌**による食中毒の防止が大きな目的であるが，ミオグロビンからニトロシルミオグロビンを生成する**発色剤**としての役割も大きい．また，肉製品を製造する際に用いる食塩と**重合リン酸塩**は，筋原線維たんぱく質であるミオシンを可溶化し，**結着力**と**保水力**を発現させることが重要な目的である．

ニトロソアミン
塩漬工程で亜硝酸塩から生じる．これはアミンの窒素に結合する水素が，ニトロソ基（-NO）に置き換わった構造をもつ化合物の総称．高濃度では発がん性を示す化合物があるが，日本人の通常の食生活で問題になることはない．

発色剤
牛肉や豚肉を加熱調理すると，肉の色はそれぞれ褐色や灰色に変化する．しかし，それらを原料として製造されるハム，ベーコン，ソーセージは，加熱調理しても色が変化しない．そのためこれらのには，赤い着色料が入っていると思っている人もいるが，それは間違いである．肉製品を製造するときに添加される硝酸塩や亜硝酸塩が，肉色を赤色やピンク色に維持する働きをしている．これらは無色の添加剤で，着色料ではなく発色剤である．

肉製品の種類

日本でもっとも生産量の多いのはソーセージである．ソーセージの名称の違いは，ケーシング（原料を詰める袋）の太さの違いにより，直径が 20mm 未満をウインナーソーセージ，20 ～ 36mm 未満をフランクフルトソーセージ，36mm 以上はボロニアソーセージという．次に生産量の多いハムは，原料の部位により，ロースハム，モモハム，ショルダーハムなどに分けられる．

❷ 魚介類

魚肉は肉類（畜肉）と同様に，たんぱく質が豊富に含まれている食品で，重要なたんぱく質供給源である．しかし，魚肉の栄養成分は，畜肉と比べて，季節，漁獲場所などの影響を受けやすい．たとえば，まさばの脂質量は，産卵期の夏では数％であるが，秋～冬にかけては 20％以上になる．

魚類以外の海産動物には，甲殻類，十脚類（えび，かに，しゃこ），軟体動物（貝類，いか，たこ），棘皮動物（うに，なまこ），原索動物（ほや）などがある．

a) 魚類の筋肉の構造

魚類での可食部は，体側筋と呼ばれる筋肉である．体側筋は骨格筋であり，その構造は，基本的に畜肉と同じである．体側筋は筋線維（筋細胞）の集合体で，筋線維のなかには多数の筋原線維が含まれている．

畜肉との大きな違いは，魚の筋肉には，普通筋と血合筋（血合肉）が存在することである．血合肉が多い魚を赤身魚，少ない魚を白身魚と呼んでいる．また，魚体が青く見えるいわしやさばは青魚と呼ばれている．

b) 魚介類の成分

たんぱく質

魚肉のたんぱく質は，畜肉と同様に，**筋形質（筋漿）たんぱく質，筋原線維たんぱく質，筋基質（肉基質）たんぱく質**の 3 つに分類される．しかし，畜肉と違って，不溶性の筋基質たんぱく質割合が少なく，筋原線維たんぱく質割合が高いことが特徴である．筋基質たんぱく質であるコラーゲンやエラスチンは，長時間加熱すると可溶性のゼラチンに変化する．

白身魚は，赤身魚よりも筋形質たんぱく質が少ない．これは白身魚では**血合部分**が少ないため，ミオグロビン含量が少ないからである．また，魚肉が畜肉よりも軟らかいのは，筋基質たんぱく質含量が約 10％で，畜肉と比べて少ないからである．

脂質（表 3-6）

魚類のなかでも，あじ，まぐろ，かつおなどの回遊魚は，脂質含量の季節変動が大きい．また，まぐろでは，部位によっても脂質含量が大きく異なる．たとえば，まぐろの背肉の脂質の割合は約 1％であるが，とろと呼ばれる腹肉（脂身）では約 30％も存在する．

魚肉の脂肪は，EPA や DHA などの多価不飽和脂肪酸が多く含まれていることが特徴である．これらは，血栓形成を抑制し，心筋梗塞や狭心症，脳卒中などの動脈硬化を予防する効果が知られている．

ビタミン

ビタミン A はやつめうなぎ，うなぎ，あなご，ぎんだら，かきなどに多く，やつめうなぎの可食部 100g のビタミン A 含量は，にんじんの約 6 倍多い．また，魚介類全般にビタミン B_1，D，E 含量が多い．はまぐり，あさり，しじみにはビタミン B_2，B_{12} が多く含まれている．

無機質

魚介類には，カリウムやカルシウムが多く含まれている．赤身魚や血合肉

表 3-6 ● 各種魚類脂質の脂肪酸組成

魚類	脂肪酸総量	各脂肪酸量				
		飽和	一価	多価	EPA	DHA
	(g/100g)	(g/100g)			(mg/100g)	
まあじ（皮つき生）	3.37	1.10	1.05	1.22	300	570
あゆ（天然生）	1.8	0.65	0.61	0.54	89	58
まいわし（生）	6.94	2.55	1.86	2.53	780	870
うなぎ（養殖　生）	15.45	4.12	8.44	2.89	580	1,100
かつお（春種り　生）	0.38	0.12	0.06	0.19	39	120
かつお（秋種り　生）	4.67	1.50	1.33	1.84	400	970
ぎんざけ（養殖　生）	10.90	2.30	4.87	3.74	310	890
まさば（生）	12.27	4.57	5.03	2.66	690	970
さんま（皮つき生）	21.77	4.84	10.58	6.35	1,500	2,200
まだい（天然　生）	4.44	1.47	1.59	1.38	300	610
すけとうだら（生）	0.47	0.12	0.08	0.27	71	170
ぶり（生）	12.49	4.42	4.35	3.72	940	1,700
みなみまぐろ（赤身　生）	0.20	0.06	0.05	0.09	10	64
みなみまぐろ（脂身　生）	24.36	6.06	10.62	7.68	1,600	4,000

は，ミオグロビンが多く存在するため，ヘム鉄が多く，貧血予防効果が期待できる．亜鉛は，にしん，いわし，はまぐり，あさりなどに多く含まれている．貝類には，鉄も多く含まれている．

その他の成分

かきには，グリコーゲンが多く含まれている．たいの表面の赤い色は，カロテノイド系色素のアスタキサンチンやルテインによる．また，生きているえびやかにの色は緑色または褐色をしているが，加熱すると赤色に変化する．これはカロテノイド系色素のアスタキサンチンと結合していたたんぱく質が切断されると同時に，アスタキサンチンが酸化されアスタシンに変化するからである．

c）魚介類の死後変化と鮮度測定

魚が死ぬと，その筋肉は畜肉と同様に死後硬直を起こし，硬くなる．しかし，畜肉と違って死後硬直の時間は短く，速いスピードで死後硬直が解ける．このときに，筋肉中に含まれる ATP は，速やかに分解される．この変化は，魚の鮮度測定法として利用されている．ATP の分解産物の総量に対するイノシンとヒポキサンチンの合計量の割合から計算される値を K 値とし，この値が大きくなるほど，鮮度が落ちていることを示している．K 値が 20% より小さいものは，刺身として食べられる．初期腐敗では，K 値は 40 〜 60% となる（図 3-13）．

海産動物の生臭さは，トリメチルアミンによる．これは，筋肉に含まれるトリメチルアミンオキシドが鮮度の低下とともに細菌により分解され，トリメチルアミンに変化するからである．特にさめやえいは，筋肉中に尿素やトリメチルアミンオキシドを数%含み，死後にアンモニアとトリメチルアミンに変化し，生臭さが生じる．

$$K値（\%）= \frac{HxR+Hx}{ATP+ADP+AMP+IMP+HxR+Hx} \times 100$$

<鮮度判定基準>

K値（%）	魚の鮮度
0〜10	刺殺直後の状態
10〜20	刺身として適当な状態
20〜30	新鮮な状態
30〜40	煮焼き用として利用できる状態
40〜60	腐敗の兆候がある状態
60以上	腐敗状態

図 3-13 ●魚の鮮度指標として使用されるK値

d）魚介類の加工製品

　魚介類は大量に漁獲されるが，鮮度低下の速度が速いため，長期保存するためにさまざまな製品に加工されている．日本で製造される主な加工品には，干し製品，節類，塩蔵品，練り物，缶詰などがある．

　干し製品には，その作り方により，素干し，塩干し，焼き干し，煮干し，みりん干しなどがある．素干しの製造方法が最も単純で，魚の内臓を除去した後，乾燥して作られる．塩干しは，原料の魚を塩水に漬けた後，あるいは直接振りかけてから製造する．焼き干しや煮干しは，魚を焼いたり，煮たりした後，乾燥させたものである．みりん干しは，調味液につけた後乾燥させて製造される．これらの干し物の原料には，にしん，いわし，さんま，あじ，さば，ほっけなどが多用される．

　節類は，原料魚を煮熟した後，十分に乾燥させたものである．かつおを原料としたかつお節とそれ以外の魚（まぐろ，そうだがつお，さばなど）から作られる雑節に分けられる．

　塩蔵品は，原料魚を高濃度の塩中で保存し，微生物の生育抑制と魚の脱水処理を行った製品である．ほっけ，ぶり，にしん，さばなどが使用される．たらこやイクラを用いた塩蔵品もある．

　練り製品は，魚肉のすり身を主原料とし，副原料を添加後に成形し，蒸煮や焙焼などの加熱により製造する．かまぼこ，ちくわ，魚肉ソーセージ，さつまあげなどがある．

　缶詰製品は，魚を切断し成形した後，加熱処理したものを気密容器に詰めて密封，加熱殺菌したものである．日本で製造されている水産缶詰には，水煮，油漬け，トマトソース漬け，みそ煮，蒲焼，野菜混合煮などがある．

❸ 卵類

　卵類は，牛乳と同様に，ヒトの身体に必要な栄養素をすべて含んでいる食品である．卵といえば一般的には鶏卵をさすが，うずらやあひるの卵も食用として利用される．卵を産む卵用鶏として，主に白色レグホーン種とロードアイランドレッド種がある．前者が白色玉を，後者が濃赤褐色卵を産む．

節類

かつお節は乾燥度の低いものから，生利節，荒節，裸節，枯れ節に分類される．枯れ節は，乾燥後にカビ付けをして製造されたものである．雑節の原料は，まぐろ，そうだがつお，さばなどである．

鶏の産卵数

卵用鶏は5〜18か月齢の間，白色レグホーンは年間240〜280個，ロードアイランドレッドは年間150〜200個を産卵する．

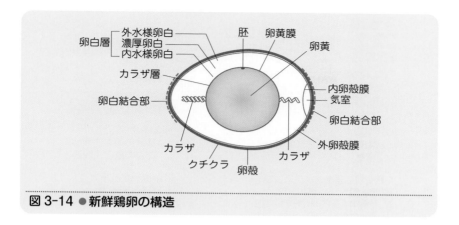

図 3-14 ● 新鮮鶏卵の構造

a) 卵類の構造

鶏卵は，外側から**卵殻**と**卵殻膜**，**卵白**，**卵黄**の順に構成されている（**図 3-14**）．卵殻は厚さ約 0.3 mm の多孔質で，気孔と呼ばれる多数の小孔がある．小孔で酸素を取り入れ，二酸化炭素を排出するガス交換を行っている．鶏卵の鈍端部には，卵殻と卵殻膜の間にできた気室が存在する．卵白は，粘度の低い水様卵白（約 40%）と粘度の高い濃厚卵白（約 57%），カラザ（約 3%）がある．水様卵白は外水様卵白（約 23%）と内水様卵白（約 17%）に分かれる．卵黄は，黄色卵黄（約 96%）と白色卵黄（3 〜 4%）に分かれる．新鮮な卵黄は強固な卵黄膜で覆われているが，保存されている間に卵黄膜の構造が弱くなる．

b) 卵類の成分

たんぱく質

鶏卵には，多くのたんぱく質（約 10%）が含まれているが，全たんぱく質の約 64% は卵白に存在している．主なたんぱく質は，**オボアルブミン**，**オボトランスフェリン**，**オボムコイド**，**リゾチーム**，**オボムチン**などである．卵黄のたんぱく質は，脂質と結合したリポたんぱく質がほとんどで，加工製品の乳化剤として使用される．鶏卵たんぱく質は，必須アミノ酸のバランスがよく，アミノ酸スコアは 100 である．

脂質

鶏卵中の脂質のほとんどは，卵黄に存在する．鶏卵の脂質の主要な成分は，中性脂肪（トリアシルグリセロール）で，約 65% を占める．また，**リン脂質**は卵黄脂質の約 30% である．鶏卵には，**コレステロール**含有量が多く，全卵可食部 100g 当たり 420mg のコレステロールが含まれている．

c) 卵類の鮮度（図 3-15）

新鮮な鶏卵は，殻の表面がザラザラしている．また，割卵したときに卵黄が盛り上がると同時に，濃厚卵白の厚みも厚い．しかし，保存する間に，鶏卵の構造が変化する．鶏卵が古くなると，卵黄の高さが低くなる．これは卵黄膜が脆弱化するためで，**卵黄係数**によって判定できる．また，濃厚卵白の厚みが薄くなるのは，濃厚卵白の一部が水様卵白に変化するためで，**ハウユニット**（Haugh unit；HU）により判定できる．

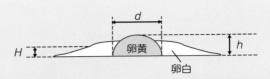

図3-15 ● 卵の鮮度判定法

d) 鶏卵の特性と加工製品

　鶏卵には**凝固性，起泡性，乳化性**がある．凝固性は，卵白のたんぱく質が加熱変性を起こし，白濁すると同時に凝固する現象である．この性質を利用した製品として，たまご焼き，ゆで卵，茶わん蒸しがある．起泡性は卵白たんぱく質の泡立ちやすさの特性である．これを利用した製品としてメレンゲ，ケーキ，カステラなどがある．乳化性は，卵黄中の低密度リポたんぱく質の特性である．乳化性を利用した製品として，マヨネーズ，ドレッシング，アイスクリームなどがある．割卵したものを殺菌処理した液卵も，外食業務用や加工製品の原料としてよく利用される．

❹ 豆・豆製品

　豆類は，たんぱく質を多く含むだいずやらっかせいと炭水化物を多く含むあずきやえんどうに大別される．いずれも水分は約15％であるため，保存性に優れている．豆類のうち，だいずはたんぱく質の供給源として，主菜を構成する食品群に分類されている．だいず（乾燥）は，たんぱく質を約35％，脂質を約20％，炭水化物を約30％含み，ビタミン，鉄分，カルシウムも多く含んでいるため，栄養価に優れており，「畑の肉」とも呼ばれている．最近は肉資源生産における環境負荷の大きさを考慮して，だいずを原料とした**植物肉**が開発，販売されている．以下，だいずとだいずを除く豆類に分けて解説する．

a) だいずの分類と特徴

　だいずの品種は非常に多く，種皮の色も黄，黒，緑などがあり，食用品種は主に種皮が黄色のものである．種子の大きさにより，大粒種，中粒種，小粒種に分けられる．日本産と中国産のだいずは大粒種と中粒種が，米国産は小粒種が多い．
　生のだいずは硬いだけでなく，トリプシンインヒビター（たんぱく質分解酵素阻害物質），赤血球凝集素[注]（レクチン，フィトヘマグルチニン）など

赤血球凝集素
赤血球を凝集させる物質のことで，小麦胚芽などに含まれている．

表 3-7 ● 各種豆類の利用可能炭水化物量とその組成（可食部 100g 当たり）

食品名	水分	利用可能炭水化物（単糖当量）	利用可能炭水化物					
			でん粉	ブドウ糖	果糖	ガラクトース	ショ糖	計
	g	g	g	g	g	g	g	g
だいず　全粒								
国産黄大豆（乾）	12.4	7.0	0.6	0	0	0.1	5.9	6.7
米国産黄大豆（乾）	11.7	7.0	0.6	Tr	Tr	—	6.0	6.6
中国産黄大豆（乾）	12.5	7.7	0.8	Tr	0	—	6.5	7.3
あずき　全粒（乾）	14.2	46.5	41.7	0	0	Tr	0.6	42.3
いんげんまめ　全粒（乾）	15.3	41.8	35.7	0	0		2.4	38.1
えんどう　全粒（青えんどう）（乾）	13.4	42.7	37.0	0	0		1.9	38.9
ささげ　全粒（乾）	15.5	40.7	35.2	Tr	Tr	—	1.8	37.1
そらまめ　全粒（乾）	13.3	37.6	32.4	Tr	Tr	—	1.9	34.3
りょくとう　全粒（乾）	10.8	45.4	39.9	0	0	Tr	1.4	41.4

Tr：微量．　—：未測定．

の生理活性物質が存在するため，生食には適さない．これらの成分の生理活性をなくすため，昔からだいずは加熱，加工して食されている．加熱することによりたんぱく質の変性が起こり，消化性が向上する．

b）だいずの成分

　だいずは，可食部 100g 当たりたんぱく質を約 35％含むが，その大部分が**グリシニン**である．必須アミノ酸バランスもよく，アミノ酸スコアは 100 である．グリシニンは加熱変性するとカルシウムイオンやマグネシウムイオンでゲルを形成する．この性質を利用して豆腐が製造される．脂質を構成する脂肪酸は，オレイン酸，リノール酸，α-リノレン酸の割合が高い．

　完熟しただいずには，でん粉はほとんど含まれておらず，利用可能炭水化物の主要な成分はショ糖（スクロース）である．その他の炭水化物は，オリゴ糖である**ラフィノース**や**スタキオース**と食物繊維である（**表 3-7**）．ラフィノースとスタキオースは，ビフィズス菌の増殖因子であり，お腹の調子を整える効果がある．また，**だいずイソフラボン**には骨粗鬆症の予防効果がある．

c）だいずの特性と加工製品

　だいずの加工製品として，きな粉，豆乳，豆腐，湯葉，凍り豆腐（高野豆腐），油揚げ，がんもどきなどがある．きな粉は，だいずを炒った後，細かく粉砕したものである．炒ることにより芳ばしい香りが生じだいずの青臭さがマスキングされる．だいずの熱水抽出物が豆乳であり，それをにがり（マグネシウムイオン，カルシウムイオン）と呼ばれる凝固剤で固めた製品が豆腐である．豆乳を加熱し，気液界面でたんぱく質を変性させた膜状の食品が**湯葉**である．豆腐を凍結し，たんぱく質を変性させた後，脱水乾燥したものが**凍り豆腐**，豆腐を油で揚げたものが**油揚げ**である．豆腐を潰してからにんじんなどを入れてよく練り混ぜた後，油で揚げたものががんもどきである．

　だいずは，みそやしょうゆを製造するための原料としても利用される．

豆腐の製造
だいずに水を加えて膨潤したものを粉砕し，濾過して豆乳を得る．これを煮沸した後，熱いうちに凝固剤であるにがりを添加し，たんぱく質をゲル化させて固めたものが豆腐である．

d) だいずを除く豆類

だいずを除く豆類には，あずき，らっかせい，いんげんまめ，えんどう，りょくとう，ささげなどがある．なお，だいずを除く豆類は，主菜ではなく副菜を構成する食品群に分類されるが，ここで解説する．

あずき

粒の大きさから，普通あずきと大粒の**大納言**に分類される．あずきの主成分は炭水化物（約60％）であり，そのうちの60％以上はでん粉である．たんぱく質は約21％含まれている．脂質はだいずと比べると少なく，約2％である．国内消費の約7割はあん用に利用される．大納言は，高級和菓子に利用される．

らっかせい

脂質含量が高く約48％である．構成脂肪酸はオレイン酸とリノール酸が多い．たんぱく質は約25％含まれており，だいずと同様に多いほうである．炭水化物は約19％で，豆類のなかでは少ない．

その他の豆類

いんげんまめ，えんどう，りょくとう，ささげなどがあり，いずれも炭水化物が約60％含まれている．煮豆やあんなどに利用される．

3) 副菜を構成する食品群

副菜は，ビタミンやミネラルを供給するための食品から構成される．このなかには，野菜，いも，だいずを除く豆類，きのこ，海藻などと，それを主材料とする料理が含まれる．

❶ 野菜類

野菜は草本植物で，副食用として栽培されているものである．食用とする部位により，**葉菜類**，**茎菜類**，**根菜類**，**果菜類**，**花菜類**の5つに分類される．野菜は一般的に水分が90％以上あり，炭水化物は5％以下である．たんぱく質は2％前後で，遊離アミノ酸として，グルタミン酸やアスパラギン酸が多い．野菜の脂質は非常に少なく0.1～0.2％である．ビタミン類では，ビタミンAやビタミンCを多く含んでいる．β-カロテンが可食部100g当たり600μg以上含まれている野菜を**緑黄色野菜**と呼んでいる．日本では**ビタミンC**の供給の6割を担っているのが野菜である．ミネラルとしては，カリウム，リン，カルシウム，鉄を多く含んでいる（**表3-8**）．**食物繊維**には生活習慣病の予防効果があり，食物繊維の豊富な野菜の摂取が推奨され，1日当たり350g以上の摂取が目標とされている（**表3-9**）．

a) 葉菜類

葉を食用とする葉菜類には，キャベツ，こまつな，はくさい，ほうれんそう，レタス，ねぎ，スプラウト類（もやしなど）などがある．

b) 茎菜類

茎を食用とする茎菜類には，アスパラガス，うど，セロリ，たけのこ，たまねぎ，にんにく，ふきなどがある．

茎菜類の特徴

たけのこのアクは，えぐみ物質であるホモゲンチジン酸やシュウ酸による．たまねぎの催涙成分は，アリインからアリイナーゼなどで生成されるプロパンチオールS-オキシドである．また，たまねぎとにんにくの特徴的な香りのキーコンパウンドは，それぞれジプロピルジスルフィドとジアリルジスルフィドである．にんにくのアリシンは，ビタミンB_1と結合して，吸収性のよいアリチアミンが形成される．

表 3-8 ● 生鮮野菜のカルシウムと鉄の含量

食品名	カルシウム (mg/100g)	食品名	鉄 (mg/100g)
とうがらし（葉・果実）	490	パセリ	7.5
パセリ	290	よもぎ	4.3
モロヘイヤ	260	つまみな	3.3
かぶ（葉）	250	だいこんの葉	3.1
しそ（葉）	230	つるな	3.0
ケール	220	こまつな	2.8
こまつな	170	えだまめ	2.7

表 3-9 ● 食物繊維を多く含む野菜

食品名	食物繊維量 水溶性 (g/100g)	不溶性 (g/100g)	総量 (g/100g)
かんぴょう（乾）	6.8	23.3	30.1
干しずいき（乾）	4.8	21.0	25.8
切り干しだいこん（乾）	5.2	16.1	21.3
グリンピース（生）	0.6	7.1	7.7
にんにく（りん茎　生）	4.1	2.1	6.2
ごぼう（根　生）	2.3	3.4	5.7
めキャベツ（結球葉　生）	1.4	4.1	5.5
ブロッコリー（花序　生）	0.9	4.3	5.2
オクラ（果実　生）	1.4	3.6	5.0
西洋かぼちゃ（果実　生）	0.9	2.6	3.5
ほうれんそう（葉　通年平均　生）	0.7	2.1	2.8
たけのこ（若茎　生）	0.3	2.5	2.8

c) 根菜類

　根を食用とする根菜類には，だいこん，にんじん，ごぼう，れんこんなどがある．だいこん特有の香りと辛みを形成している物質は，イソチオシアネート類である．にんじんはβ-カロテンを可食部 100g 当たり 8,600 μg 含んでおり，緑黄色野菜の代表格である．ごぼうは食物繊維を多く含んでおり，約5.7％である．

d) 果菜類

　果実を食用とする果菜類には，かぼちゃ，トマト，なす，きゅうり，にがうり，ピーマンなどがある．かぼちゃはアメリカ大陸が原産であるが，17世紀ころにカンボジアから渡来したものが日本かぼちゃである．日本かぼちゃのβ-カロテン量は，西洋かぼちゃの 4,000 μg/100g より少なく，730 μg/100g である．トマトは，遊離グルタミン酸を多く含んでおり，欧米では肉や野菜の調味料として使用される．トマトの色は，カロテノイド系色素のリコピンによる．リコピンには強い抗酸化作用がある．きゅうりやにがうりには苦味があるが，**ククルビタシン類**の化合物による．

e) 花菜類

つぼみや花弁を食用とする花菜類には，カリフラワーやブロッコリーなどがある．これらの野菜のビタミンC含量は100mg/100g前後で，他の野菜よりも多く含まれている．

❷ いも類

主ないも類には，じゃがいも，さといも，さつまいも，キャッサバなどがある．じゃがいもやさといもは塊茎であり，地下茎にでん粉を蓄えて肥大したものである．さつまいもやキャッサバは，根が肥大したものである．これらの作物に含まれる利用可能炭水化物（単糖当量）量は，可食部100g当たり11～31%である．じゃがいもやさつまいもは穀類や完熟豆類には含まれないビタミンCを多く含む特徴がある．

a) じゃがいも

日本で生産するじゃがいもの主な品種は，男爵いもとメークインである．男爵いもは丸く，でん粉含量が高い．メークインは，長楕円形で切り口が黄色であり，蒸しても荷崩れが少なく，甘い．

じゃがいもは水分が約80%である．一方，炭水化物のほとんどがでん粉で，可食部100g当たり17～18%含まれている．発芽部と緑色部には，中枢神経毒のソラニンが含まれている．

じゃがいもの用途は，調理用30%，加工食品用21%，でん粉用33%などである．加工品としては，ポテトチップス，冷凍フレンチフライドポテト，インスタントマッシュポテトなどがある．

b) さつまいも

さつまいもは水分が約65%で，他のいもよりも少ない．炭水化物が32%，たんぱく質1.2%，脂質0.2%である．炭水化物のほとんどはでん粉だが，スクロース，グルコース，フルクトースも含まれている．さつまいもはじゃがいもより甘いため，加工するよりもそのまま調理して食べることが多い．食物繊維は，他のいも類よりも多い．

c) その他のいも類

じゃがいも，さつまいも以外のいも類には，さといも，ヤーコン，やまのいも，こんにゃくなどがある．

さといも

サトイモ科の多年草で，地中の茎が肥大したものである．約30種類の品種があり，親いもを食べる品種（たけのこいも），子いもを食べる品種（石川早生），親子兼用（やつがしら，えびいも）の3種類に大別される．さといもの主成分は炭水化物で，可食部100g当たり約13%含まれており，そのほとんどがでん粉である．さといもの粘性は多糖類であるガラクタンに，えぐみ成分はホモゲンチジン酸による．生のさといものぬめりに触れるとかゆくなるのは，シュウ酸カルシウムが原因である．

ヤーコン

地下部にさつまいものような塊根を数個形成する．食感は果物のなしのようにシャキシャキとした歯切れのよさがあり，甘味がある．ヤーコンは，可

でん粉ととろみ

嚥下困難者は，液体食品を飲んだときに誤嚥を起こしやすいので，増粘剤を添加し，液体に「とろみ」をつけている．増粘剤には，でん粉，片栗粉，シクロデキストリンなどがある．スープにでんぷんを添加すると，とろみがつき，コクが増強されると考えられている．

食部 100g 当たり，水分が 86％，炭水化物 12％ であり，たんぱく質と脂質が少ない．糖質は，でん粉が少なく，ほとんどが**フラクトオリゴ糖**である．整腸作用や血糖値上昇抑制作用などが報告されている．

やまのいも類

　茎と根の中間である**担根体**（たんこんたい）と呼ばれる部分が肥大したものである．日本で栽培されている品種は，ながいも，いちょういも，つくねいもに大別される．ながいもは長形種で，粘りが弱くサクサクしている．いちょういもは扇形種で粘りがやや強く，つくねいもは塊形種で粘りが強い．野生のじねんじょは，やまのいも類とは異なる品種である．

　やまのいも類の主成分はでん粉で，可食部 100g 当たり約 23％ 含まれている．たんぱく質含量は 2〜4.5％ で，いも類のなかでは比較的多い．やまのいもの粘質物質は，多糖類であるマンナンにたんぱく質やリンなどが結合した糖たんぱく質である．やまのいもは，とろろ，やまかけなどの生食，揚げ物，菓子などに利用される．一方，つくねいもやじねんじょは，かるかんの原料として利用されている．

こんにゃく

　サトイモ科に属する多年草植物で，食用には地下茎が肥大した部分が使われる．生のこんにゃくいもを乾燥させ，粉にした後，水と水酸化カルシウムを混ぜてゲル化したものが，食用こんにゃくである．

　こんにゃくの主成分は難消化性多糖類のグルコマンナンで，整腸作用がある．こんにゃく粉のほとんどがこんにゃくやしらたきに利用される．

キャッサバ

　メキシコとブラジルを原産地としており，根が肥大してダリアのような塊根を食用とする．熱帯や亜熱帯地方では重要な主食である．品種には，苦味種と甘味種がある．苦味種には，有毒な**青酸配糖体リナマリン**が多く含まれているが，でん粉含量が多いため，**タピオカデンプン**などのでん粉の製造に利用されている．甘味種はリナマリン含量が少なく，食用に利用される．

❸ きのこ類

　きのこ類は，**担子菌類**（たんし）や**子嚢菌**（しのう）の作る**子実体**（しじつたい）である．このなかには，しいたけ，まつたけ，マッシュルーム，えのきたけなどがある．

　きのこ類の成分は一般的に野菜と似ているが，食物繊維が多く（約 4％）含まれる一方，カロテンやビタミンCはほとんど含まれていない．また，野菜よりもビタミンB群，D群，ナイアシンが多い．糖類としては，トレハロース，グルコース，マンニトールが含まれている．食品成分表では，きのこのエネルギー値は暫定値として示されており，算出法としてはアトウォーターの係数を適用して求めた値に 0.5 を乗じて計算されている．

　干ししいたけとまつたけの香りのキーコンパウンドは，それぞれ**レンチオニン**と**1-オクテン 3-オール**である．また，干ししいたけのうま味成分は 5′-グアニル酸である．

タピオカでん粉とナタデココ

タピオカ（キャッサバ）でん粉やナタデココの入ったドリンクが流行したことがあるが，同じドリンクにタピオカでん粉とナタデココを入れる場合，どちらのドリンクのエネルギー量が大きいのであろうか．実はタピオカでん粉入りのほうがはるかに大きいのである．タピオカでん粉は利用可能炭水化物であるのに対して，ナタデココは食物繊維であるからだ．ナタデココはナタ菌が生成する食物繊維を固めたもので，でん粉と比してはるかにエネルギー量は小さい．

干ししいたけのうま味

しいたけにはグアニル酸といううま味物質が含まれているが，干ししいたけのグアニル酸含量は生しいたけよりはるかに多い．これは生しいたけを干すと細胞が壊れ，細胞内に含まれる分解酵素によってリボ核酸が分解され，グアニル酸が増加するからである．

❹ 海藻類

食用藻類には海水産の海藻類と淡水産のものがあるが，多くは海水産のものである．海藻類は含まれる色素により，**紅藻類**，**褐藻類**，**緑藻類**に分類される．

a）紅藻類

紅藻類には**あまのり**，**てんぐさ**がある．のりは，紅藻類でアマノリ属に属する海藻の総称で，日本人が古くから食資源として利用してきた．焼きのりは，水分 2.3%，たんぱく質 41.4%，脂質 3.7%，炭水化物 44.3%（食物繊維は 36%），無機質 6.5%のほか，カロテン，ビタミンE，ビタミンCで，食用海藻類のなかで最も栄養的に優れた食品である．

b）褐藻類

褐藻類には**こんぶ**，**わかめ**，**ひじき**がある．こんぶはうま味物質を含むだしの材料となる．また，乾物中には，アルギン酸やフコイダンと呼ばれる難消化性の多糖類が多く含まれている．わかめにもフコイダンは含まれており，みそ汁の具材や酢の物に利用される．

c）緑藻類

緑藻類にはあおさ，あおのりが含まれる．あおのり（乾物状態）は，可食部 100g 当たりたんぱく質を 20 〜 30%，炭水化物約を 40%，無機質を 11 〜 13% 含んでいる．独特の香気があり，ふりかけ，薬味，佃煮に利用される．

4）牛乳・乳製品類

牛乳は母牛が仔牛に栄養素を与えるために，分娩後乳腺から分泌する液汁であり，良質なたんぱく質，脂質，カルシウムなどが含まれている．毎日の生活で牛乳を飲むことは，必要な栄養素をとるうえできわめて重要である．

❶ 牛乳の成分

乳は，乳児期の哺乳動物に与えられる唯一の栄養源であり，幼動物の完全食品である．牛乳には，可食部 100g 当たり約 3.0 〜 3.5% のたんぱく質，3.7%の脂質，4.4% の糖質に加えて，ビタミン，無機質が含まれている．残りは水分である．

a）たんぱく質

牛乳に含まれるたんぱく質の約 80% は**カゼイン**である．カゼインは，α_{s1}, α_{s2}, β, κ の 4 種類がある．α_{s1}, α_{s2}, β のカゼインは，疎水性が高いため，これらの集合体の周りに親水性の κ - カゼインが取り囲むように結合し，カゼインミセルが形成されている（**図 3-16**）．

牛乳のたんぱく質の約 20% は**乳清（ホエー）たんぱく質**である．このなかには，β - ラクトグロブリン，α - ラクトアルブミン，ラクトフェリン，血清アルブミン，免疫グロブリンなどがある．これらの乳清たんぱく質は，牛乳に酸を加えて，カゼインを等電点沈澱させたときには沈澱しない．

牛乳アレルギーは，卵や小麦によるアレルギーとともに，食品の三大アレルギーの 1 つで，乳幼児においては深刻なアレルギー疾患である．アレルギー

人乳のヨウ素

人乳のヨウ素は，母親の海藻の摂取量に影響されるため，成分表では標準値を定めていない．成分表の第3章では，分析した試料のヨウ素（μg/100g）は，20.3，71.0，77.5，84.1，233.5 と記載されている（中央値 77.5 μg）．食事摂取基準 2020 年版のヨウ素の目安量および耐容上限量（μg/ 日）は，0 〜 5 か月：100，250，6 〜 11 か月：130，250．0 〜 5 か月の泌乳量 0.78 L / 日と中央値を用いると摂取量は 604 μg/ 日である．一方，日本人の母乳のヨウ素量のバラつきの大きさを示す文献がいくつかある．したがって，日本人の人乳のヨウ素は，標準値を示すことが困難な成分と考えられる．

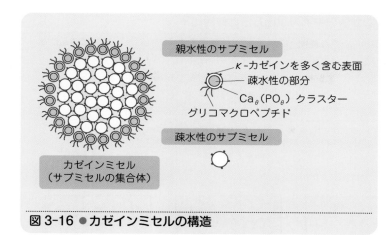

図 3-16 ● カゼインミセルの構造

表 3-10 ● 均質化における圧力と脂肪球径との関係

圧力 （kg/cm²）	脂肪球径 （μm）	平均脂肪 球径 （μm）
0	1 〜 18	3.71
35	1 〜 14	2.39
70	1 〜 7	1.68
105	1 〜 4	1.4
140	1 〜 3	1.08
175	1 〜 3	0.99
210	0.5 〜 2	0.76

（林　弘通監修：乳業技術綜典 上巻.
p154, 酪農技術普及学会, 1977 より）

の原因物質（アレルゲン）は，α_{s1}-カゼインと β-ラクトグロブリンである．これらのたんぱく質を酵素で分解した牛乳アレルギー患者用の調製粉乳が市販されている．

b) 脂質

牛乳は O/W 型エマルションで，脂質は脂肪球として分散している．牛乳中の脂肪球の大きさは，直径 0.1 〜 17mm で不ぞろいである．このことは牛乳や乳製品の食感に影響を与えるので，**均質化**[注]という加圧処理により脂肪球の大きさをそろえている（**表 3-10**）．

c) 糖質

牛乳に含まれる糖質の主成分は，**ラクトース（乳糖）**である．ガラクトースとグルコースが β-1,4 結合した二糖である．スクロース（ショ糖）より甘味が弱いが，牛乳のかすかな甘味に寄与している．

ラクトースを分解する酵素 β-ガラクトシダーゼ（ラクターゼ）の活性は，乳幼児期には高いが，成長するにつれて低下する．大人が牛乳を飲んでお腹の不調を起こすのは，未分解のラクトースが大量に消化管下部に移行し，腸内の浸透圧を高めるからである．この症状を**低ラクターゼ症**あるいは**乳糖不耐症**と呼ぶ．ヨーグルトやラクトース含量の少ない発酵乳を飲むと乳糖不耐症が軽減される．

d) ビタミンと無機質

牛乳には，ほとんどすべてのビタミンが含まれている．また，無機質では，カルシウムとリンが多い．これらは動物骨格の構成成分で，幼動物の成長を支える主要な栄養素である．カルシウムは 110mg/100g で含まれている．

❷ 乳製品

チルド牛乳（市乳）に加えて，加工乳，乳飲料，粉乳，練乳，バター，アイスクリーム類，ヨーグルト，チーズなどがある．

a) チルド牛乳

市販の牛乳で市乳とも呼ばれるもので，搾乳された生乳を脂肪率を調整する**標準化**，脂肪球の大きさを整える均質化が行われているが，その後，殺菌

均質化

乳脂肪を含む乳原料に圧力をかけて，乳脂肪の大きさをそろえること．これにより乳脂肪を含むアイスクリームなどの舌触りが滑らかとなる．

人種と乳糖不耐症

白人，アフリカや中近東の遊牧民，インドやパキスタンの人はラクターゼ活性が高い．一方，日本人を含む黄色人種や黒人はその活性が低いため，乳糖不耐症を起こしやすい．

表 3-11 ● わが国の牛乳の殺菌方法と使用比率

温度	時間	殺菌方法	実際の使用比率
62 ～ 65℃	30 分	低温保持殺菌（LTLT）	2%
75℃以上	15 分以上	高温保持殺菌（HTLT）	5%
72℃以上	15 秒以上	高温短時間殺菌（HTST）	
120 ～ 150℃	2 ～ 3 秒	超高温瞬間殺菌（UHT）	93%

LTLT : low temperature long time, HTLT : high temperature long time,
HTST : high temperature short time, UHT : ultra high temperature.

（厚生省資料，1989）

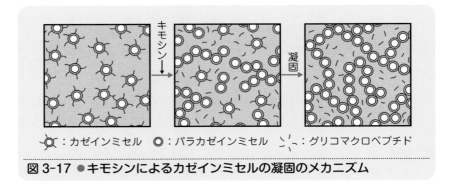

○〼 ：カゼインミセル　◎ ：パラカゼインミセル　‿ ：グリコマクロペプチド

図 3-17 ● キモシンによるカゼインミセルの凝固のメカニズム

をして容器に充填，出荷される．殺菌条件は，120 ～ 150℃，2 ～ 3 秒で処理する超高温瞬間殺菌が主流である（**表 3-11**）．

b）ヨーグルト

　牛乳に乳酸菌を加えて発酵させ製造した発酵乳である．発酵中に生成される乳酸によって，カゼインが等電点沈澱して凝固する現象を利用している．乳酸菌は整腸作用があることから，プロバイオティクスを含んだヨーグルトの機能性食品が販売されている．

c）チーズ

　乳酸菌やキモシン（凝乳酵素）の作用で乳を凝固させた後，ホエー（乳精）を除去したものがチーズである．具体的には，乳中の**カゼインミセル**を可溶化させている κ - カゼインの親水性部分をキモシン（凝乳酵素）で処理し，カゼインを沈澱させて製造する（**図 3-17**）．さらにチーズ（カード）にカビつけをし，一定期間，一定温度で保存し熟成させたものがナチュラルチーズである．熟成中にチーズ中のたんぱく質や脂質が微生物の作用で分解され，各チーズに特有の風味が形成される．

d）バター

　バターは，牛乳を遠心分離して得られたクリームを原料として製造される．生クリームをエージングさせた後，チャーニング処理で O/W 型エマルションを W/O 型エマルションに相転移させ，バター粒を形成させる．それを練り合わせた（**ワーキング**）ものがバターである．発酵バターは，クリームの状態で乳酸菌を添加し，発酵させてから製造したバターであり，加熱によって独特の風味が形成される．クッキーやクロワッサンなどに利用される．

表3-12 ●乳等省令によるアイスクリーム類および氷菓の規格

種類	乳固形分	乳脂肪分	細菌数	大腸菌群
アイスクリーム	15.0% 以上	8.0% 以上	100,000 以下 /g	陰性
アイスミルク	10.0% 以上	3.0% 以上	50,000 以下 /g	陰性
ラクトアイス	3.0% 以上	―	50,000 以下 /g	陰性
氷菓	―	―	100,000 以下 /g	陰性

e）アイスクリーム類

生乳，クリーム，バター，脱脂粉乳，加糖練乳などを原料に作られる乳製品である．「乳及び乳製品の成分規格等に関する省令」（乳等省令）により，アイスクリーム類は，乳固形分ならびに乳脂肪分の含量に基づいて，多いほうから**アイスクリーム**，**アイスミルク**，**ラクトアイス**に分類される．氷菓は，アイスクリーム類には入らない（**表3-12**）．

5）果実類

果実類は，野菜と異なり，糖と酸を適度に含み，エネルギー源としての食材になるが，食事のメニューに必ず含まれるものではなく，デザートなどで供される場合が多い．

❶ 果実類の分類

果実は，可食部の形態によって，**仁果類**（かんきつ類を除く），**準仁果類**，**漿果類**，**核果類**，**堅果類**，**熱帯果実類**に分類される．仁果類には，なし，りんご，びわなどがある．準仁果類には，かきや，かんきつ類のみかん，オレンジ，グレープフルーツ，レモンなどがある．漿果類には，ぶどう，いちじくが含まれている．核果類には，もも，すもも，うめ，おうとうなどがある．熱帯果実類には，バナナ，パイナップル，アボカド，マンゴー，キウイフルーツ，パパイア，ライチなどがある．これらには属さない果実として，いちご，すいか，メロンなどがある．

❷ 果実類の成分

水分が80〜90%であり，みずみずしさや鮮度に影響する．甘味は，含まれている糖類による．糖類は，5〜20%含まれており，主なものはグルコース，フルクトース，スクロースである．グルコースが多く含まれている果実は，ぶどう，おうとう，すももである．**フルクトース**が多く含まれているのは，ぶどう，りんご，おうとうである．スクロースが多く含まれているのは，バナナ，パイナップル，ももである．

酸味は有機酸によるが，酸味物質の含量は0.2〜3.0%であり，多くの果実ではクエン酸が主な有機酸である．ふどうでは**酒石酸**，りんごでは**リンゴ酸**がもっとも多い有機酸である．果実類による甘酸っぱさの違いは，糖や有機酸の種類と含量による．

果実類にはカリウムが多く，ナトリウムとのバランスに寄与している．抗酸化作用を有するビタミンC，アントシアニン系やフラボノイド系のポリ

オーバーラン

アイスクリームミックスを急速冷凍攪拌することにより，一定の空気を含んだアイスクリームを製造する工程のこと．

アイスクリーム類の脂肪

アイスクリームと表示できるのは乳脂肪が8%以上含まれているもの．脂肪含量が少ないアイスミルクやラクトアイスでは製品の滑らかさが低下するため，植物性の脂肪を添加し，口どけをよくしている．

果物を冷やすとなぜ甘味が強くなるか

果物の甘味は，果実に含まれるフルクトース（果糖）による．フルクトースは温度の違いによって構造が変化し，甘味度も変化する．低温では甘味度が強いβ-フルクトピラノース（砂糖の1.6倍）が多くなり，室温では甘味度の弱いα-フルクトフラノース（砂糖の0.6倍）が多くなる．フルクトースがたくさん含まれている果物を冷やすと甘味が強くなるのは，果実中にβ-フルクトピラノースが多くできているからである．

表 3-13 ● 甘味料の分類

糖質系	糖類	単糖類		グルコース（ブドウ糖），フルクトース（果糖）
		オリゴ糖	二糖類	スクロース（砂糖），ラクトース（乳糖），マルトース（麦芽糖），トレハロース
			その他	フラクトオリゴ糖，グルコオリゴ糖，ラフィノース
	糖アルコール			キシリトール，ソルビトール，マンニトール，エリスリトール，還元パラチノース
非糖質系	天然甘味料			グリチルリチン（甘草），ステビア，モネリン，ソーマチン
	合成甘味料			アスパルテーム，スクラロース，アセスルファムカリウム，サッカリン

フェノール化合物も多く含まれている.

❸ 果実類の加工製品

果実類の加工製品の代表例としては，ジャムや果実飲料（ジュース）などがある.

ジャムは，主に果実を原料として，砂糖や酸を加えて，煮詰めてゼリー状に凝固させたものである．ジャムのゼリー化やゲル化は，ペクチン同士が水素結合をして凝固することにより生じる.

6) 調味料類

調味料は料理の味付けに使用する材料であり，砂糖，塩，酢，しょうゆ，みそなどがある．これらは適量使用することで，料理の味わいをよりよくし，嗜好性を上げることができる．それぞれの使用によるエネルギー量は，調味料に含まれるエネルギー物質の量により変わる.

❶ 甘味料（表 3-13）

現在使用されている甘味料の種類はさまざまであるが，主なものは砂糖（スクロース）である．砂糖は，サトウキビ（甘蔗）から作られる**甘蔗糖**と甜菜（ビート）から作られる**ビート糖**がある．甘蔗糖は，サトウキビの栽培地でスクロース 96% の原料糖にされた後，消費地に輸送され，精製される．スクロースは優れた甘味料であるが，う歯を引き起こしたり，肥満の原因となることから，人工甘味料の使用が増えている．**人工甘味料**は，砂糖の 200 〜 600 倍の甘味度をもつものとして，**サッカリン，アスパルテーム，アセスルファムカリウム，スクラロース**がさまざまな食品で使用されている．これによりカロリーオフやカロリーゼロの飲料が販売されるようになった.

最近では，ビフィズス菌などの善玉菌のエネルギー源として整腸作用や便通改善効果を示す機能性甘味料が開発されている．だいずに含まれるスタキオースやラフィノース，フラクトオリゴ糖，カップリングシュガーにそれらの効果が認められている.

❷ 塩味料

代表的な塩味料は，塩化ナトリウム（食塩）である．食塩は，海水や岩塩を原料とするが，日本で流通している食塩のほとんどは海水から作られる．海水を煮詰めた鹹水をイオン交換膜法で処理し，純度の高い食塩を製造している．海水を天日塩田や釜で濃縮・製塩した純度の低いものは，塩化ナトリウム以外の成分（にがり）を含んでおり，まろやかな塩味を示す．塩化ナトリウムを99％以上含むものは「食塩」，95％以上のものは「並塩」，93％以上のものは「白塩」に分類されている．

ナトリウムのとりすぎは，高血圧症の原因となるので，食事摂取基準（2020年版）では，1日当たりの食塩摂取の目標量は，15歳以上の男性は7.5g未満，同女性は6.5g未満となっている．また，野菜などからのカリウムの摂取は，ナトリウムを体外に排泄させる効果があるといわれている．

❸ 酸味料

酢は，人間が作り出した最古の調味料といわれ，日本には4〜5世紀に中国から伝来したといわれる．**食酢**は，酢酸菌による**酢酸発酵**で製造される．原料によって**穀物酢**と**果実酢**に分類される．穀物酢の原料はこめ，おおむぎ，とうもろこしなどが使われる．果実酢の原料にはりんご，ぶどう，かきなどがある．その他の分類として合成酢がある．

こめから作られる米酢は，蒸米にこうじカビをつけてでん粉を糖分に分解した後，酵母で糖分をアルコールに変化させ，酒が造られる．その後，酢酸菌を加えて，30℃で1〜2か月間酢酸発酵させる．これを熟成させ，酸度の調整，火入れをした後に出荷される．日本では米酢，イギリスではモルトビネガー，フランスやイタリアでは**ワインビネガー**，アメリカではシールドビネガーなど，各国において特有の酢が作られてきた．

食酢の主成分は酢酸であるが，糖やアミノ酸も含まれており，まろやかな味わいを出している．

❹ うま味調味料

うま味調味料は，アミノ酸系のうま味物質であるグルタミン酸ナトリウムと，核酸系うま味物質であるイノシン酸ナトリウムあるいはグアニル酸ナトリウムの混合により製造されている．これは，**うま味の相乗効果**を利用したものである．もっとも強いうま味強度が得られる組み合わせは，アミノ酸系うま味物質：核酸系うま味物質＝1：1であるが，核酸系うま味物質が高価であるために，97.5：2.5の比率でアミノ酸系うま味物質が多く混合されている．

うま味調味料の原料であるグルタミン酸ナトリウムは，サトウキビから搾汁した糖蜜に**グルタミン酸生産菌**（*Corynebacterium glutamicum*）を添加し，培養液にグルタミン酸を生産させた後，回収し，精製する発酵法で製造されている．核酸系うま味物質も発酵法で製造されている．これらを混合してうま味調味料ができている．うま味調味料は化学合成して作られているとの誤解があり，「無化調」という言葉で差別化する動きがあるが，この表現は間違っ

ており，正しい知識の普及が大切である．

❺ その他の調味料

上記の調味料以外には，日本の伝統的な調味料であるみそ，しょうゆ，海外から伝わったソース，ケチャップ，マヨネーズ，ドレッシングなどがある．

a）みそ

みそは，日本人には欠かせない調味料の1つである．だいずを原料としているので栄養価も高く，不可欠（必須）アミノ酸が豊富に含まれている．使用する原料の違いから，**米みそ**，**豆みそ**，**麦みそ**に分類される．

みその製造方法は，主原料のだいずを潰して**種こうじ**と**塩**を加えた後，半年～1年間ほど発酵・熟成させて作る．使用する種こうじは，みその種類によって調製方法が異なる．豆みそはだいずを原料とした種こうじを使用するが，米みその場合にはこめを，麦みその場合にはむぎを蒸してこうじ菌をつけ，40時間ほど繁殖させた後，種こうじとして使用する．

米みそには，**甘口みそ**と**辛口みそ**がある．また，色も白色，赤色，淡色のものがある．甘口みそは，近畿～九州地方で多く生産される．辛口みそは，関東・甲信越地方で多く生産される．**麦みそ**にも甘口と辛口があるが，いずれも中国地方，四国地方，九州地方が主な生産地である．色は淡色と赤色のみそがある．**豆みそ**は赤色で，主な産地は東海地方である．

発酵・熟成中に，こうじ菌の出す酵素がだいず，こめ，むぎのでん粉やたんぱく質を分解し，呈味物質が生成される．また，分解生成物である糖や遊離アミノ酸は，香気物質の生成につながる．豆みそは，だいずと塩だけから作られるので，米みそや麦みそと違って糖が少なくなる．

b）しょうゆ（表3-14）

しょうゆのルーツは中国の「醬」といわれるが，しょうゆは日本で発展した調味料である．しょうゆは，丸だいずとこむぎに，もろみ（塩とこうじの混合物）を添加し，その後，**発酵・熟成**して製造される．発酵・熟成中にこうじ菌の出す酵素が，だいず，こむぎなどのでん粉やたんぱく質を分解し，みそと同様に，呈味物質や香気物質が生成される．

原料や製造方法により，**こいくちしょうゆ**，**うすくちしょうゆ**，**しろしょうゆ**，**たまりしょうゆ**，**再仕込みしょうゆ**に分類される．いずれも塩分濃度は12～16%の間だが，うすくちしょうゆの塩分濃度は，こいくちしょうゆよりも1～2%高い．

c）ソース

ソースといえば通常**ウスターソース類**をさすが，広義では液体調味料全体をさす．西洋料理では，どれだけ多くの種類のおいしいソースを作れるかで，料理人の評価が定まるといわれている．ソースは，原料や作り方によって非常に種類が多い．

d）ケチャップ

ケチャップは，トマト，マッシュルーム，くるみのつぶし汁に調味料を加えたソースのことである．原料の名称から，トマトケチャップやマッシュルームケチャップなどと呼ぶ．

みそとコク

食品のなかで，加熱，熟成，発酵処理してできるものにはコクがある．コクは総合感覚で，複雑さ（深み），広がり，持続性（余韻）の3要素の強弱で客観的に評価できる．みそは発酵・熟成処理を経て作られるが，熟成期間が長いほど3つの要素が強くなり，コクが強くなる．愛知県で製造される八丁味噌は，発酵・熟成期間が長く，コクの強いみそである．

表3-14 ●しょうゆの分類

種類	特徴	生産地	生産量（国内）	塩分濃度	用途
こいくちしょうゆ	もっとも一般的なしょうゆ. 原料は大豆と小麦（1：1）	関東地方で生産. 現在は全国で生産	約80%	約14.5%	つけしょうゆ, かけしょうゆ, 煮ものしょうゆ, 合わせしょうゆ
うすくちしょうゆ	原料は大豆と小麦（1：1）. 色を淡くするため, 塩分濃度を高くして発酵を抑える	兵庫県竜野地方で生産. 現在は全国で生産	約13%	16%	関西料理, 特に野菜や白身魚などの料理
しろしょうゆ	琥珀色の透明なしょうゆ（うすくちしょうゆより薄い）. 淡白な味や香り	愛知県, 千葉県	約0.8%	約14%	うどんのつゆや吸い物, 鍋料理など
たまりしょうゆ	原料は大豆がほとんどだが, 少量のこむぎ. 色が濃く, 濃厚な味わい	愛知, 三重, 岐阜の東海地方	約2%	13%	佃煮, せんべいなどの加工用. 刺身のつけしょうゆ
再仕込みしょうゆ（甘露しょうゆ）	原料はこいくちしょうゆと同じだが, 塩水の代わりに火入れをしない生しょうゆを使って仕込む. たまりしょうゆよりも香りがあり, 色や味が濃厚である	山口県の柳内地方, 九州～山陰地方	約1%	約12%	甘露煮, 刺身やすしのつけしょうゆ

e) ドレッシング

　ドレッシングは, 油と酢を混合して製造される. 油と酢が分離していれば分離液状ドレッシングであり, 乳化していれば乳化液状ドレッシングと呼ばれる. マヨネーズも含めて, ドレッシング類として扱われる場合が多い.

f) マヨネーズ

　マヨネーズは, 植物油, 鶏卵, 醸造酢の3つを原料とし, 調味料や香辛料を添加して製造される. 鶏卵のもつ乳化作用により, 植物油と酢が分離するのを防いでいる. マヨネーズに用いられる酢は, 抗菌作用により保存性を上

COLUMN

「うま味」と「旨み」は同音異義語

　「うま味」と「旨み（旨味）」は, 「性格と正確」や「医師と意志」などと同様に, 発音は同じだが意味が異なる同音異義語である. 日本人の多くは, うま味と旨み（旨味）の使い方を間違っている. うま味は基本味の1つであるが, 旨みは食べ物がおいしいことを意味する言葉で, 「旨い」の名詞形である. 英語では, うま味は "UMAMI", 旨みは "deliciousness" あるいは "palatability" と表現されるため, 欧米の人たちが混同することはない. 日本人だけが混同して使用している.

　うま味は, 1908年に池田菊苗博士により, 昆布に含まれるグルタミン酸ナトリウム塩（MSG）が示す味として見出された. その後, うま味物質のイノシン酸（IMP）とグアニル酸（GMP）が発見された. また, MSGとIMP あるいは, MSGとGMPの組み合わせで, うま味の強度は相乗的に高まることが明らかにされ, 現在の「うま味調味料」が開発された. うま味調味料を料理に使用するとおいしくなるので, うま味と旨みは区別されず

に使われてきた.

　しかし, 2002年に, グルタミン酸と結合する「うま味受容体たんぱく質」がヒトの舌から発見され, うま味が第5の基本味として認められたことで, うま味と旨みが同音異義語になった. うま味物質によって認知できるうま味が, おいしさの意味ではなくなったのである. うま味物質は, 塩や砂糖と同様, 調味料である. うま味物質をみそ汁に0.3～0.5%の濃度で添加すると, みそ汁のおいしさ（旨み）が強くなるが, それ以上の量を添加するとおいしさ（旨み）が急激に低下する. これは, 塩を入れすぎると「しおからすぎる」, 砂糖を入れすぎると「甘すぎる」のように, うま味物質を入れすぎると「旨みすぎる」のではなく, うま味だけが強くなり「うま味すぎる」状態となるからである. うま味物質は適量を食べ物に添加することでさらにおいしくできるが, 入れすぎると食べ物の味わいを台なしにしてしまい, 旨みは感じられなくなることを知っておこう.

げると同時に，食欲を増進させる働きがある．

7) 油脂類およびその加工品

油脂類は，液体で植物性の油と，固体である動物性脂肪をあわせた名称である．一般的に**植物性油脂**の脂肪酸組成は不飽和脂肪酸の割合が高く，**動物性脂肪**の脂肪酸組成は飽和脂肪酸の割合が高い．

❶ 植物性油脂

植物油の原料は，だいず，なたね（キャノーラ），ごま，ひまわり，サフラワー（べにばな），とうもろこし，こめなどさまざまである．これらの植物の種子，実，胚芽などをしぼって製造される．しぼった後，不純物の除去，脱色や脱臭，常温で固まる成分の除去が行われる．

植物油の構成脂肪酸としては，不飽和脂肪酸の割合が高く，リノール酸，α-リノレン酸，オレイン酸が多い．リノール酸とα-リノレン酸は，生体内で合成できない必須脂肪酸なので，油脂などから摂取する必要がある．

❷ 動物性油脂

動物性油脂のうち，牛脂は**ラード**，豚脂は**ヘット**と呼ばれている．これらの品質は鮮度が重要で，冷蔵保存で流通されている．魚油は液状だが，脂肪酸組成に EPA や DHA などの多価不飽和脂肪酸とオレイン酸が多く含まれているからである．

❸ 加工油脂

マーガリン，**ファストスプレッド**，**ショートニング**，**バター**などがこれに含まれる．マーガリンは，第二次世界大戦後，バターの代用品として家庭に普及した．現在，だいず油やとうもろこし油などの植物油から製造されており，原料の油の脂肪酸を変化させて，口どけのよいマーガリンが製造されるようになった．また，高リノール酸マーガリンやファストスプレッドなども販売されている．ショートニングは，精製した動物性油脂と植物性油脂を練り合わせて製造された固形油脂である．無味無臭で，室温では軟らかい固体であり，保存性が高い．菓子類のサクサク感を出すために使われる（バターは p76 を参照）．

予防原則

リスクの科学的な評価において十分な確証が得られていない状況であったとしても，健康保護の観点から妥当な水準のリスク管理（保護措置）を行うべきという「予防原則（precautionary principle）」の考え方を，2000 年に EU が公表した「予防原則に関する報告」において示されている．

---

3. 食品の安全管理

1) 食品の安全と衛生管理

❶ 食品のリスク分析

食品安全分野においては，ヒトの健康に有害影響を及ぼす恐れがある食品中の物質または食品の状態のことを**危害要因（ハザード）**という（p86 参照）．

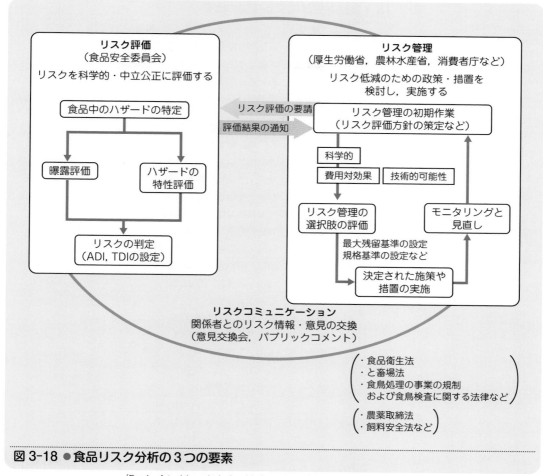

図 3-18 ●食品リスク分析の3つの要素

(Food safety risk analysis A guide for national food safety authorities（WHO/FAO 2006）などを元に作成)

食品中に含まれる危害要因を摂取することによってヒトの健康に悪影響が生ずる確率とその深刻さの程度を「リスク」という．食品中の危害要因によるリスクを科学的に評価し，それに基づいて健康に支障のないレベルで悪影響を低く抑えるように管理するためのプロセスを，食品の**リスク分析**という．食品のリスク分析を構成するのは，「**リスク管理**」「**リスク評価**」および「**リスクコミュニケーション**注」の3つの要素である．わが国でリスク評価の機能を担っているのが食品安全委員会であり，リスク管理の機能を担っているのは厚生労働省，農林水産省，環境省，消費者庁である（**図3-18**）．

❷ 食品衛生・食品の安全性確保に関する法規と行政制度

a）食品安全基本法

食品の安全を守る基本的な考え方を示している法律である．牛海綿状脳症（BSE）や腸管出血性大腸菌O157などの新たな危害要因の発生，輸入食品での残留農薬基準違反問題の発生など食の安全を脅かす事案が発生したことを契機として2003年に制定された．国民の健康の保護がもっとも重要であ

> **リスクコミュニケーション**
> アメリカ研究評議会は，1989年にリスクコミュニケーションを「個人，機関，集団間での情報や意見のやりとりの相互作用的過程」と定義している．

国際食品規格委員会
（Codex Alimenta-
rius Commission）
世界保健機関（WHO）
と国際食糧農業機関
（FAO）が合同で 1963
年に設置した委員会
で，消費者の健康の保
護と食品の公正な貿易
の確保を目的としてい
る．188 か国 1 機関
（EU）が加盟し，執行
部を含めて 24 の部会
が活動している（2018
年 10 月現在）．食品に
関係する世界貿易機関
（WTO）による紛争解
決で採用される国際食
品規格・基準が国際食
品規格委員会設定コー
デックス規格．

表 3-15 ● 食品衛生法による規制の概要

	条項	事項
食品	第 5 条	販売用の食品，添加物の衛生的な取り扱い原則
	第 6 条	不衛生食品等の販売等の禁止
	第 7 条	新開発食品等等の暫定流通禁止・解除
	第 8 条	特別の注意を要する成分等を含む食品による健康被害情報の届出
	第 9 条	特定の食品等の販売等の禁止・解除
	第 10 条	病肉等の販売禁止
	第 12 条	添加物の指定・添加物等の販売等の禁止
	第 13 条	食品，添加物の基準・規格の制定
器具・容器包装	第 15 条	営業上使用する器具，容器包装の衛生的な取り扱い原則
	第 16 条	有害有毒な物質が含まれる器具等の販売等の禁止
	第 17 条	特定の器具・容器包装の販売等の禁止・解除
	第 18 条	器具・容器包装の規格・基準の制定
表示	第 19 条	器具・容器包装の表示基準の制定
	第 20 条	虚偽・誇大な広告の禁止
監視指導	第 22 条	監視指導指針
	第 23 条	輸入食品監視指導計画
営業許可等	第 48 条	食品衛生管理者の設置
	第 50 条	有毒・有害物質混入防止基準
	第 51 条	HACCP に沿った衛生管理
	第 54 条	営業施設の基準
	第 55 条	営業の許可

第三次施行（2021 年 6 月 1 日）以降の条文に合わせている．

リスクコミュニケー
ションとクライシス
コミュニケーション
「リスクコミュニケー
ション」は，1979 年
のスリーマイル島や，
1986 年のチェルノブ
イリでの原子力発電所
事故などを契機に使わ
れるようになった言葉
である．「クライシス
コミュニケーションは
リスクコミュニケー
ション」より古くから
あった言葉で，軍や警
察で使われていた．
2001 年の同時多発テ
ロからクライシスコ
ミュニケーションとい
う言葉が復活し，現在
は，緊急事態など危機
的な状況下で企業や組
織がとるリスクマネジ
メントの 1 つである
対外的なコミュニケー
ションをさす．

るという基本認識のもとに，**フードチェーンアプローチ**[注]と**リスク分析手法**を用いて食品の安全を確保するという基本的な考え方が示されている．本法に基づいて食品安全委員会が設置されている．食品安全基本法では食品関連事業者（飲食店，食品製造業者など）の責務として，「食品の安全性の確保について，第一義的な責任を有することを認識し，必要な措置を適切に実施する」と示すとともに，消費者の役割として，食品安全に関する知識と理解を深め，施策について意見を表明するように努めることも示されている．

b）食品衛生法

　「**食品衛生法**」第 1 条に，「この法律は，食品の安全性の確保のために公衆衛生の見地から必要な規制その他の措置を講ずることにより飲食に起因する衛生上の危害の発生を防止し，もって国民の健康の保護を図ることを目的とする」と示されている．この目的を達成するために，①事故や違反に対する強制措置に関すること，②食品の規格基準などの規制に関すること，③食品衛生監視員による監視指導に関すること，④営業許可基準，施設基準に関すること，⑤業界の自主的な活動の推進に関すること，などが規定されている（**表 3-15**）．これらの行政事務は国および都道府県などが実施する（**図3-19**）．また，2018 年に，食を取り巻く環境の変化や食の国際化に対応し，食の安全を確保するために，①広域的な食中毒事案への対策強化，②

フードチェーン
アプローチ
食品の一次生産から販
売に至るまでの食品供
給工程の各段階におい
て，食品の安全を確保
する考え方．

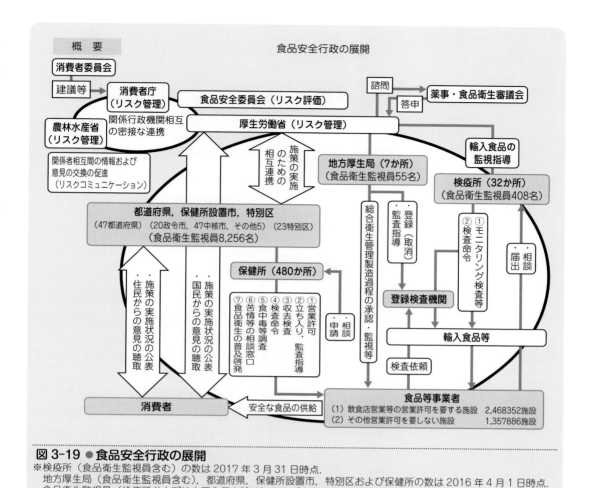

図 3-19 ●食品安全行政の展開
※検疫所（食品衛生監視員含む）の数は 2017 年 3 月 31 日時点.
地方厚生局（食品衛生監視員含む），都道府県，保健所設置市，特別区および保健所の数は 2016 年 4 月 1 日時点.
食品衛生監視員（検疫所および地方厚生局を除く）および食品事業者の施設数は 2016 年 3 月 31 日時点.

（厚生労働省：平成 30 年版 厚生労働白書. 2019）

HACCP（Hazard Analysis and Critical Control Point：危害要因分析重要管理点）に沿った食品衛生管理の制度化，③特別な注意を必要とする成分などを含む食品による健康被害情報の収集，④国際整合的な食品用器具・容器包装の衛生規制の整備，⑤営業許可制度の見直し，営業届け出制度の創設，⑥食品リコール情報報告制度の創設，などの改正が行われた.

c）食品表示法

食品を摂取する際の安全性と一般消費者の自主的，かつ合理的な食品選択の機会を確保することを目的とする法律である. 消費者保護の視点から内閣府消費者庁が所管している. 「日本農林規格等に関する法律」〔JAS 法（旧：農林物資の規格化及び品質表示の適正化に関する法律）〕，食品衛生法，と「健康増進法」の表示に関する規定を統合し，包括的かつ一元的な制度として，2013（平成 25）年に食品表示法が制定され，2015（平成 27）年に施行された. 具体的な表示事項は，本法に基づいて制定された「食品表示基準」（内閣府令）で定められている. 表示基準は 5 年間の経過措置を経て，2020（令和 2）年 4 月から完全に施行されている. 表示事項には，食品の品質に関する表示の

表 3-16 ● 主な危害要因

生物的危害要因	有害微生物		カンピロバクター・ジェジュニ／コリ，腸管出血性大腸菌，ウエルシュ菌，ノロウイルスなど
	寄生虫		クドア，ザルコシスティス，アニサキスなど
化学的危害要因	意図的に使用される物質		食品添加物，農薬，肥料・飼料添加物，動物用医薬品
	環境からの汚染物質		重金属（メチル水銀，カドミウム，鉛，ヒ素など）
	加工中に生成される汚染物質		トランス脂肪酸，アクリルアミド，ヒスタミンなど
	自然毒	カビ毒	アフラトキシン，オクラトキシン，パツリン，デオキシニバレノール，フモニシンなど
		キノコ毒	イルジンS（ツキヨタケ），ムスカリン（クサウラベニタケ），イボテン酸（テングタケ）など
		植物性自然毒	リコリン（スイセン），ソラニン（ジャガイモ），アコニチン（トリカブト）など
		動物性自然毒	フグ毒（テトロドトキシン），下痢性貝毒，麻痺性貝毒など
物理的危害要因			放射性物質，金属片，ガラス破片など

適正化を図るために必要な品質事項（名称，原材料名，内容量，原産地，原産国名など），国民の健康の保護を図るために必要な衛生事項（名称，賞味・消費期限，保存方法，アレルゲン，遺伝子組換え，製造方法など），および国民の健康増進を図るために必要な保健事項（栄養成分表示[注]など）がある．

d）フードチェーンと関連法

フードチェーンの各工程において，食品の安全を確保するためのさまざまな法律が存在する．生産段階であれば，農林水産省の所管する「農薬取締法」「肥料の品質の確保等に関する法律」（肥料取締法），「飼料の安全の確保及び品質の改善に関する法律」（飼料安全法），環境省が所管している「土壌汚染対策法」がある．また，「医薬品，医療機器等の品質，有効性及び安全性の確保等に関する法律」（医薬品医療機器等法）は厚生労働省が所管する法律で，家畜の飼育段階で使用する抗生物質などの承認に関する規制も含まれる．製造・加工，流通・販売段階では厚生労働省が所管する「と畜場法」「食鳥処理の事業の規制及び食鳥検査に関する法律」「食品衛生法」などがある．

❸ 食品の危害要因（ハザード）

食品の危害要因には，**生物的要因**，**化学的要因**および**物理的要因**がある（**表3-16**）．

a）生物的危害要因

食中毒や人獣共通感染症の原因となる微生物〔細菌，菌類（カビなど），原虫，ウイルス〕および寄生虫（原虫を除く）がある．フードチェーン全工程において汚染の可能性がある．通常，微生物が生存し，増殖するために必要な栄養素，水，適切な温度，酸素などの条件をコントロールすることにより，微生物は制御できる．また，多くの場合，加熱工程により死滅させることができるが，食品中で細菌が産生する耐熱性毒素および芽胞[注]を形成する菌は，十分な加熱工程によっても危害要因を制御することはできない．

b）化学的危害要因

意図的に使用される物質，環境からの汚染物質，加工中に生成される物質，

栄養成分表示
熱量，たんぱく質，脂質，炭水化物，ナトリウム（食塩相当量で表示）の5つの義務項目，飽和脂肪酸，食物繊維などの推奨項目がある．食品単位当たりで表示する．

酸素と細菌
増殖に酸素が必要な細菌を好気性菌，微量の酸素存在下でのみ生育可能な細菌を微好気性菌，酸素の有無にかかわらず増殖可能な細菌を通性嫌気性菌，酸素存在下では生育が困難な細菌を偏性嫌気性菌という．

芽胞
一部の細菌で増殖に適さない環境となったときに形成される．熱，乾燥，消毒，放射線などに強い抵抗力を有する細胞構造を形成する．

自然毒などがある.

食品添加物

　食品添加物は，1995年の食品衛生法改正に伴って，指定の範囲が化学的合成品のみから天然物を含むすべての食品添加物に拡大され，原則として厚生労働大臣が指定したもののみの利用が認められている．例外的に，指定を受けずに使用できるものが，いわゆる天然食品添加物といわれるもので，既存添加物[注]，天然香料，一般食品添加物に限られている．食品添加物の指定は，食品添加物を開発した企業からの有効性，安全性に関する資料を受理した厚生労働省がその内容を確認し，食品安全委員会に食品リスク評価を要請する．厚生労働省は，食品安全委員会のリスク評価の結果得られた<u>一日摂取許容量</u>（ADI）[注]を踏まえ，食品添加物ごとに規格基準，使用基準を設定する.

農薬

　病害虫や雑草の防除に使われる殺菌剤，殺虫剤，除草剤，および農作物の成長調整剤など，農林業に使用される薬剤のことであり，化学薬剤のほかに，病害虫の天敵となる生物や細菌を人工的に増殖させて作った生物農薬などもある．国内で販売・使用されるすべての農薬は，農薬取締法に基づき，農林水産大臣の登録を受けなければならない．また，農作物などへの残留基準は，食品安全委員会のリスク評価結果〔一日摂取許容量，**急性参照用量**（ARfD）[注]〕を踏まえ，厚生労働省が食品衛生法に基づいて設定し，農薬，飼料・肥料の公定規格および使用方法は農薬取締法と飼料安全法，肥料取締法に基づいて農林水産省が設定する．2003年の食品衛生法の改正により，食品中に残留する農薬，飼料添加物，動物用医薬品についても「ポジティブリスト制度」が導入され，2006年に残留基準値が示され，運用がスタートしている.

メチル水銀

　水俣病[注]の原因物質である．厚生労働省は，メチル水銀にもっとも影響を受けやすいのは胎児だとして，2010年に妊娠中は胎児の健康に悪影響を与えないメチル水銀の**耐容週間摂取量**（TWI）[注]2.0μg/kg体重／週を示し，特に妊娠初期は水銀含量の高いマグロやカジキなどの摂取を控えるよう注意喚起している.

トランス脂肪酸

　トランス型の二重結合を1つ以上もつ不飽和脂肪酸[注]をまとめてトランス脂肪酸と呼ぶ．脂質をとる量の多い欧米人を対象とした調査で，日常的にトランス脂肪酸を多くとりすぎている場合は，少ない場合と比較して，LDLコレステロールを増加させ，HDLコレステロールを減少させることで冠動脈性心疾患のリスクを高めることが示された．厚生労働省は，食事摂取基準で脂質に関して，総脂質と飽和脂肪酸，多価不飽和脂肪酸の目標量や目安量の基準を定めているが，トランス脂肪酸については，健康影響が飽和脂肪酸に比べてかなり小さいと考えられることなどから，目標量は定めていない．ただし，WHOが2003年からトランス脂肪酸の摂取量を総摂取エネルギーの1%に相当する量より少なくすることを目標としているため，トランス脂肪酸の摂取量を総摂取エネルギー量の1%相当より少なくすること，1%相当より少ない場合でも，さらにできるだけ少なくすることが望ましいとして

既存添加物

長年使用されていた実績があるものとして厚生労働大臣が認めた食品添加物である．既存添加物名収載品目リストに掲載されている.

一日摂取許容量（ADI）

ヒトが一生涯にわたって毎日摂取し続けても，健康に悪影響がないと考えられる1日当たりの物質の摂取量のこと．ヒトの体重1kg当たりの量で示される.

急性参照用量（ARfD）

ヒトの24時間またはそれより短時間の経口摂取で健康に悪影響を示さないと推定される体重1kg当たりの摂取量のこと.

水俣病

化学工場排水中のメチル水銀に汚染された魚や貝などを摂取することによって起こったメチル水銀中毒で，水俣湾周辺で集団発生した公害病である．1956年に熊本県水俣市で公式確認された.

耐容週間摂取量（TWI）

意図的に使用されていないにもかかわらず食品中に存在する物質（重金属，カビ毒など）について，ヒトが一生涯にわたって毎日摂取し続けても，健康への悪影響がないと推定される1週間当たりの摂取量のことである．体重1kg当たりの物質の摂取量で示される（μg/kg体重／週またはmg/kg体重／週）.

不飽和脂肪酸
炭素（C）の原子が鎖状につながった分子で，その鎖の一端に酸の性質を示すカルボキシル基（-COOH）と呼ばれる構造をもっている．炭素間の二重結合がないものを飽和脂肪酸，二重結合があるものを不飽和脂肪酸という．

放射性物質
不安定な原子核はエネルギーを外部に放出することで安定した原子核へと変化するが，その変化の際に放出されるのが放射線である．

国際汎用食品添加物
国際的に安全性評価が確立して広く使用されている食品添加物については，国際的な整合性を図る方向で企業からの要請がなくとも，厚生労働省において関係資料の収集・分析や必要な追加試験の実施などを行い，食品安全委員会の評価などを経て，指定されている．このような食品添加物を国際汎用食品添加物という．

表 3-17 ● 食品中の放射性物質の規格基準

食品群	基準値（ベクレル /kg）
一般食品	100
乳児用食品	50
牛乳	50
飲料水	10

（政府広報．https://www.gov-online.go.jp/useful/article/201204/3.html）

いる．また，消費者庁は 2011（平成 23）年に，「トランス脂肪酸の情報開示に関する指針」を公表し，食品事業者に対して，トランス脂肪酸を含む脂質に関する情報の自主的開示を進めるよう求めている．

c) 物理的危害要因

　食品中に含まれていた放射性物質[注]や異物（ガラス片，金属片など）を食品とともに飲食した際に消費者の歯牙の破損，口腔内の創傷，喉の閉息などの健康被害をもたらすものをいう．

放射性物質

　放射線を出す能力をもった物質のことである．放射線には，光と同じ性質をもつ電磁波〔エックス線（X 線），ガンマ線（γ 線）〕と粒子の運動によって生じる粒子線〔アルファ線（α 線），ベータ線（β 線），中性子線など〕など，さまざまな種類があり，その種類によって性質も異なる．食品から検出される放射性物質には，ヨウ素 131，セシウム 134，セシウム 137，ストロンチウム 90 などがある．蓄積しやすい部位は，ヨウ素 131 は甲状腺，セシウム 134，137 は筋肉，ストロンチウム 90 は骨である．福島第一原子力発電所の事故後，2011（平成 23）年に食品衛生法の規定に基づく暫定規制値を設定し，その後，より一層，食品の安全と安心を確保するため，2012 年に，特定の食品を食べ続けたときにも安全なように，どの性別・年齢層でも，国際的にも安全と考えられているレベル（食品から受ける追加の放射線量が年

COLUMN

放射性物質の半減期について

　放射性物質が半分になるまでの時間を「物理学的半減期」，体内または特定の組織や器官に取り込まれた放射性物質が代謝により排出されることにより半分になるまでの時間を「生物学的半減期」，体内に取り込まれた放射性物質が物理的な減衰と生物学的な排泄の両方により，実際に半分になるまでの時間を「実効半減期」という．

	ヨウ素 131	セシウム 134	セシウム 137	ストロンチウム 90
放射線の種類	β，γ	β，γ	β，γ	β
物理学的半減期	8 日	2.1 年	30 年	29 年
生物学的半減期	80 日	70 ~ 100 日	70 ~ 100 日	50 年
実効半減期	7 日	64 ~ 88 日	70 ~ 99 日	18 年
蓄積する器官・組織	甲状腺	全身	全身	骨

（環境省：放射線による健康影響等に関する統一的な基礎資料 Q&A．https://www.env.go.jp/chemi/rhm/h29kisoshiryo/h29qa-02-04.html）

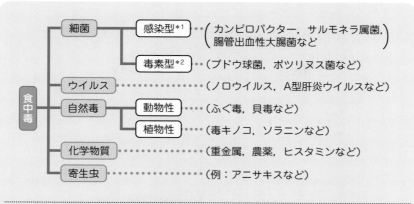

図 3-20 ● 食中毒の病因物質の分類
＊¹：感染型は感染侵入型（細菌が腸管組織を傷害，組織へ侵入して発症）と生体内毒素型（細菌が腸管内で増殖し，産生した毒素によって発症）に分類される．
＊²：毒素型は，食品中で細菌が増殖するときに産生した毒素を摂食することによって発症する．

（食品安全委員会：食品の安全性に関する用語集を参考に作成）

間１ミリシーベルト以下）となるように基準値を設定した（**表 3-17**）.
異物

　食品衛生法第６条第４号で，「不潔，異物の混入又は添加，その他の事由により，人の健康を損なうおそれのあるもの」は販売してはならないと定められている．外来性の食品異物は，動物性異物，植物性異物，鉱物性異物，その他に大別される．高倍率の顕微鏡を用いなければ，その存在を確認できない程度の微細なものは異物の対象とはしない．

❹ 食中毒

a）食中毒の定義と原因物質

　食中毒とは，「食品を摂取して起こるすべての疾病」をいう．単一の疾病ではなく，食べ物によって起こる疾病の総称である．食品衛生法第21条の2では，「食品，添加物，器具又は容器包装に起因する中毒患者又はその疑いのある者」を「食中毒患者等という」と定義している．原因が食品のほか，添加物，器具，容器包装である場合も食中毒に含める．異物混入による口腔内の創傷，栄養関連の疾病，酵素欠損などによる不耐症，食物アレルギーなども広い意味では食べ物に起因する健康障害であるが，これらは食中毒には含めない．食中毒は，**細菌性食中毒，ウイルス性食中毒，自然毒による食中毒，化学物質による食中毒，寄生虫による食中毒**に分類される（**図 3-20**）.
細菌性食中毒

　その発症のメカニズムから，感染型と毒素型に分けられる．感染型は，細菌が腸管組織を傷害し，組織に侵入して発症する**サルモネラ属菌，カンピロバクター**などと，細菌が腸管内で増殖し，産生した毒素により発症する**腸炎ビブリオ，ウエルシュ菌**などがある．毒素型食中毒には，食品中で増殖するときに毒素を産生する**黄色ブドウ球菌，ボツリヌス菌**などがある．細菌性食中毒の三原則は「細菌をつけない（清潔，洗浄）」「細菌を増やさない（迅速，

ベクレルとシーベルト
ベクレルは，放射性物質が放射線を出す能力を表す単位であり，シーベルトは人体が受けた放射線による影響の度合いを表す単位である．

ポストハーベスト
海外では，収穫後に害虫やカビなどの発生を防ぎ，農産物の品質を保持するために農薬を使用することがあり，このような農薬の使用方法をポストハーベストという．日本においては，一部のくん蒸剤などを除き，ポストハーベスト目的で使用できる農薬はない．また，かんきつ類などの保存の目的で使用される場合は，食品添加物（イマザリル，ジフェニルなど）として取り扱われ，食品衛生法で規制され，表示が必要となる．

表 3-18 ● 主な細菌性・ウイルス性食虫毒の特徴

	病因物質名	食中毒の特徴	病原微生物の特徴	主な感染経路など	発病までの時間	主な症状
細菌性	サルモネラ属菌	感染型	グラム陰性，通性嫌気性，無芽胞桿菌，60℃，20分で死滅	卵，またはその加工品，食肉（豚肉，鶏肉）など	12〜24時間（菌種により異なる）	腹痛，下痢，嘔吐，発熱
	腸炎ビブリオ	感染型 発生は夏季に集中	グラム陰性，通性嫌気性，無芽胞桿菌，60℃，10分で死滅，至適塩分濃度2〜4%，10℃以下では増殖できない	魚介類（刺身，すし，魚介加工品）とその二次汚染など	8〜12時間	腹痛，激しい下痢，嘔気，嘔吐，発熱
	病原大腸菌（腸管出血性大腸菌以外）	感染型 生体内毒素型	グラム陰性，通性嫌気性，無芽胞性桿菌	肉類の生食や加熱不十分，不衛生な調理器具，手指などからの二次汚染	12〜72時間（菌種により異なる）	下痢（血性を含む），腹痛，発熱，嘔吐
	黄色ブドウ球菌	食品内毒素	グラム陽性，通性嫌気性，球菌，食品が15%程度においても増殖可能，耐熱性のエンテロトキシンを産生する	常在菌，化膿した手などによる調理（おにぎり，サンドイッチ，弁当，和洋生菓子などのさまざまな食品）	1〜5時間（平均3時間）	嘔気，嘔吐，腹痛（下痢）
	セレウス菌	食品内毒素型（嘔吐型）	グラム陽性，通性嫌気性，芽胞形成桿菌，嘔吐型と下痢型がある．日本では嘔吐型が多い	加熱料理（肉類，スープ類，焼き飯，ピラフ）など	嘔吐型：1〜5時間	嘔吐型は黄色ブドウ球菌食中毒に類似
		生体内毒素型（下痢型）			下痢型：8〜12時間	下痢型はウエルシュ菌食中毒に類似
	ボツリヌス菌	食品内毒素型	グラム陽性，偏性嫌気性菌，芽胞形成桿菌，毒性の強い神経毒を作る	缶詰，瓶詰，真空パック食品，レトルト類似食品など	8〜36時間	めまい，頭痛，言語障害，嚥下障害，呼吸困難，乳児では便秘
	ウエルシュ菌	生体内毒素型（食品内で大量に増殖した細菌を摂取，腸管内で発芽形成時に毒素を産生）	グラム陽性，偏性嫌気性菌，芽胞形成桿菌	多種多様な煮込み料理（カレー，煮魚，麺のつけ汁，野菜煮付け）など	6〜18時間	下痢，腹痛（通常は軽症で1日で回復）
	エルシニア	感染型 幼児が患者の主体	グラム陰性，通性嫌気性桿菌，0℃の低温条件下でも増殖可	食肉，サンドイッチ，野菜ジュース，井戸水など	2〜5日	腹痛，下痢，発熱，その他，虫垂炎様症状など多様な症状
	腸管出血性大腸菌	感染型 少菌量で発症 3類感染症菌	グラム陰性，通性嫌気性，無芽胞性桿菌	加熱不十分な食肉（ハンバーグ，牛角切りステーキ，牛たたき），牛の糞を堆肥に使った野菜，不衛生な調理器具，手指などからの二次汚染など	4〜8日	腹痛，下痢（水様便その後血便になることあり），症状が出てから数％の患者が，2週間以内に溶血性尿毒症症候群（HUS）を起こして，重症化する場合がある
	カンピロバクター・ジェジュニ/コリ	感染型 少菌量で発症	グラム陰性，微好気性，らせん型，25℃以下では増殖できない	食肉（鶏刺し，生レバーなどの生食など），飲料水，生野菜など	2〜5日	腹痛，激しい下痢，発熱，嘔吐，筋肉痛，ギラン・バレー症候群を起こすことがある
	リステリア	感染型 少量菌で発症 妊婦，乳幼児，高齢者は感染しやすい	グラム陽性，通性嫌気性無芽胞短桿菌，4℃で増殖可能	乳製品・食肉加工品など	数時間〜おおむね3週間	発熱，頭痛，悪寒，嘔吐，妊婦がこの菌で食中毒を起こすと流産などの影響が出ることがある
ウイルス性	ノロウイルス	少ウイルスで発症 発症は主に冬期に集中	RNAウイルス	二次汚染された食品，二枚貝，ヒト-ヒト感染	24〜48時間	嘔吐，下痢，発熱，倦怠感，頭痛

（食品安全委員会：主な食中毒の情報．https://www.fsc.go.jp/sonota/shokutyudoku.html を参考に作成）

冷却）」「細菌をやっつける（加熱，殺菌）」である．なお，**コレラ菌，赤痢菌，腸管出血性大腸菌，腸チフス菌，およびパラチフス菌**が原因の感染症（細菌性食中毒）は，特定の職業に従事している人が感染した場合，感染症の集団発生を起こしうることから，「感染症の予防及び感染症の患者に対する医療に関する法律」（感染症法）で3類感染症に分類されている．

ウイルス性食中毒

ノロウイルス，A型肝炎ウイルス，E型肝炎ウイルスによる食中毒がある

（**表 3-18**）．食中毒統計で収集される患者の約90%は細菌およびウイルスが原因である．ウイルスは食品中で増殖することはないことから，ウイルス性食中毒予防の四原則は「持ち込まない」「広げない」「加熱する」「つけない」である．

自然毒による食中毒

テトロドトキシンといわれるふぐ毒や貝毒のような動物性の自然毒と，きのこ毒などの植物毒がある．ふぐにはその種類によって，テトロドトキシンが含まれている部分が異なる．ふぐの処理については，各都道府県などは食品衛生法に基づいた厚生労働省の通知「ふぐの衛生確保について」に従い，条例などによりふぐに関する規制を定め運用していることから，飲食店でのふぐ毒による食中毒の発生はほとんどないが，釣り人による自家用摂取で毎年発生している．植物自然毒は，山菜やきのこ狩りのシーズンでの発生がしばしばみられる．

化学物質による食中毒

ヒスタミンなどの化学物質により発生する食中毒である．1955年に森永ヒ素ミルク事件，1968年にはカネミ油症事件など，食品の製造工程中に有毒な化学物質が混入する事例が発生した．最近では，まぐろやかつおなどの保管時の問題により発生するヒスタミンによる食中毒の発生が数件報告されている．

寄生虫による食中毒

ひらめのクドア・セプテンプンクタータと馬肉のサルコシスティス・フェアリーが原因の寄生虫による食中毒が確認されたことを契機に，2014年に「食品衛生法施行規則」が改正され，食中毒調査マニュアルの食中毒調査票の原因物質として寄生虫が追加記載された．寄生虫による食中毒の予防は，魚介類，肉類は十分に冷凍または加熱する，イノシシ，クマ，爬虫類などは生では食べない，たら，さば類や川魚のように寄生虫の多い魚や内臓は生食を避ける，生野菜などは調理，喫食前に流水でよく洗うなどである．

b）食中毒の発生状況

厚生労働省は，毎年，都道府県の食中毒調査結果から「食中毒統計」を取りまとめ公表している．食中毒統計による食中毒の発生状況をみると2019年の患者数は13,018人（うち，死亡者3人），事件数は1,061件であった．

ノロウイルスの遺伝子型

ヒトに感染する主要なノロウイルスは，2つの遺伝子群（GIとGII），さらにGIは9種類（GI.1 ～ GI.9），GIIは22種類（GII.1 ～ GII.22）の遺伝子型に分類されている（2018年現在）．このなかで，急性胃腸炎，食中毒患者から検出頻度が高いのは，GI.2，GI.3，GI.4，GI.6，GII.2，GII.3，GII.4，GII.6，GII.14，GII.17などである．2014年ころから，GII.17が日本のみならず台湾や中国に出現し，流行している（厚生労働省：ノロウイルスQ&A. https://www.mhlw.go.jp/stf/seisakunitsuite/bun-ya/kenkou_iryou/shokuhin/syokuchu/kanren/yo-bou/040204-1.html#07）．

COLUMN

広域的な食中毒事案への対応強化

腸管出血性大腸菌感染症は3類感染症であり，感染症法に基づく感染症発生動向調査により，都道府県などから発生状況が報告されている．2017年8月の腸管出血性大腸菌感染症の報告数が関東地方を中心に増加した．関係都道府県などの調査により，2017年7月17日～9月1日までに発症した141人のうち116人の菌株情報が判明し，91人が同一遺伝子型であることが確認された．また，複数の都道府県などで同時期に発生した腸管出血性大腸菌による食中毒（4件，患者数45人，死亡者1人）は同一の遺伝子型であった．食中毒調査において，総菜チェーン店や飲食店が提供した食品が原因とされたが，各事例に共通する発生要因は明らかになっていない．このような同一の感染源が疑われる広域的な食中毒事案の早期探知などの対応強化を図るため，2018年の食品衛生法の改正において，国と関係自治体の食中毒事案対応などの連携や協力の場として，地域ブロックごとに広域連携協議会を設置することなどが盛り込まれた．

食中毒での死亡の主な原因はふぐ毒である。1996年以降の食中毒の死亡者数はおおよそ10人未満で推移しているが，腸管出血性大腸菌O157の影響から10人以上となる年もあった。食中毒の事件数は1,000件前後で推移し，患者数は減少傾向にある。

原因物質の年次推移をみると，サルモネラ食中毒では，特にサルモネラ・エンテリィティディス（*Salmonella Enteritidis*）による食中毒対策の進展により，患者数は1999年以降減少傾向にある。また，腸炎ビブリオ食中毒では2001年に食品衛生法に基づく規格基準の改正などによる衛生管理対策が強化され，患者数は減少傾向にある。カンピロバクター属菌による食中毒は，2008年以降（2018年を除く），細菌性食中毒のなかで事件数・患者数とも多い食中毒である。また，2006〜2007年にかけてノロウイルスの遺伝子型の1つであるGⅡ.4の爆発的な流行が発生した（**図3-21**）。原因施設別の発生状況では，飲食店での発生割合が事件数，患者数ともに多く，事件数では家庭，旅館と続き，患者数では旅館，学校と続いている（**図3-22**）。

c）食中毒対策

食中毒の原因によっては感染が急拡大する場合もあり，迅速な対応が求められることから，食品衛生法により食中毒患者を診断した医師は24時間以内に保健所に届け出ることが義務づけられている。医師の報告を受けた保健所では，聞き取り調査，食品の検査，関係者の糞便検査など，疫学的手法を用いて分析し，原因を特定する。各都道府県などは，保健所の調査結果で特定された原因食品の回収措置などをとり，原因となった事業者などに対して営業禁停止処分および改善措置命令処分を行い，被害拡大防止・再発防止を図る。また，都道府県知事などは，50人以上発生している，または発生する恐れがある事案の場合は，食品衛生法により，直ちに厚生労働大臣に報告することが義務づけられている。都道府県知事などから報告を受けた厚生労働省は，複数の自治体で同様の食中毒が発生している場合は，同一食品あるいは同一の事業者などが関連していることが想定されるので，関係自治体間の連携した調査を調整する。同様の食中毒の再発を防止するため，必要に応じて食中毒予防対策を強化する。

❺ 食品衛生管理

2018年の食品衛生法などの一部を改正する法律により，原則としてすべての食品等事業者はHACCPに沿った衛生管理に取り組むことが盛り込まれ制度化された。**HACCPシステム**は，国際標準化機構[注]（International Organization of Standardization；ISO）のISO 22000，オランダ食品安全認証財団のFSSC 22000などの食品安全管理の基準要素として取り入れられており，一般的衛生管理プログラムとHACCPプランから構成されている。

a）一般的衛生管理プログラム

一般的衛生管理プログラムは，HACCPシステムを効率的に機能させるための前提となる食品取扱い施設の衛生管理プログラムであり，製造環境の衛生管理，従業員の衛生管理，食品取扱い者の教育・訓練などに関する基準が示されている。

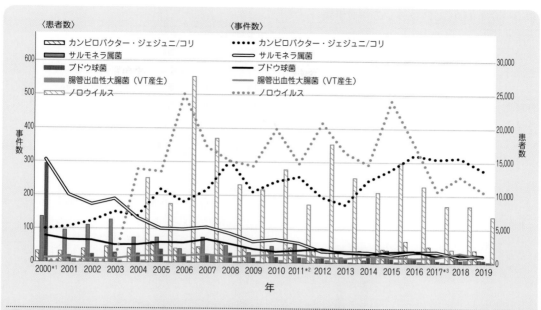

〈患者数〉　　　　　　　　　　　　　　　　　　〈事件数〉

図 3-21 ●主な病因物質別の食中毒発生状況（2 人以上の事例）

*1： 2000 年，乳業メーカー脱脂粉乳での黄色ブドウ球菌による大規模食中毒（患者数：13,420 人）が発生した．乳業メーカーで脱脂粉乳を製造し，保管している際に停電が発生し，20℃以上に温められたまま約 4 時間放置されたことで，黄色ブドウ球菌が増殖し，耐熱性のエンテロトキシンが産生され，その脱脂粉乳を原材料にして加工乳（低脂肪乳，飲むヨーグルトなど）が製造されたことが原因であった．この事件により，総合衛生管理製造過程による承認に現地調査が導入されるなど，衛生管理の強化が図られた．

*2： 2011 年に，焼き肉チェーン店での和牛ユッケによる腸管出血性大腸菌 O157 および O111 による食中毒（患者数 151 人（うち，死亡 5 人）が発生した．この事件を契機に生食用食肉の規格基準・表示基準が制定され，2012年には生食用としての牛の肝臓の提供も禁止された．

*3： 2016 年に発生した老人保健施設における未加熱野菜調製品（「きゅうりのゆかり和え」）による腸管出血性大腸菌 O157 の食中毒事件（患者数 84 人）では 10 人が死亡した．2017 年の「きざみのり」を原因とするノロウイルス食中毒事件は，原因食品の「きざみのり」と関連した複数の小学校で発生し，1,084 人の食中毒患者が発生した．この 2 件の食中毒事件が契機となって，2017 年に大量調理施設衛生管理マニュアルが改正され，原材料の受け入れ，下処理段階における管理を強化し，調理従事者等の衛生管理の徹底が図られた．

（厚生労働省：食中毒統計（2000 ～ 2019）を元に作成）

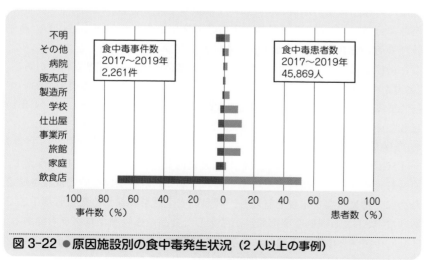

図 3-22 ●原因施設別の食中毒発生状況（2 人以上の事例）

（厚生労働省：食中毒統計（2000 ～ 2019）を元に作成）

表 3-19 ● HACCP プランの作成手順

手順 1	HACCP チームの編成	手順 6（原則 1）	危害要因の分析
手順 2	製品説明書の作成	手順 7（原則 2）	重要管理点の決定
手順 3	意図する用途および対象となる消費者の確認	手順 8（原則 3）	重要管理点の管理基準の設定
		手順 9（原則 4）	モニタリング方法の設定
手順 4	製造工程一覧図の作成	手順 10（原則 5）	改善措置の設定
手順 5	製造工程一覧図の現場確認	手順 11（原則 6）	検証方法の設定
		手順 12（原則 7）	記録と保存方法の設定

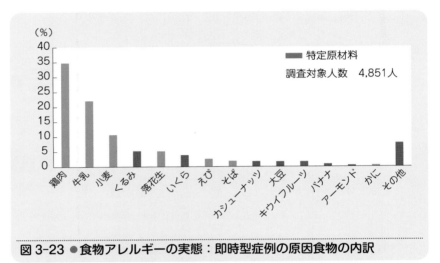

図 3-23 ● 食物アレルギーの実態：即時型症例の原因食物の内訳

（平成 30 年度食物アレルギーに関連する食品表示に関する調査研究事業報告書「即時型食物アレルギーによる健康被害に関する全国実態調査」を元に作成）

大腸菌群

乳糖を分解して，酸とガスを産生するグラム陰性通性嫌気性桿菌であり，細菌分類学上の定義ではなく，サルモネラ属菌や赤痢菌は含まない．

大腸菌

大腸菌群のうち，インドール産生能，メチルレッド反応，Voges-Proskauer（VP）反応，およびクエン酸塩利用能からなる生化学性状試験（IMViC 試験）の結果が「＋＋－－」または「－＋－－」であり，44.5℃で発育する菌である．分類学上の大腸菌とは異なる．

腸内細菌科菌群

Violet red bile glucose（VRBG）寒天培地上で，ピンク色，赤色，紫色の集落を形成し，ブドウ糖発酵性でオキシダーゼ陰性の菌である．細菌分類学上の腸内細菌科がほぼ含まれる．

衛生管理において，食品製造環境や最終製品の微生物学的衛生状況を確認するために，**衛生指標菌**を用いた微生物試験・検査を行うことがある．衛生指標菌とは，「食品や調理器具，手指等の微生物の汚染状況を把握し，衛生管理の適否を客観的に評価するために検査対象となる細菌」をさしている．衛生指標菌には，一般細菌，大腸菌群^注，大腸菌^注，腸内細菌科菌群^注がある．腸内細菌科菌群は，日本では 2011 年の生食肉の微生物基準の設定において初めて採用された．国際的には乳肉食品に対する衛生指標菌として広く用いられている．

b) HACCP プラン

HACCP プランは，事業者自らが危害要因をあらかじめ把握したうえで，原材料入荷から製品出荷までの全工程のなかで，危害要因を除去低減させるために，特に重要な工程を管理し，製品の安全性を確保する衛生管理手法であり，NASA（米国航空宇宙局）が考案した食品衛生管理プログラムである．HACCP プランの作成手順は，食品衛生に関するコーデックスガイドラインに示され，**7 原則 12 手順**から構成されている（**表 3-19**）．

2) 食物アレルギーと安全管理

　食物アレルギーとは，食物を摂取した際に，食物に含まれる原因物質（アレルゲン）を異物として認識し，自分の身体を防御するために過敏な反応を起こすことである．食物アレルギーによる健康被害を予防するには，アレルゲンとなる食品を摂取しないことが重要である．食物アレルギーの健康被害を防止する観点から，容器包装された加工食品のアレルゲンとなる食品の表示が食品表示法で規定されている．アレルギー症状を引き起こすことが明らかな食品のうち，特に発症数，重篤度が高い食品については表示が義務づけられており，その食品を"**特定原材料**"〔えび，かに，こむぎ，そば，卵，乳，らっかせい（ピーナッツ）の7品目〕という．また，症例数や重篤な症状が相当数みられる食品を"**特定原材料に準ずるもの**"（アーモンド，あわび，いか，いくら，オレンジ，カシューナッツ，キウイフルーツ，牛肉，くるみ，ごま，さけ，さば，だいず，鶏肉，バナナ，豚肉，まつたけ，もも，やまいも，りんご，ゼラチンの21品目）として可能な限り表示するように努めることとされている．アレルギー表示については，継続的な調査（**図3-23**）を行い，必要に応じて追加することとしている．

<aside>
フードディフェンス
（食品防護）

大規模な公衆衛生上の危害を引き起こすことを目的とする意図的な不良事故行為から食品を保護するための取り組み．米国での2001年の同時多発テロや炭疽（たんそ）菌を使った生物テロを機に欧米を中心に生産・流通過程での対策が始まった．日本では，2008年の中国産冷凍ぎょうざへの殺虫剤（メタミドホス）混入事件の発覚後，認識が広がった．
</aside>

4. 食べ物と嗜好性

　食品の機能は，一次機能としての**栄養機能**，二次機能としての**感覚機能**，三次機能としての**生体調節機能**の3つがある．近年では文化的な機能を四次機能として加える考え方もある（**図3-24**）．食べ物の嗜好性（おいしさ）は二次機能に該当する．私たちは普段おいしいと表現するが，おいしい食べ物があるわけではなく，人が五感を通して，おいしいと感じるかどうかである．食べ物のおいしさに関与する要因について，食べ物の状態と食べる人の状態について考えてみよう（**図3-25**）．

1) 食べ物の嗜好性に関わる食べ物の要因

　食べ物の要因を考えるとき，化学的要因と物理的要因に分けることができる．化学的要因としては味と香りなどがあげられ，味覚と嗅覚を通して感じることが食べ物のおいしさに影響を与える．一方，物理的要因としては温度，テクスチャー，外観や音などがあげられ，触覚，視覚，聴覚を通して感じることが影響を与える．このように人は五感を通しおいしさを識別する（**表3-20**）．

❶ 化学的要因

　食べ物を口にする前に香り（アロマ）を知覚し，口に入れてから咀嚼することで，呈味物質が味蕾（みらい）を刺激すると同時に，香気成分が口腔から鼻咽頭を通って嗅細胞を刺激し，味と一体化する（フレーバー）．このように味覚と嗅覚は互いに補足し合いながら，食べ物を認知している．

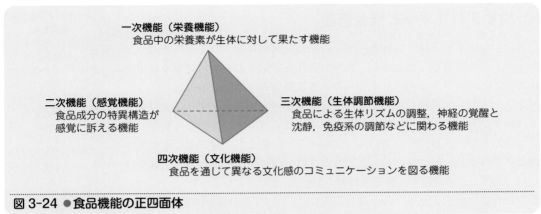

図 3-24 ●食品機能の正四面体

(中島一郎：食品製造の意義. 初心者のための食品製造学. p1, 光琳, 2009 より一部改変)

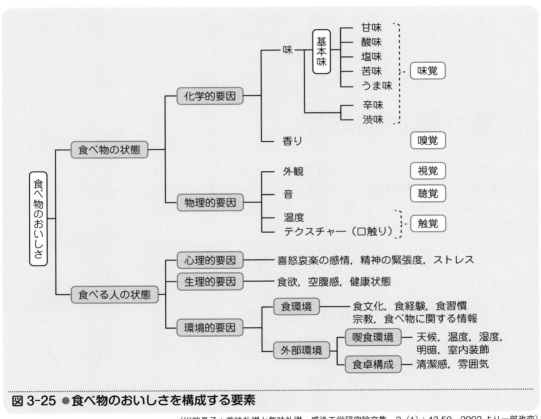

図 3-25 ●食べ物のおいしさを構成する要素

(川端晶子：美味礼讃と無味礼讃. 感染工学研究論文集, 2 (1)：43-50, 2002 より一部改変)

a) 呈味成分

　味に関与する呈味としては，五基本味として甘味，酸味，塩味，苦味，うま味があげられ，その他，辛味や渋味，えぐ味などもある．主な呈味物質については，**表 3-21** のようなものがある．これらの呈味物質の存在は，味蕾を通して，シナプスを介し味覚神経に伝えられ，大脳に至り，前頭連合野で統合して認知される．基本味の情報伝達経路はそれぞれ異なり，味が知覚さ

表 3-20 ●おいしさの化学的・物理的要因（おいしさと五感）

感覚	感覚器の所在	感覚内容	感覚器（感覚細胞）
視覚	眼	色，形，大きさ，明るさ，動き	網膜（視細胞）
聴覚	耳	音の大きさ，高さ，音色，歯切れ感	内耳（有毛細胞）
嗅覚	鼻	香り	嗅，粘膜（粘細胞）
味覚	舌	うま味，酸，塩，甘，苦	味蕾（味細胞）
触覚 ①歯ごたえ感 ②舌ざわり ③温感覚	歯 舌および喉，口腔全般 舌および喉，口腔全般	弾力感，強靭性，脆さ，硬い，軟らかい スベスベ，ツルツル，ザラザラ 熱い，ぬるい，冷たい	マイナー小体，メルケル触板 など

表 3-21 ●五基本味と主な呈味物質

甘味	糖類：単糖類（ブドウ糖，果糖），二糖類（ショ糖，麦芽糖） ショ糖誘導体（カップリングシュガー，フラクトオリゴ糖） 糖アルコール（還元麦芽糖，還元ブドウ糖） 配糖体（ステビオサイド，グリチルリジン） アミノ酸（アスパルテーム） 化学合成品（サッカリン）
酸味	水素イオンの刺激 クエン酸（梅），酒石酸（ブドウ），乳酸（漬物，ヨーグルト），コハク酸（清酒，貝類），フマル酸など
塩味	塩化ナトリウム（食塩）
苦味	アルカロイド：カフェイン（コーヒー，緑茶），テオブロミン（ココア，チョコレート） 配糖体：ナリンギン（グレープフルーツ，かんきつ類），ネオヘスペリジン（かんきつ類） テルペノイド：ククルビタシン（きゅうり），フムロン（ビール，ホップ） 有機化合物（硫酸キニーネ，フェルニチオ尿素） 無糖塩類（硫酸マグネシウム）
うま味	アミノ酸系：L-グルタミン酸ナトリウム（こんぶ），L-アスパラギン酸ナトリウム，L-テアニン（玉露） 核酸系：5′-イノシン酸ナトリウム（畜肉，魚肉），5′-グアニル酸ナトリウム（しいたけ），5′-キサンチル酸ナトリウム） 有機酸（コハク酸，日本酒）
辛味	カプサイシン（とうがらし） サンショオール（さんしょう） ジンゲロン（しょうが） アリルイソチオシアネート（わさび，からし） ピペリン，チャビシン（こしょう）
渋味	タンニン（赤ワイン，かき）
えぐ味	ホモゲンチジン酸（たけのこ，ごぼう，わらび）

れるメカニズムは細胞膜の脱分極により引き起こされる．人が食べ物を口にしたとき，味の種類と同時にその強さも感じ，違いを認識する．

　人がその味を認知できる最低濃度を閾値（いきち）という．代表的な物質の閾値を**表3-22**に示す．さらに，閾値には検知閾と認知閾があり，検知閾は水と比べ味の種類はわからないが違いがわかる最低の濃度，認知閾は味の種類を識別できる最低の濃度である．また，閾値以上において，特定の味を濃度を変えて変化させていったときに，味の強さを識別できる最低の濃度差を**弁別閾**という．弁別閾はウェーバーの法則に従い，濃度に比例して大きくなり，味の強さは濃度の対数とともに直線的に増大する（フェヒナーの法則）．

　実際の食べ物の味は数種類の基本味が混合されていることが多く，相互作用[注]が引き起こされることが知られている（**表3-23**）．

味の相互作用
呈味物質が2種類以上合わさると味が複雑に変化する．これを味の相互作用という．

表 3-22 ● 基本味の閾値（%）

甘味	ショ糖 果糖 乳糖 麦芽糖 ブドウ糖	0.1 〜 0.4 0.3 〜 0.4 1.5 1.1 0.8
酸味	クエン酸 酢酸 リンゴ酸	0.0019 0.0012 0.0027
塩味	食塩 塩化カリウム	0.25 0.03
苦味	カフェイン 硫酸キニーネ	0.006 0.00005
うま味	L‐グルタミン酸ナトリウム 5′‐イノシン酸ナトリウム 5′‐グアニル酸ナトリウム	0.03 0.025 0.0125

（小俣 靖：美味しさと味覚の科学．pp141，142，151，日本工業新聞社，1986 より／倉賀野妙子：おいしさと健康．健康・調理の科学（和田淑子・他編）．p64，建帛社，2004 より一部改変）

表 3-23 ● 味の相互作用

分類		味	例	現象
対比 効果	同時 対比	甘味（多）＋塩味（少） うま味（多）＋塩味（少）	汁粉 すまし汁	甘味を強める うま味を強める
	継時 対比	甘味→酸味 苦味→甘味	菓子の後に果物を食べる 苦い薬の後に飴をなめる	酸味を強める 甘味を強める
抑制効果 （相殺効果）		苦味＋甘味 酸味＋甘味	コーヒーに砂糖を入れる 酢に砂糖を入れる	苦味を抑える 酸味を抑える
相乗効果		うま味＋うま味	昆布と鰹節の混合だし	うま味を増強する
		甘味＋甘味	砂糖にアスパルテームを 少量加える	甘味を強調する
変調現象		酸味を甘味に変換 甘味を感じなくなる	ミラクリン ギムネマ	後に食べた物の味 が変化する

対比効果：2 種類以上の異なる味を混合したときに，一方または両方の味が強められる現象．
同時に味わうと感じる「同時対比」，続けて食べることで感じる「継時対比」がある．
抑制効果：2 種類以上の異なる味を混合したときに，一方または両方の味が弱められる現象．
相乗効果：同じ味質の 2 種類以上の呈味物質を混合したときに，相互に味を強め合う現象．
変調現象：2 種類以上の異なる味を続けて味わったときに，後で摂取した味が変化する現象．
（飯田文子：食べ物の嗜好性．新健康と調理のサイエンス（大越ひろ・他編）．p170，学文社，2020 より一部改変）

b）香気成分

風邪をひいて鼻が利かないときや鼻をつまんで食べ物を食べると味がよくわからなくなる．このように，嗅覚は食べ物のおいしさの認知に重要な働きをしており，五感の中でもっとも鋭敏でもある．

香気成分[注]はあらゆる食べ物にごく微量含まれており，その濃度は 0.01 〜 0.1％である．食物の香りは 1 種類で構成されているのではなく，数百種類の香気成分が共存して構成されており，なかでもその食品を特徴づける香気成分をキーコンパウンドという．表 3-24 に代表的な香気成分を示す．香気成分は低分子で，鼻腔天蓋にある嗅上皮に接触することにより，嗅細胞が香気成分の分子を受容する．これが神経細胞とシナプスを介してつながっている．

香気成分

いちごは約 350 種類の香気成分からなり，コーヒーは約 800 種類ともいわれている．

表 3-24 ● 主な香気成分

分類	香気成分	代表例
イオウ化合物	メチルメルカプタン アリシン レンチオニン	だいこん, たまねぎの刺激臭 にんにく（アイリーンにアイリナーゼ作用） しいたけ
テルペン類	リモネン メントール	かんきつ類 はっか
エステル類	酢酸イソアミル アントラニル酸メチル 桂皮酸メチル	バナナ ぶどう まつたけ
アルコール類	ノナジエナール オイゲノール	きゅうり クローブ
カルボニル	n-ヘキサナール 3-ヘキセナール	古米臭 大豆油の戻り臭
窒素化合物	アンモニア トリメチルアミン ピペリジン	古い畜肉, 魚肉（アミノ酸の分解による） 海水魚の生臭さ（トリメチルアミンオキシドの分解による） 淡水魚の生臭さ（リジンの分解による）

（RDC 管理栄養士センター：国試の達人 2019. pp145-146, 2018 より）

香りの生成過程は，酵素反応によるものとしては，動植物の代謝によって生成される場合や，肉の熟成のような内在酵素によって分解され生成される場合，みそ，しょうゆのように発酵や醸造中に微生物の働きにより生成される場合がある．非酵素的反応では，脂質の自動酸化のような空気中の酸素による分解により生成される場合や加熱過程で新たに生じる場合などがある．加熱調理操作の過程で生じる香りとしては，糖，アミノ酸，たんぱく質の熱分解により生じるものと，アミノ酸と糖の**アミノカルボニル反応**によるものがある．また，非加熱調理操作では，浸漬，切裁，摩砕などの操作過程で，細胞の破壊により成分が揮発したり，酵素反応により香気成分が生じたりする．

❷ 物理的要因

a) 外観, 色

食べ物を選ぶとき，人はまずそのものの形，色彩，つやなどを見て，鮮度，熟度などを判断し，おいしそうに見えるものを選ぶ．五感のうち，最初に視覚を通して，食べ物を評価することになる．

美しい食器にきれいに盛り付けがなされていると，おいしそうに感じられ，食欲が誘発される．色彩，食材の組み合わせ，季節感，全体の調和などの外観が食べ物のおいしさに及ぼす影響は大きい．

一般的に色は**色相**，**明度**，**彩度**で表す．これを**色の三属性**という．

b) テクスチャー

食べ物のテクスチャー[注]とは，硬さ，粘り，弾力，もろさ，なめらかさ，舌触りなどさまざまな力学特性を含んでいる．

ツェスニアクは食品の状態に着目し，機械的特性（硬さ，凝集性など），幾何学的特性（粒子の形や大きさ，配向性），その他の特性（水分や脂肪の含量）とに分類した．一方，シャーマンは，摂食行動の段階別のテクスチャー

盛り付けの色彩

盛り付けた際に赤（肉類），青（野菜類），黄（根菜類），白（穀類），黒（海藻，きのこ類）の5色があるときれいに見える．さらに味付けも5つの基本味で調味するとバランスがよくなる．これらを意識して献立を立てるとよい．

テクスチャー

テクスチャーという言葉は，もともとは布の風合いを表す言葉からきており，きめの細かさや組織構造の影響を受ける．

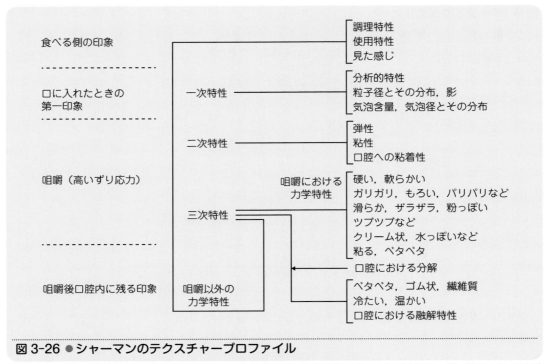

図 3-26 ● シャーマンのテクスチャープロファイル

(Sherman P：A Texture Profile of Foodstuffs Based upon Well-defined Rheological Properties. J Food Sci, 34：458, 1969 より一部改変)

乳化

バターとマヨネーズの脂質含量はいずれも約75〜80%であるが，バターは油が分散媒のW/O型エマルションのため脂っぽく，マヨネーズは水が分散媒のO/W型エマルションのため脂っぽく感じない．W/O型かO/W型のエマルションかを調べるためには電気伝導度を測定するが，水に浮かべてみて広がればO/W型のエマルションである．

の視点から，**図 3-26** のようなテクスチャープロファイルを提案した．テクスチャーを考えるときに，食品製造の立場であれば食品の状態を把握してテクスチャーを考える必要があるし，実際の食事の際にはそれを人が食べて評価するので，食べる過程でのテクスチャーを把握して評価することになる．どちらも重要な観点である．

食べ物の状態を考えるときに食品は単一の相で構成されていることはほとんどなく，複数の相で構成されている分散系である．分散系とは，ある物質（**分散相**）が他の物質（**分散媒**）のなかに細かい粒子となって分散している状態をいう．なかでも，分散粒子の直径が 10^{-7}〜10^{-9}m（1〜100nm）のものを含む分散系のことを**コロイド分散系**と呼び（**図 3-27**），それぞれは気体，液体，固体の3態があり，分散状態によりテクスチャーは大きく異なる．分散媒と分数相の組み合わせによるコロイド分散系の例を**表 3-25** に示す．コロイド分散系には**ゾル**，**ゲル**，**エマルション**，**サスペンション**などがある．食べ物の嗜好性を考えるとき，その食品がどのような分散系であるかを考えることが重要であり，分散系を制御することにより嗜好性も制御できる可能性が高い．

c）温度

人類が火を使って調理をするようになり，食品と温度との関係も調理条件として重要な要素となった．可食化するためには何度まで加熱したらよいか，何分間保持したらよいか，食品の状態変化や構成成分の変化，化学反応を最適に保つためにさまざまな工夫と検討がなされてきた．また，食中毒などの

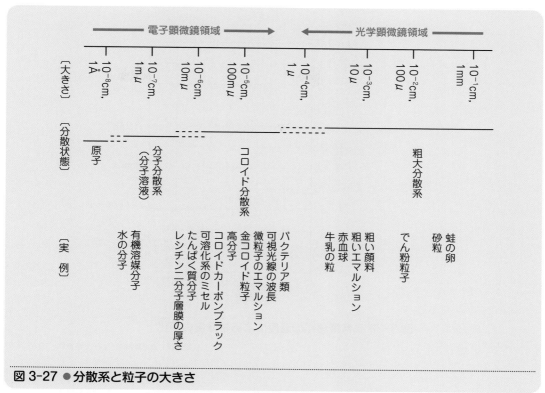

図 3-27 ●分散系と粒子の大きさ

（花井哲也：エマルジョンの科学. 調理科学, 6(3)：173-177, 1973 より）

表 3-25 ●分散系の分類

分散媒	分散相	分散系の例	
気体	液体	エアロゾル	霧
	固体	粉体	小麦粉
液体	気体	泡沫	ビールの泡，卵白の泡
	液体	エマルション	牛乳，マヨネーズ
	固体	サスペンション	みそ汁
固体	気体	固体泡沫	クッキー，パン
	液体	固体エマルション	ゼリー，煮物
	固体	固体サスペンション	冷凍食品

（藤井恵子：調理操作の基礎サイエンス. 新健康と調理のサイエンス（大越ひろ・他編）. p114, 学文社, 2021 より）

原因となる微生物の殺菌としても加熱が行われ，安全性の面からも温度コントロールは重要である．

一般に人がおいしいと感じる温度は個人差や環境の違いによっても異なるが，体温 ± 25 〜 30℃の範囲で，冷たい料理は 5 〜 10℃前後，温かい料理は 60 〜 65℃前後で供するのが望ましい．

また，温度によって味の感じ方が異なる場合がある．ショ糖は温度によって甘味度が変化しないのに対し，果糖は低温ほど甘味度が高くなる（**図 3-28**）．したがって果物を冷やして食べるのは，理にかなっている．また，汁物の塩味は冷めるほど強く感じられる．温度による状態もおいしさに影響

加熱温度
「大量調理施設衛生管理マニュアル」では，加熱調理食品は中心部を75℃で1分間以上（二枚貝などノロウイルス汚染のおそれのある食品の場合は85℃で90秒以上），またはこれと同等以上まで加熱することが定められている．

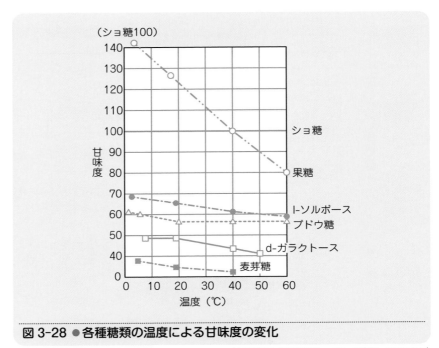

図 3-28 ●各種糖類の温度による甘味度の変化

(太田静行：食品調味論. p75, 幸書房, 1976 より)

を与え, たとえば牛脂は人の体温より融点が高いため, 牛肉は温かいほうがやわらかく感じる. おいしく食べるためには, 適温喫食が大切である.

d) 音

そばをすする音, 炭酸飲料がグラスに注がれる音, 鉄板の上で肉が焼けている音など, 音はおいしさを演出する. 一方, 食文化の違いにより海外ではマナーが異なるので気をつける必要がある.

2) 食べ物の嗜好性に関わる人の要因

おいしさは, 喫食する人によっても感じ方が異なり, その要因として**生理的要因**, **心理的要因**, **環境的要因**などがあげられる.

❶ 生理的要因

食欲や健康状態, 空腹状態などである. 健康状態が悪いときは食欲がなく, おいしく感じられなかったり, 逆に空腹のときは, よりおいしく感じられたりする. また薬の影響で味の感じ方が異なる場合がある.

❷ 心理的要因

喜怒哀楽の感情, 精神の緊張度, 性格などが心理的要因としてあげられる. たとえば精神的な疲労状態のときは味の感受性が低下することが知られている. これは交感神経の働きが活性化され, 胃の活動や唾液の分泌が抑制され, 味の感受性が低下するからである. また, おいしいと感じるものでも, 頻繁に食べると飽きが生じ, 最初においしいと感じたときの感動が失せる.

海外における食事中の音

海外では音を立てないで食べることを作法とし, 麺類やスープをすする音や食器がふれあう音はマナー違反と考える国もある.

食習慣・食文化や気候・風土，食情報，食卓の演出などの外部環境が環境的要因である．食習慣や食文化は，国や地域などによって異なり，気候・風土に根ざした食習慣や食物禁忌もある．今日ではさまざまな食情報があふれており，その時勢や情報の影響を受け，おいしいと感じたりすることもあるので，多くの情報や食品のなかで正しく判断し取捨選択することが重要である．食卓の演出などの外部環境としては，食卓構成，インテリア，食器，音楽などがあり，これらも嗜好性に影響を与える．

3) 食べ物の品質の評価

食べ物の嗜好性に関わる品質の評価方法には，客観的評価法として化学的性質の評価と物理的性質の評価が，主観的評価法として官能評価がある．

❶ 客観的評価方法

a) 化学的性質の評価

食べ物のおいしさに関与する化学的要因である．客観的に評価するには，人の味覚を模倣した味覚センサーと嗅覚を模倣したにおいセンサーを用いる方法がある．これらは，呈味成分や香味成分を構成する化学物質を分離，分析する方法とは異なり，あくまでも模擬的な方法であるが，商品開発を行っている会社などにおいては，人の受容感覚を客観的に表す方法として用いられている．

b) 物理的性質の評価

食べ物のおいしさに関与する物理的要因である色，テクスチャー，温度，音があるが，ここではテクスチャーを評価する客観的方法として力学特性について述べる．実際にテクスチャーを評価する場合にはレオロジー的手法が用いられる．力学特性の測定方法としては，基礎的方法，経験的方法，模擬的方法とに分けられる（**表 3-26**）．以下，基礎的方法のなかで特に重要な点について解説する．

液状食品の評価

液状食品の重要な力学特性は**粘性**である．液体は力の作用を受けると流動するが，流動に対する抵抗を粘性といい，流体の流れにくさを表す指標を**粘度**または**粘性率**という．粘性率が大きいほど，粘り流れにくい．ずり速度が2倍になるとずり応力も2倍になるという比例関係にある流動を**ニュートン流動**といい，ニュートンの粘性の法則に従う流体を**ニュートン流体**という．ニュートン流体には，水，シロップ，牛乳，油などがある．一方，液状食品の多くは，ずり応力とずり速度が比例関係にならない．このような流体を**非ニュートン流体**といい，その流動を**非ニュートン流動**という．

ニュートン流動と非ニュートン流動の関係を**図 3-29**に示す．ずり速度が速くなるほどずり応力が大きくなる流動を**ダイラタント流動**という．一方，ずり速度が速くなるほどずり応力が小さくなる流動を**擬塑性流動**といい，食品の多くは擬塑性流動を示す．食品はさまざまなコロイド分散系であり，分

表3-26 ● 食品における力学特性の測定方法

方法	測定	機器
基礎的方法	流動特性値，静的粘弾性定数，動的粘弾性定数，破断特性値などの基礎的レオロジー定数の測定	毛細管粘度計，二重円筒型回転粘度計，コーン・プレート型回転粘度計，落球式粘度計，クリープ測定装置，応力緩和測定装置，動的粘弾性測定装置，カー変形測定装置，ロトビスコ粘度計，インストロン測定装置など
経験的方法	はっきり力学的に定義づけられないが，経験的にテクスチャーと関係づけられる特性値の測定	果実硬度計，穀類硬度計，肉剪断試験機，ペネトメータ，カードメータ，ネオカードメータ，コンプレッシメータ，ショートメータなど
模擬的方法	手でこねたり，伸ばしたり，咀嚼したりする実際の食品が扱われるときと同じような条件下での測定	アミログラフ，ファリノグラフ，エクステンソグラフ，アルベオグラフ，テクスチュロメータなど

(Scott Blair GW：Adw Food Res 8：1, 1958/ 藤井恵子：おいしさの評価. 調理科学（村山篤子・他編）. p38, 建帛社, 2002 より)

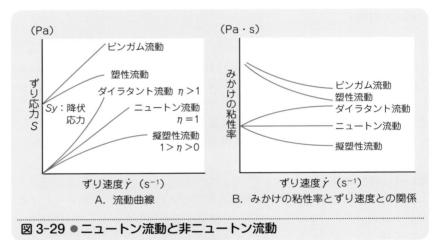

A. 流動曲線

B. みかけの粘性率とずり速度との関係

図 3-29 ● ニュートン流動と非ニュートン流動

(中濱信子・他：レオロジーの基礎. 改訂新版 おいしさのレオロジー. p11, アイ・ケイコーポレーション, 2013 より)

配向

物質を構成する原子，分子が一定方向に配列すること

散しているコロイド粒子や分子に力が加わると，配向[注]したり変形したり，構造が変化し，ずり応力とずり速度が比例関係から外れる．これが非ニュートン流動である．このような挙動を捉えることで，食品内部の分散状態を推測することができる．ニュートン流体はずり速度が変化しても粘性率は変わらないが，非ニュートン流体はずり速度が変化すると粘性率も変化する．このことから非ニュートン流体の場合の粘性率をみかけの粘性率という．ちなみに20℃の水の粘性率は1mPa・秒であり，マヨネーズやケチャップは10^3〜10^4mPa・秒である．また力を加え流れ出すようになる最小応力を降伏応力という．ホイップクリームがケーキの上で流れないのは，降伏応力のある流体であるからである．

　このほか，調理によって構造変化が生じると複雑な流動が起こる．このような異常粘性の現象として，**チキソトロピー**，**ダイラタンシー**，**曳糸性**，**ワイセンベルク効果**などがある（**表3-27**）．

表 3-27 ● 構造変化を伴う異常粘性

チキソトロピー	撹拌により構造が破壊されて軟化し，放置により構造が回復して硬化する現象（例：マヨネーズ，トマトケチャップ）
ダイラタンシー	ゆっくりかき混ぜると流動性があるが，急にかき混ぜると硬く抵抗力が大きくなる現象（例：水溶き片栗粉）
曳糸性	粘弾性液体にみられる現象で，下から上に液体が引き上げられ，糸をひく現象（例：納豆，とろろいも）
ワイセンベルク効果	棒を液体に浸して激しく回転させると液体が棒の周りにはい上がってくる現象（例：とろろいも）

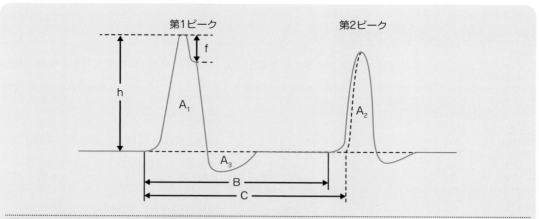

図 3-30 ● ゼラチンゲルの代表的なテクスチャー記録曲線

h：1山目の高さ，f：1山目の肩までの距離，A_1：1山目の面積，A_2：2山目の面積，A_3：1山目の負の方向の面積，B：試料の第1山と第2山の立ち上がりの距離，C：標準物質（一般に弾力のない粘土が用いられる）を測定した際の第1山と第2山の立ち上がりの距離.

① 硬さ　　$Ha = h / v$（T.U. または R.U.），v：入力電圧
② 付着性　$Ad = A3 / v$（T.U. または R.U.）
③ 凝集性　$Co = A2 / A1$（T.U. または R.U.）
④ もろさ　$Fr = f / v$（T.U. または R.U.）

⑤ 弾力性　弾力性＝$C - B$
⑥ ガム性　ガム性＝硬さ×凝集性
⑦ 咀嚼性　咀嚼性＝硬さ×凝集性×弾力性

（川端晶子：食品物性学. p105, 建帛社, 1989 より作成）

固体状食品の評価

　固体状態の評価で重要なものとして，**弾性**がある．ゴムやバネに力を加えると瞬時に変形[注]し，力を取り除くと完全に元の状態に戻る．このような性質を弾性という．

　弾力がある食品としては，こんにゃくやかまぼこがあげられる．ただし，弾性率が高いものが必ずしも弾力があるわけではないため，注意が必要である．また，固体状食品や半固体状食品の多くは粘性と弾性の両方の性質をもつ粘弾性[注]体である．

　私たちは食べ物を食べるときは歯で咀嚼してから，嚥下する．このときの食べ物の破断現象を客観的に捉えようとする基礎的測定方法が破断特性である．

　一方，高齢者用食品や咀嚼・嚥下困難者用の食品を開発する際の物性の指標として，**テクスチャー特性値**が使われる．破断特性が基礎的測定方法であるのに対し，テクスチャー特性は模擬的測定方法の1つである．テクスチャー特性値として硬さ，付着性，凝集性，もろさなどがある（**図3-30**）.

変形

変形には伸長，圧縮，ずり変形がある．応力と変形の関係は，ある応力までは比例関係にあり，元に戻ることができるが，変形がある限界を超えると元に戻らなくなる．この限界を弾性限界という．また，変形を元の長さで割った単位長さ当たりの変形量をひずみという．

粘弾性

粘弾性は微小変形を加えたときの応答から解析でき，静的粘弾性と動的粘弾性がある．

表 3-28 ● 嚥下困難者用食品の許可基準

規格[*1]	許可基準Ⅰ[*2]	許可基準Ⅱ[*3]	許可基準Ⅲ[*4]
硬さ (一定速度で圧縮したときの抵抗) (N/m²)	$2.5 \times 10^3 \sim 1 \times 10^4$	$1 \times 10^3 \sim 1.5 \times 10^4$	$3 \times 10^2 \sim 2 \times 10^4$
付着性 (J/m³)	4×10^2 以下	1×10^3 以下	1.5×10^3 以下
凝集性	$0.2 \sim 0.6$	$0.2 \sim 0.9$	—

[*1]: 常温および喫食の目安となる温度のいずれの条件であっても規格基準の範囲内であること.
[*2]: 均質なもの(例:ゼリー状の食品).
[*3]: 均質なもの(例:ゼリー状またはムース状等の食品). ただし,許可基準Ⅰを満たすものは除く.
[*4]: 不均質なものも含む(例:まとまりのよいおかゆ,軟らかいペースト状またはゼリー寄せなどの食品). ただし,許可基準Ⅰまたは許可基準Ⅱを満たすものを除く.

硬さ,付着性および凝集性の試験方法

方法A
1. 試料を直径40mm, 高さ20mm(試料がこぼれる可能性がない場合は,高さ15mmでも可)の容器に高さ15mmに充塡する
2. 直径20mm, 高さ8mm樹脂製プランジャーを用い,圧縮速度10mm/秒,クリアランス5mmで2回圧縮測定
3. 測定は,冷たくして食するまたは常温で食する食品は10 ± 2℃および20 ± 2℃,温かくして食する食品は20 ± 2℃および45 ± 2℃で行う

方法B (2016年)
許可基準Ⅰに該当する食品かつ冷たくして食するまたは常温で食する食品について,直径40mmに満たない場合は,以下に条件を変更して試験を行うことができる
1. 試料を直径30mm, 高さ15mm(試料が零れる可能性がない場合に限る)の容器に高さ15mmに充塡する
2. 直径16mm, 高さ25mm樹脂製プランジャーを用い,圧縮速度10mm/秒,クリアランス5mmで2回圧縮測定
3. 測定は,冷たくして食するまたは常温で食する食品は10 ± 2℃および20 ± 2℃で行う. 得られた測定値に,硬さは1.1,付着性は0.7,凝集性は1.2を乗じる

(消費者庁:消費表第296号(2019年9月9日)を元に作成)

破断特性の評価
物質が破断に至るまでのひずみを破断ひずみ,物質が破断する際の応力を破断応力,物質が破断するまでの仕事量を破断エネルギーといい,これらを用いて破断特性を評価する.

超高齢社会を迎え,咀嚼・嚥下機能が低下し誤嚥を起こしやすい高齢者のための食品が求められている. 高齢者用食品の場合,咀嚼できる硬さで,咀嚼した後もバラバラにならずまとまりがあり,しかもべたつかず飲み込みやすいことが重要である. 嚥下困難者用の食品の許可基準を**表 3-28**に示す.

❷ 主観的評価方法 (官能評価)

主観的評価方法は人が実際に五感を通して感じたものを評価する方法で,**官能評価**という. 官能評価は人の五感がセンサーとなるため,物性値では表現できない複雑な感覚や微細な違いを評価することができるという長所がある. 一方,環境や食経験,認識などの違いや,同じ人でも体調によって評価が異なるなど,ばらつきが生じやすいという短所もある. したがって評価にあたっては,そのようなばらつきをできるだけ排除するような工夫が必要であり,結果については統計処理をしてから行う.

官能評価には大きく分けて分析型と嗜好型がある. 分析型は試料の特性を評価するのに対し,嗜好型は評価する人の好みや受容性を評価する. 官能評価の主な手法とその解析方法を**表 3-29**に示す. 官能評価の実施に当たっては,パネルの選定,手法の選定,評価用語の抽出,実施時間,試料の形状と温度,提供方法などの細かい配慮が必要である.

ここまで述べてきた評価方法をまとめると**表 3-30**のようになる.

評価の用語
評価をする人の集団をパネル,一人ひとりをパネリストという. また,一人ずつ区切られたブースを使って評価する方法を個室法(クローズドパネル法),一堂に集まって話し合いながら評価する方法を円卓法(オープンパネル法)という.

表 3-29 ●官能評価の主な手法とその解析法

目的	手法例：解析法
差の識別	2 点比較法：二項検定（p = 1/2） 3 点比較法：二項検定（p = 1/3） 1：2 点比較法：片側検定 配偶法：配偶法の検定表 評定尺度法：t 検定など
嗜好または特性の順位づけ	順位法：ケンドールの順位相関係数，スピアマンの順位相関係数，ケンドールの一致性の係数，クレーマーの検定，フリードマンの順位検定，ウィルコクソンの順位和検定，クラスカル・ウォリスのH検定 一対比較法：一意性の係数ζ（ジータ），一致性の係数U，シェッフェの方法，サーストンの方法，ブラッドレーの方法
識別または嗜好の程度を分類	格付け法：χ^2 検定フィッシャーの正確検定
用語の抽出	CATA 法：コクランのQ検定
嗜好または特性の数量化感覚尺度の構成	採点法：分散分析，t 検定など 尺度法：分散分析，t 検定など QDA 法：相関，多変量解析 分量評定法：スティーブンスのベキ法則の適用
嗜好または特性の内容分析	フレーバープロファイル法：専門家による記述的評価 SD 法：主成分分析，因子分析 マッチングスタンダード法：主成分分析，因子分析
時間経過による感覚特性の変化	TI 法：TI 曲線 TDS 法：TDS 曲線

表 3-30 ●食べ物の品質評価のまとめ

食感覚	味	香り	色	テクスチャー
物質科学的評価方法	液体クロマトグラフィーによる成分分析	ガスクロマトグラフィーによる成分分析	液体クロマトグラフィーによる成分分析 分光学的センサ	力学物性値の測定
生体模倣的評価方法	味覚センサー	においセンサー	色差計	テクスチュロメータなど
人体を利用した評価方法	官能評価	官能評価	官能評価	官能評価 咀嚼力・口蓋圧の測定

（藤井恵子：おいしさの評価. 調理科学（村山篤子・他編）. p40, 建帛社, 2002 より）

食事計画の基本

本章では，栄養管理の実践の中核をなす，食事の計画，調理・調整，提供を軸に，食事計画の基本に加え作成方法や手順，調味パーセント，指示書ともなる献立表の作成手法を説明する．さらに調理については，調理に伴う食品の変化や，調味料の特性，調理操作をまとめ，食事提供後の評価・改善を踏まえ，次の食事計画につなげる内容としている．

1. 食事計画における食事の捉え方

1）食事とは

　食事とは，人がそれぞれの状況下で，まとまった量の食べ物を食べる営みのことである．食べ物の集合体そのものを「食事」と称することもある．栄養確保のため，豊かな生活の実現のために毎日繰り返される日常的な食事では，種々の食品（食材）用いて調理（加工）された料理や食品を組み合わせたものを食べている．

　「食事」は人のみに用いられる言葉であり，動物へのエネルギー・栄養素提供には食餌あるいは餌を用いる．つまり食事は，エネルギー・栄養素の補給のみを目的とするものではなく，文化的要素・社会的要素を含みもった「食べ物」を，その時々の状況下に即した形に仕上げ，組み合わせた献立を，自分以外の家族も含めた他の人たちとの関わりのなかで，それぞれの作法に則り，口に入れ体内に取り込む行為である．

2）食事の役割

食事の役割として以下の 4 項目が挙げられる．

❶ 生きるための食：栄養的・生理学役割

生命の維持および健康の保持・増進を図るための食である．生理的要求である空腹や渇きを満たすのと同時に，成長や健康，日々の生活活動に必要なエネルギー・栄養素を補給することを目的とする．

❷ 生活の楽しみ・心の豊かさのための食：精神的・文化的・社会的・経済的役割

食事では，栄養素成分を摂取するのではなく，食べている間に五感^注で認知される，味，香り，舌触りや口触り，食べ物の温度，咀嚼音，食物の彩り，器のデザイン，器と食べ物の調和などが食事の楽しみや満足感に関与する．さらに，食べ物がもつ文化的・社会的・経済的背景も楽しみや，充実感，満足感に関連する．

❸ 人と人の関わりを作る・深めるための食事：コミュニケーションを円滑にするための役割

飲食をともにしながら，意見を交わしたり交流を深めることは，言葉をもち社会に生きる人々には欠かせないことであり，会食することはシンポジウムの語源ともなっている．地域のこども食堂や，病院や施設でのユニット単位での食卓形式は，こうした食事の役割を期待したものである．

シンポジウム（symposium）
饗宴を意味するギリシア語「シュンポシオン（symposion）」が語源といわれる．

❹ 儀式としての食・文化伝承を担う食

冠婚葬祭や節句などの社会性をもつ儀式や行事では，食事を伴う場合が多い．これらは各地で，生活のなかで引き継がれてきた食であり，文化伝承の役割をもつ．

3）食事の基本要素

食事を構成する要素は**図 4-1** に示すように，「食べる人」「食べ物」，食べる人の「食環境」の三要素から成り立ち，食事計画・食事評価においては，これらを考慮する必要がある．

❶ 食べる人の要素

食べる人の要素には，生理状態，健康状態，嗜好状態，心理状態があげられる．
- 生理状態：食べる人の年齢や性，身体状況，食欲，生体リズム，満腹か飢餓状態を含む．
- 健康状態：肥満の有無などの健康状態，生活習慣病などの各種疾患の有無や程度を含む．
- 嗜好状態：年齢や経験的要素も多い．

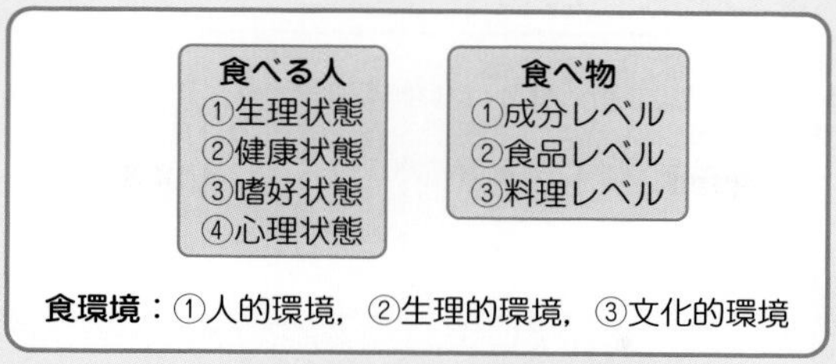

図 4-1 ●食事計画における食事を構成する三要素

- 心理状態：ストレスや不安感，安心感などである．

❷ 食べ物の要素

食事を構成する食べ物は，以下の 3 レベルでの把握が必要となる．
- 成分レベル：栄養素成分，機能性成分．サプリメントや，経管栄養であれば，このレベルの摂取が可能である．
- 食品レベル：主に含まれる栄養素成分の特徴から食品を分類したものが，3 色食品群[注]，4 つの食品群[注]，6 つの食品群[注]である．具体的な食品（群）を示すことにより，栄養素バランスのよい食事をとることが可能となる．一方，食品成分表で用いられている食品の分類は，植物性食品，動物性食品，加工食品などを 18 区分に分けたものである．食事計画での予定給与栄養素量平均値に用いられる食品構成は，この 18 分類を基本としつつ，15 区分程度に分けたものが比較的多く用いられている．
- 料理レベル：食生活指針や食事バランスガイドでは食事区分として主食，主菜，副菜が示されている．料理を主食，主菜，副菜に分け，食事のバランスを良好に保つことの必要性を提示している．

❸ 食環境の要素

人的環境としては共食者，生理的環境は食事をする場所の温度，明るさ，音響，においなどに加えて，椅子やテーブルの高さや機能性も含まれる．文化的環境として，テーブルクロスや卓上花などの食卓の状況，用いる食器などがあげられる．

3 色食品群
赤群：血や肉を作る（たんぱく質性食品，海藻）．
黄群：力や体温となる（穀類，いも，油脂，砂糖）．
緑群：身体の調子を整える（野菜，きのこ，果物）．

4 つの食品群
第 1 群：栄養を完全にする（卵，乳）．
第 2 群：肉や血を作る（肉，魚，だいず）．
第 3 群：身体の調子をよくする（野菜，いも，果物）．
第 4 群：力や体温となる（穀類，油脂，砂糖）．

6 つの食品群
第 1 類：骨や筋肉などを作る．エネルギー源となる（魚，肉，卵，だいず）．
第 2 類：骨・歯を作る（牛乳，海藻，小魚）．
第 3 類：身体の調子を整える（緑黄色野菜）．
第 4 類：身体の調子を整える（その他の野菜，果物）．
第 5 類：エネルギー源となる（穀類，いも類，砂糖類）．
第 6 類：効率的なエネルギー源となる（油脂）．

COLUMN

無形文化遺産としての和食

和食は，2013 年にユネスコ無形文化遺産として登録が決定した．それに先駆けて，2010 年に「フランスの美食術」「メキシコの伝統料理」「地中海料理」が登録され，和食と同時に韓国の「キムチの製造と分配」，トルコの「トルココーヒー」，グルジアの「クヴェヴリ」が登録された．

和食では 4 つの特徴が示された．①新鮮で多様な食材と素材を用い，淡白な「だし」を利用した調理技術などが発達している点，②栄養バランスに優れた，健康的な食生活を形成しており，だしの「うま味」を上手に使うことで，動物性油脂の少ない食生活を実現，③食事の場において自然の美しさや季節の移ろいを表現した盛り付けや食器を用い，季節感を楽しむ心をもつ点，④食が年中行事と密接な関わりをもっている点である．

表 4-1 ●食生活指針（2016 年一部改正）

- **食事**を楽しみましょう.
- 1 日の**食事**のリズムから，健やかな生活リズムを.
- 適度な運動とバランスのよい**食事**で，適正体重の維持.
- 主食，主菜，副菜を基本に，**食事**のバランスを.
- ごはんなどの穀類をしっかりと.
- 野菜・果物，牛乳・乳製品，豆類，魚なども組み合わせて.
- 食塩は控えめに，脂肪は質と量を考えて.
- 日本の食文化や地域の産物を活かし，郷土の味の伝承を.
- 食料資源を大切に，無駄や廃棄の少ない食生活を.
- 「食」に関する理解を深め，食生活を見直してみましょう.

（文部科学省・厚生労働省・農林水産省：食生活指針 2016 年 6 月一部改正．2016 より）

4) 食生活指針を基盤とした考え方

光の影響
食環境においては，光の明るさ（照度）だけでなく，食べ物の色にも影響する彩度や色調にも配慮する.

　食生活指針は国民の健康増進，生活の質（QOL）の向上，および食料の安定供給の確保などを図ることを目的として，2000（平成 12）年に当時の文部省，厚生省，農林水産省が策定し，2016（平成 28）年に一部改正された（**表 4-1**）.この指針では，提示されている 10 項目のうち初めの 4 項目に「食事」の目標が示されている.

　「食事を楽しむ」ことを第一とし，次いで，健全な「食事リズム」の実践，運動と食事の両輪での適性体重の維持，主食，主菜，副菜の組み合わせを食事構成の基本とすることが示されている.つまり食生活の中心が 1 日にとる食事であり，食事のあり方によって，一人ひとりの健康増進，生活の質の向上，および食料の安定供給の確保ができるとするものである.

音の影響
食事のときの騒音の削減は環境を良好にするために必要となる.カーテン，カーペットなどの吸音効果を利用してもよい.

2. 食事計画の目標

　ここでは主に，「調理学実習」や「調理学」で学ぶ 1 食単位，もしくは 1 日単位の食事計画の要点を解説する.

1) 献立の役割

メニュー（menu）
料理名とその組み合わせを示すものであり，喫食者に提示する.献立表のことである.

　給食や調理実習での食事は，あらかじめ計画された献立に基づいて料理を作り提供する.献立には，料理名を示したメニュー[注]（いわゆる献立計画表）と，具体的な使用食材までを示したレシピ[注]（献立表）とがある.いずれも具体的な食事を実現するための指示書であるが，献立には大きく次の 3 つの役割がある.

レシピ（recipe）
計画した食事を実際の料理に仕上げるための指示書であり，各料理ごとに，使用する食材名とそれぞれの使用量を示したもの.

❶ 企画設計としての役割

　アセスメントなどによって把握した対象者の必要エネルギー，栄養素設定，嗜好対応に基づき，具体的な食事にするための企画書が献立である.エネルギー・栄養素成分を，食品（種類と重量）に転換し，調理方法・調味料の設定により嗜好対応を図る.

❷ 料理作成のための役割

献立は，料理を作成するための役割をもつ．食材の準備（発注，購入），調理，配食は献立に基づいて実施する．献立表は提供した食事の記録ともなり，さらに，計画に加えて実施内容および検食記録や経費などを書き加えることによって，評価表の役割も担う．

❸ 栄養教育の教材としての役割

献立は，栄養教育や食育においても利用される．病院や行政・学校での栄養教育や，調理実習を伴う食事体験などで，献立とその実際の食事を直接の教材として活用できる．また，食育の一環として，地域の産物への理解・興味を高め，食文化の伝承につなげる役割もあわせもつ．

2) 献立作成の留意点

献立を作成する際には，以下のような多様な項目に留意する．

❶ 構成する食品に関する留意点

- 栄養素量の確保：一定期間の食事摂取基準や，特定の対象者では給与栄養量が満たされるようにする．
- 安全性の確保・衛生面への配慮：用いる食品や調理過程での安全性や衛生面を確認する．あわせて，食べやすさに関連する咀嚼能力なども考慮する．
- 嗜好性への配慮：対象者の嗜好性や望む「おいしさ」を考慮する．
- 食文化への配慮：地域，民族，宗教などによって食べるものが異なる．また，郷土料理や地元の食材を積極的に利用する．行事食も適宜取り入れ，季節感や旬を感じられるように工夫する．

❷ 作る環境に関する留意点

- 調理能力への配慮：人員の配置や人員の調理能力，作業時間，調理器具も含めた設備，食器などに応じた献立とする．
- 作業の効率化：作業が過度にならないように使用食材（加工品，下処理済み食品などの利用）や調理工程に配慮する．
- 予算：原材料費，水光熱費，人件費などを含めた予算に応じた献立であること．
- 環境への配慮：食材の無駄・ロスを減らす，ゴミを減らす，調理排水を減らすなど環境への配慮をする．

3) 食事計画における PDCA サイクル

PDCA サイクルとは，品質管理，生産管理から生み出された，P（plan），D（do），C（check），A（act）の仮説・検証に則ったプロセス循環型のマネジメントの概念である．マネジメントの質を高めるために教育現場などでも用いられ，栄養管理・給食管理にも活用されている．

❶ 計画（plan）

対象者に対する**アセスメント**の実施，**給与エネルギー・栄養素目標量**の決定，食品構成の設定をし，具体的な献立作成をする．

❷ 実施（do）

適切な品質管理に基づき，献立を食事として提供する．食品の調理特性を理解し，衛生的な調理を心がける．提供する食事は，栄養教育の主要な媒体でもあり，知識を超えた体験の提供であることを認識する．

❸ 評価（check）

食事計画の評価は以下のように多岐にわたる．
- 各種の計測値を用いて，調理プロセスや衛生管理の評価を実施する．また，経営面では，食材費・水光熱費などの費用の評価をする．
- 仕上がった料理に関して，喫食者アンケートなどを用い，**設計品質**[注]と提供した食事の**適合品質（製造品質）**[注]の評価を実施する．
- 栄養管理の評価として，提供量・摂取量の評価を実施する．
- 食事に関する情報提供の評価を実施する．

❹ 改善（act）

それぞれの評価に基づいて改善内容を検討する．その際には，短期的改善と中・長期的改善とに分けて検討し，実現可能な改善対策を図る．次の計画・実施では，まず短期改善項目を取り入れる．

3. 食事計画の実際

1）献立作成の基本

献立を作成するに当たり，次の①〜⑤についてその食事や料理のパターンを設定する．①献立作成の期間やサイクル，②提供する食種[注]のバリエーション，③基本献立からの展開献立（調理形態や疾病対応など），④提供方法（単一定食，複数定食，カフェテリア）など，⑤1食の提供の場合は，1食の栄養基準や食品構成，料理の組み合わせなど．

献立は栄養面からも嗜好面からも配慮する．サイクルメニュー[注]の場合は同じ献立が繰り返されることになるので，作る側の利便性のみではなく，食べる側への配慮が求められる．主食，主菜，副菜の組み合わせをまったく同じにして繰り返すことを避ける配慮も必要である．

2）3食の配分

1日の食事は基本的に3食から構成されるが，栄養管理で設定する1日当たりの給与栄養目標量を単に3分割するのではなく，対象者の生活実態に即

設計品質
食事計画によって計画した料理の仕上がりを設計品質という．計画どおりに提供された料理の量や味，料理の組み合わせがこれに当たる．

適合品質（製造品質）
調理過程，提供過程での品質管理．提供温度が適温であったかはこれに当たる．提供された料理において，適合品質を的確に評価するために，設計品質は積極的に数量化・標準化する．たとえば飯の仕上がり倍率，廃棄率，焼き物やゆで物などの歩留まり率など．

食種
一般的に常食（一般食），軟食（形態に配慮したもの），特別（治療）食に区分される．特別食は疾病ごとに分類される（例：糖尿病食，腎臓病食）．

サイクルメニュー
一定期間（提供する施設・対象によって期間設定をする）の献立を作成し繰り返し使用することで，効率化・合理化を図る．病院では入院患者の平均在院日数を期間の目安とする．

表 4-2 ● 学校給食摂取基準とその算定の目安

区分　（抜粋）	児童（10 ～ 11 歳）の場合の基準値*	学校給食（昼食）の食事摂取基準**からの算出
エネルギー（kcal）	780	推定エネルギー必要量 身体活動レベル 2 の 1/3 程度
食塩相当量（g）	2 未満	目標量の 1/3 未満
カルシウム（mg）	360	推奨量の 50%程度
マグネシウム（mg）	70	推奨量の 1/3 程度
鉄（mg）	3.5	推奨量の 40%程度
ビタミン A（μgRAE）	240	推奨量の 40%程度
ビタミン B$_1$（mg）	0.5	推奨量の 40%程度
ビタミン C（mg）	30	推奨量の 1/3 程度

*：この摂取基準は，全国的な平均値を示したものであるから，適用に当たっては個々の健康及び生活活動等の実態並びに地域の実情等に十分配慮し，弾力的に運用すること.
**：2020 年版食事摂取基準を用いたもの.

（文部科学省：学校給食実施基準．2021 より）

した配分とすることが重要である．1 日の活動に必要なエネルギーと栄養素の補給のためには，朝食と昼食の配分を多くすることが望まれるが，日本人の生活実態は各食事に占めるエネルギー量が，夕食＞昼食＞朝食の順であることが多い．学校給食や事業所など，昼食 1 食のみの提供の場合には，対象者へのアセスメントによって，特定の栄養成分や食品群の配分を多くするなどの調整をすることが望ましい．学校給食の例（**表 4-2**）に示すように，栄養素によって給与割合が異なる.

3) 期間献立計画（メニュー）の作成

　献立作成の際に，栄養面のみに固執すると，食事の質の低下につながることがある．期間献立計画においては食品構成から直接献立作成をするのではなく，特に主菜の配分に配慮して，頻度やパターンを検討していくことが勧められる.

　対象者に提示される期間献立計画（メニュー）は，食事提供の際の基本となる情報である．献立の質が，対象者の喫食率や食事療法での治療効果に影響し，また提供施設の評価にもつながるため，設定にはきめ細かな配慮が必要になる.

❶ 3 食での期間献立計画

　表 4-3 に 1 日 3 食の期間献立計画表の作成例を示す．主食・主菜の種類や主となる食材，料理形式の配分を考えることで，栄養素補給としての食事ではなく，対象者にとって楽しみとなる食事の役割に呼応することが可能となる.

　以下の点に配慮し期間献立計画表のパターンを検討する.

a) 1 日のなかでの料理バランス

　朝食ではパンの頻度が高くてもよいが，夕食ではほぼ 100%をご飯とする．麺は昼食に多く設定する．また，朝食・昼食・夕食の主菜の主材料が重なら

表 4-3 ● 期間献立計画表の作成例（1週間分例）

	主たる料理設定	月曜日	火曜日	水曜日	木曜日	金曜日	土曜日	日曜日	食事集計			
朝食	主食	ご飯	ご飯	ご飯	パン	ご飯	ご飯	パン	ご飯5回	パン2回	麺0回	
	主菜の主材料	卵	魚介	大豆	卵	だいず	卵	魚介	肉0回	魚介2回	卵3回	だいず2回
	主食の料理様式	和	和	和	洋	和	和	洋	和5回	洋2回	中0回	
昼食	主食	変わりご飯	麺	パン	ご飯	麺	パン	ご飯	ご飯3回	パン2回	麺0回	
	主菜の主材料	肉（豚）	だいず	卵	肉（鶏）	卵	魚介	肉（豚）	肉3回	魚介1回	卵2回	だいず1回
	主食の料理様式	和	中	洋	和	和	洋	中	和3回	洋2回	中2回	
夕食	主食	ご飯	ご飯	ご飯	ご飯	ご飯	変わりご飯	ご飯	ご飯7回	パン0回	麺0回	
	主菜の主材料	魚介	肉（牛）	肉（豚）	魚介	肉（豚）	だいず	卵	肉3回	魚介2回	卵1回	だいず1回
	主食の料理様式	中	洋	和	中	洋	和	和	和3回	洋2回	中2回	

ないようにする．洋食・中国食はそれぞれ1日に1回（まで）とするのが望ましい．

b）日間での料理バランス

昼食・夕食は食事の印象が強いので，2日連続して洋食・中国食を続けない．

❷ 1食での期間献立計画

表4-4 に昼食1食における期間献立計画表の設定例を示す．主菜の主材料の使用頻度や，料理様式，調理方法，主食の種類などは，それらの頻度が偏らないようにする．

4）期間献立計画における料理の決定

❶ 料理の名称

料理名は，どのような料理かをわかりやすく示すものと，料理の文化的背景を伝えるものとがある．**表4-5** に煮物を例にさまざまな料理の名称を示す．特に日本では煮物を示す料理名が多様である．単に，「○○の煮物」ではなく，たとえばふきの青煮，いかの白煮，吉野煮などと表記することで，食文化を伝えるとともに，食べる側の楽しみにもつながる．

❷ 料理の組み合わせ

日本では，日本料理，フランス料理（西洋料理），中国料理が三大料理様式とされ，家庭科や調理学でもこの3区分が用いられる．現在の日本では，世界各国の食事をすることができる．

ただし，食事計画での料理様式は日常的な食事であるため，和・洋・中の3区分とし，西洋（風）料理に地中海料理などを，中国（風）料理にアジア

表 4-4 ● 期間献立計画表の例（事業所の昼食，7月の7回分例）

	主 菜 の 配 分												主菜	付け合わせ（副菜）	主食	第1副菜	第2副菜（汁を含む）	果物・デザートなど
	料理様式			主材料					調理方法									
	和	洋	中	肉	魚	卵	豆	その他	煮	蒸	炒	焼	揚	必ず設定	なくてもよい	必ず設定	必ず設定	なくてもよい	なくてもよい
1日	○			○					○					鰯の生姜煮	わかめの煮付け	ご飯	セロリとハムの和え物	―	オレンジ
2日			○			○					○			かに玉	―	ご飯	ブロッコリーのサラダ	春雨スープ	―
3日		○		○									○	トンカツ	キャベツ	ご飯	小松菜の煮浸し	豆腐とネギの味噌汁	―
4日	○						○					○		厚揚げのはさみ焼き	レンコンの素揚げ	ご飯	きゅうりとわかめの酢の物	―	ヨーグルトゼリー
5日			○								○			えびのチリソース炒め	―	ご飯	蒸しなすの辛子しょう油	コーンクリームのかき卵スープ	―
6日	○					○				○				蒸し鶏のごまだれ	蒸し青梗菜	ピースご飯		沢煮椀	びわ
7日		○						○				○		ほうれん草とゆで卵のグラタン	―	ロールパン	人参サラダ	―	桃のコンポート
計（回）	3	2	2	2	2	1	1	1	1	1	2	2	1						

灰色部分は表 4-6 に献立表（レシピ）を示す.

表 4-5 ● 日本における煮物の料理名

		方法と食材・料理例			方法と食材・料理例
形・状態を表す	角煮	立方体に仕上げる. 豚肉	色の特徴を際立たせる	青煮	材料の緑色を活かす. ふき, えんどう
	重ね煮	異なる食材を重ねて煮る. キャベツ, はくさい, レタス		白煮	材料の白色を活かす. いか, うど, ながいも
	姿煮	こいなどの大型魚を, そのままの形を残して仕上げる	特徴となる調味料を表す	みそ煮	みそ味で仕上げる. さば・いわしのような青魚
	照り煮	みりんや砂糖でてりを出す		あま煮	糖分パーセントを高くした甘い煮物. くり, きんかん
	つや煮	油を加えて, ツヤを出す. にんじん		酢煮	酢を加えて煮る
	みぞれ煮	大根おろしを入れ, みぞれに見立てる		トマト煮	トマトやトマトピュレーなどを加えて煮る
料理方法を表す	炒め煮	炒めてから煮物にする. 筑前煮, ごぼう, ひじき.		クリーム煮	牛乳を加えて煮る. 鶏肉, はくさい, じゃがいも
	煮しめ	煮汁をよくしみ込ませて, 汁気を残さない煮物. 根菜類	文化的背景・産地を表す	吉野煮	吉野が主な産地であるくずや片栗粉で汁に濃度をつける
	煮込み	たっぷりの汁で長時間煮る. おでん, シチュー		オランダ煮	油を用いて, 炒める・揚げてから煮物としたもの. こんにゃく
	含め煮	煮汁の味を食材に煮含ませるが, 煮汁は残す. なす, 高野豆腐		土佐煮	かつお節を加えて煮る. たけのこ
	おろし煮	みぞれ煮と同じ			

系料理などを取り入れるなどすることで，現状に即した献立計画が可能となる．以後，三大料理を用いた料理形式を和食，洋食，中国食とする．

❸ 主菜の設定

主菜・主食は献立決定で最優先されるものであるが，主食は，ご飯，パン，麺に限られ選択範囲は狭く，主菜に応じて設定されるため，ここでは，主菜をはじめに決定する方法で説明する．

a) 料理様式の配分

一般的に和食・洋食・中国食で料理を配分する．その際，これらが均等に配分される必要はなく，むしろ和食の頻度が高いことが望ましい．

b) 主材料の配分

肉，魚，卵，豆（主にだいず・大豆製品）に加え，その他として乳・乳製品を加えた5区分とするのが実際に即している．食事バランスガイドでは，乳・乳製品が別区分となっているため，主菜区分に乳を入れない場合もあるが，牛乳やチーズを主体とした主菜もあるので5区分のほうが実際的である．主材料の頻度は，食品種数の関係から，卵と豆の頻度は低くなる．

c) 調理方法の配分

調理方法は，煮物，蒸し物，焼き物，炒め物，揚げ物の5区分を設定する．料理のバリエーションの点から，蒸し物の頻度は低い．

以上の3つの配分に留意し，同じ内容が続かないようにする．これらの配分は料理を決定する前に機械的に行うのではなく，具体的な料理の検討と同時に行う．具体的な料理のイメージをもたずに配分のみを考えても，実際の料理が当てはまらない場合も多い．

これらの主菜には，それぞれ適する付け合わせがあり，表4-4に示したように，付け合わせの有無および料理の決定をする．

❹ 主食の設定

主食の設定は，特にご飯とパンの場合，主菜によって決定することが多いため，主菜に次いで設定する例を示す．ご飯食の場合，白飯と味を付けた「変わりご飯」の区別もしておくことが望ましい．

なお，どんぶり物は，主食に主菜や副菜となる食材を組み合わせた料理で，親子丼や牛丼などの一般的なもののほか，カレー，麺類（スパゲティ，うどん，そばなど），グラタン，サンドイッチのような1皿ものもこれに当たる．

❺ 副菜の設定

副菜は，主菜に対応して設定することが必要となる．以下に示す主菜の各要素をもとに，主菜と副菜のバランスを考慮し，主菜との重複を避けて副菜を設定することが望ましい．

a) 食材の選択

1つの献立のなかで，複数の料理になるべく同じ食材を用いない．したがって主菜で用いる食材は，副菜ではなるべく用いないようにする．それによって栄養素のバランスや，料理の色，見た目のバランスがよくなる．家庭では

和食，洋食，中国食

料理に用いる「だし」「調味料」「香辛料，香味野菜」「盛り付け方」などによって，同じ食材を用いても，3つの料理区分に展開することができる．和食の場合，だしは主にかつお節，こんぶが用いられ，代表的な調味料は，しょうゆ，砂糖（みりん），みそである．香辛料は種々あるが，わさび，梅，ゆずなどが代表的である．

単一の食材を，主菜・副菜で使い回しをすることが多くみられるが，あらかじめ計画する献立作成の場合は，多様な食材の利用による利点を考慮して1献立における単一食材の重複使用は避ける．

b）調理方法の選択

主菜と副菜は調理方法も同一にならないようにする．特に揚げ物・炒め物は油を使用するため，双方ともに同じ調理方法の場合，食味やエネルギー摂取量からも望ましくない．

c）色合い・切り方などの視覚要素

副菜は主菜の彩り（色合い注）や切り方に類似させないことが望ましい．たとえば，「チキンのトマト煮」の主菜に「人参サラダ」を副菜にすると，同系色になる．また「青椒肉絲（チンジャオロースー）」のようなせん切り主体の主菜に，「涼拌三絲（リャンバンサンスー）」などのせん切りの副菜を組み合わせると，視覚的に同類であるのと，作業面でも手間がかかる．

d）テクスチャー・温度などの触覚要素

咀嚼時のテクスチャー（p99参照）は，バリエーションが多いほど咀嚼量は多くなる．主菜の主材料のテクスチャーと副菜の主材料のテクスチャーはなるべく異なるように配慮する．

提供料理の温度も組み合わせに配慮する．温菜と冷菜を組み合わせることは，食味のうえでも大切であるが，調理工程においても効率性を高める．冷菜は室温もしくはそれ以下の温度での提供するため，提供時間に影響されない調理ができる．一方，温菜注は提供時で65℃以上が求められるため，提供直前に仕上がるような作業工程を計画する．

e）季節感

献立に季節を感じられる食材や料理を組み込むことは，四季が明確な日本では望ましいことである．主菜か副菜に季節を想像できる食材を加える配慮が必要である．特に施設内での生活が主となるような対象者にとっては，提供される料理が季節を知る手だてにもなる．季節感と合わせて，行事食も適宜取り入れる．

f）使用食材重量

1食当たりの仕上がり料理重量は，消化器官への負担も配慮し一般的には600〜700gを超えない程度が望ましい．このうち主食として設定される100〜200gを除いた重量が，主菜と副菜の重量となる．主菜の使用食材量が多い料理では，副菜は60〜70g程度の小鉢物とし，主菜重量が少ない場合は，副菜を複数合わせるか材料重量の多い料理とする．

g）料理様式

現在の日本では折衷料理注が一般的で，中国食や洋食の主菜にみそ汁や和風の煮物が副菜として組み合わされ，多様な食事が実現されている．副菜の料理様式は必ずしも主菜の料理様式と一致させる必要はない．逆に料理様式を主菜と副菜を一致させることで，献立としての統一感は生まれるが，パターン化した献立に陥りやすいので留意する．

以上，c）〜g）は副菜に限らず献立計画において配慮する共通項目である．

料理の色合い
食材の代表的な色は，緑，赤・黄，白・黒の5色といわれるが，これは中国の陰陽五行説によるものである．料理の色合いにはこのほかにアントシアニンによる紫やメラノイジンによる茶も多い．

テクスチャーや温度のバランス
たとえば，主菜が温かい卵料理や豆腐料理の場合，柔らかく，滑らかな食感であるため，副菜は生野菜のサラダや歯切れのよい野菜の和え物を組み合わせると，献立におけるテクスチャーや温度のバランスがよくなる．

温菜
体温±25℃が適温といわれる．すなわち温かくておいしいと感じるのは60℃以上，冷たくておいしいのは10℃以下．温菜の提供温度はそれより高いことが要求される．

折衷料理
日本固有の日本料理に，中国料理，西洋料理，その他の料理様式が加わり，渾然融合して生み出された新しいスタイルの料理である．その発生は明治維新以後であり，大規模な和洋中折衷料理が生み出されたのは第二次世界大戦後である[1]．

❻ 汁を含めた第2副菜の決定

食事バランスガイドでは基本形の場合，主菜が1日当たり3～5つ（SV[注]）で，副菜が1日当たり5～6つ（SV）とされる．そのため，主菜は1献立に1料理が基本であるが，副菜は主菜に材料として含まれる形や，主菜の付け合わせとする場合，さらに単独で2～3料理とするなどの多様なバリエーションによって，1日に副菜5～6つ（SV）の摂取を実践することができる．そのため，期間献立計画を作成する際には第2副菜を設定することが多い．さらに，第2副菜は汁物にする場合もある．表4-4の例のように主食，主菜，副菜，汁，デザートの5品を基本と設定した場合，第2副菜は汁となる．

ユネスコ無形文化遺産に登録された「和食」は，一汁三菜を基本とする理想的な食生活の営みと評価され，献立構成に汁と複数のおかずを組み合わせることが献立の標準とされているが，栄養学的視点からは後述するように「汁」の設定にこだわらないことが望ましい．

❼ 果物・デザートの設定

1食の料理構成から，果物またはデザートを設定するかを判断する．1献立の皿数が少ない場合（3皿以下）は，積極的に設定する．

5）献立における「汁」の位置づけ

和食の基本的な組み合わせは，飯，汁，菜，香の物の4点からなり，飯と汁の組み合わせがもっとも基本的なものとなってきた．そのため食卓の料理配置は，左の飯と右の汁が基本の配置となっている．

日本人の食事摂取基準においてナトリウムの食塩相当量摂取基準値が経年的に低下しているなかで，2005～2020年の15年間で，18歳以上の男性では10.0g未満であった値が7.5g，女性も8.0g未満が6.5g未満となっている．これは学校給食実施基準にも反映され，2021年の改定値においても低下している．スマートミール[注]での認証基準は「ちゃんと」が3.0g未満，「しっかり」が3.5g未満であるが，さらなる減量を推進する目的で，2020年から「ちゃんと」2.5g未満，「しっかり」3.0g未満がオプション項目として追加された．

1食の献立で常に「汁」を設定すると，汁料理に約1g（120mLのだしに対して0.8%の塩分パーセント）の食塩を費やすことになる．1食の塩分量を2.5gとすると，汁で40%を占める．塩味をつけない白飯に対して，主菜・副菜で総重量が200gを超えることを想定すると，残り1.5gの塩分量では，塩分パーセントが主菜・副菜平均して0.75%の味となり，塩味が付いていない主食のおかず的な要素とはなりにくい．従来は塩味のないご飯に対して，塩分約1～1.2%のおかず「菜」を口中調味[注]をする形で，一緒に食べることによって口のなかでおいしい塩味を作り上げる食べ方となっていた．しかし，おかずそのものが0.75%の塩味では，おかずだけでおいしい塩味となってしまう．

以上の点から，「汁」を常に設定するという和食の組み立てから離れ，汁を副菜の1つとみなしての，汁なし献立を日常化することも必要となる．

これは献立表の表記順にも反映され，主食→汁→主菜→副菜の順に書くことでご飯・汁の一汁○菜の形式を強めてきたが，最近は汁を第2副菜と位置づけ，副菜の最後に汁を書くようになってきている．

6）献立表（作業指示書：レシピ）の作成

期間献立計画表は利用者に料理名を提示するものとなるが，その料理に使用する食品や使用重量を示した献立表は，個々の料理を構成する食品の組み合わせ，重量，調理方法，手順がわかるように示すことが基本で，作業指示書の役割ももつ．レシピとも呼ばれる．**表4-6**に献立表の例を示す．記入する項目は，次を最低限設定する．①料理区分，②料理名，③食材料名，④1人分純使用量，⑤1人分準備量，⑥実施人数分の準備量，⑦調味パーセント，⑧調理方法の指示である．このほか各調理過程における重量記録，完成した料理の仕上がり重量（盛り付け重量），盛り付け図，盛り付け方法などを加える場合もある．

❶ 料理区分の書き方

主食，主菜（付け合わせ），（主）副菜，第2副菜（汁も含む），デザートなどに分ける．提示の順番は主食の後に汁を書く場合もあるが，汁は大部分が副菜区分である．食生活指針で示された項目を生活のなかで実践できるように，食事内容や料理構成が具体化された食事バランスガイドの主食・主菜・副菜に従うことを前提とすれば，汁は第2副菜の位置づけとなる．

❷ 料理名の書き方

期間献立計画表（表4-4）で設定した料理名を示す．

❸ 食材料名の書き方

食材料名の表示順は以下に従う．
- 料理の主材料となるものから書く．
- 主菜はたんぱく質を含む食品から書く．
- 調味料のように，主材料に加えるものについては，作業工程に従って，加える順に書く（献立表はそのまま調理手順にもなる）．
- 他の食材は使用量の多い順から書く．食材料には料理に加える水も含める．

❹ 純使用量の設定

a）主食の食材料重量の設定

1食のエネルギー量のうち，主食から40％程度のエネルギーを供給する．これは，望ましいPFCバランス[注]を実現するためであり，かつ日本人の現在の食事状況を反映するものである．

炭水化物の食事摂取基準（％エネルギー）の目標量は，すべての年代で男

PFCバランス

PFCはエネルギーを産生する栄養素である．たんぱく質（P）・脂質（F）・炭水化物（C）の頭文字をとったもの．「日本型食生活」の優れた栄養バランスを示すためにPFCエネルギー比率が提示され，その後「PFCバランス」の語が用いられるようになった．2015年版の食事摂取基準より，「エネルギー産生栄養素バランス」と表記されている．

表4-6 ●献立表（作業指示書：レシピ）の例

料理区分	料理名	食材料名	純使用量(g)	廃棄率(%)	準備量(g)	準備量(4人分g)	調味パーセント他	調理方法の指示
主食	ご飯	こめ	75		75	300g（2合）	こめの1.5倍	①洗米する ②加水し，炊飯する ③仕上がり重量を計量後，ほぐす ④飯椀に盛り付ける
		水	112		112	450		
主菜	えびのチリソース炒め〔乾焼明蝦（ガンシャオミンシャ）〕	無頭ブラックタイガー	65	15	75（5尾）	280	0.3%塩分	下処理　（仕上がり時間によらず，作業を進める） ①しょうが・にんにくはみじん切り，ねぎは粗みじん切りにする ②えびは殻・背ワタを取って，よく洗ってふく ③下処理をしたえびは，塩・酒・卵白を加えてよくもみこむ ④③に片栗粉を加え，低温の油で両面焼き付ける ⑤合わせ調味料を混ぜ合わせる 本調理 ⑥熱した鍋に油・しょうが・にんにくを入れ，弱火で香りを出し，豆板醤を入れてさらに弱火で炒める ⑦合わせ調味料を入れて，かき混ぜながら沸騰させた後，ねぎとえびを加えて混ぜる ⑧大皿に盛り，試食時にサーバーで皿に取り分けて食べる ⑥〜⑧の調理は，他の調理の仕上がり時間と調整しながら実施する
		塩	0.2		0.2	0.8		
		酒	2		2	8		
		卵白	6		6	24	えびの8%	
		片栗粉	3		3	12	えびとねぎの4%	
		油	5		5	5		
		油	3		3	12（大さじ1）		
	合わせ調味料	しょうが	3	20 9	3	12		
		にんにく	2		2	8		
		豆板醤	0.7		0.7	2.8		
		ねぎ	25		25	100		
		ケチャップ	10		10	40	合計して0.9%塩分	
		しょうゆ	2		2	8		
		塩	0.2		0.2	0.8		
		砂糖	1		1	小さじ1		
		片栗粉	1.5		1.5	小さじ2		
		中華スープ	30		30	120	スープの5%	
副菜	蒸しなすの辛子しょう油〔涼拌茄子（リャンパン・チィエズ）〕	なす	70	10	80	320（4本）		下処理　（仕上がり時間に寄らず，作業を進める） ①なすはへたを残しがくを除く．蒸し器（スチコン）で12分または，電子レンジでへたの部分が柔らかくなるまで加熱する ②ボールにからしを入れて，他の調味料を加えて，よく混ぜる 本調理 ③竹串で8等分に細くさき，最後にへたを包丁で切る ④大皿に放射状に盛り付け，たれをかける ⑤食べるときに取り分ける
	たれ	しょうゆ	4		4	16	0.8%塩分	
		酢	4		4	16		
		砂糖	0.5		0.5	2		
		粉からし	0.2		0.2	0.8		
		だし汁	3		3	12		
副菜（汁）	コーンクリームのかき卵スープ〔玉米湯（ユイミータン）〕	コーンクリーム缶	60		60	240	これ自体が0.7%塩分	下処理　（仕上がり時間によらず，作業を進める） ①卵を割卵し，よく溶いておく ②パセリを細かいみじん切りにする ③片栗粉に水を入れ，水溶き片栗粉を作る 本調理 ④鍋にコーン・水・コンソメを入れて加熱する ⑤沸騰前に③を混ぜながら入れる ⑥⑤が十分に沸騰したら，①を回し入れ，かき卵にする ⑦味の調整後，仕上がり重量を確認して，大鉢に盛り，パセリをかける ⑧レードルでパセリをよく混ぜてから，個別に盛る
		卵	14		14	56（M1個）		
		水	100		100	400		
		固形ブイヨン	1.3		1.3	5.2（1個）	水の0.7%	
		塩	0.1		0.1	0.4		
		片栗粉	1		1	4	スープの1%	
		水	2		2	8	片栗粉の2倍	
		パセリ	0.5		0.5	2		

重量確認

	調理器具込み重量(g)	料理重量(g)
殻を除去したえび重量		
蒸し上がりなす重量		
へたを削除したなす重量		
できあがり料理量		
ご飯		
えびのチリソース炒め		
蒸しなすの辛子しょう油		
コーンクリームのかき卵スープ		

＜大皿からの取り分け図＞

（副菜）　（主菜）

（主食）　（汁）

＜盛り付けのポイント＞

●えびのチリソース炒め：大皿に盛り付け，サーバーを添える

●蒸しなすの辛子しょう油：なすを放射状になるように丸皿に盛り，たれを上からかける

●コーンクリームのかき卵スープ：大きなスープ鉢に盛り付けてから，刻みパセリをかける

調理開始時刻（　時　分）盛り付け終了時刻（　時　分）
調理時間（　分）調理者数（　人）

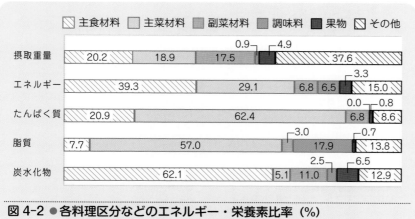

図 4-2 ●各料理区分などのエネルギー・栄養素比率（%）

（厚生労働省：平成 30 年国民健康・栄養調査報告. 2019 の 20 歳以上の総数を元に作成）

表 4-7 ●国民健康・栄養調査からの，各種食材料の摂取量と栄養素構成比率

	摂取量 g	構成比率 （%）	エネルギー kcal	構成比率 （%）	たんぱく質 g	構成比率 （%）	脂質 g	構成比率 （%）	炭水化物 g	構成比率 （%）
総量	2,069.7	100.0	1,930	100	71.8	100.0	61.0	100.0	254.0	100.0
主食主材料										
穀類	418.9	20.2	758	39	15.0	20.9	4.7	7.7	157.8	62.1
主菜主材料	390.8	18.9	561.8	29.1	44.8	62.6	34.8	57.0	12.9	5.1
魚介類	70.1	3.4	108	6	12.7	17.8	5.2	8.5	1.6	0.6
肉類	104.2	5.0	228	12	16.7	23.4	16.7	27.4	0.5	0.2
卵類	42.4	2.0	64	3	5.4	7.5	4.2	6.9	0.2	0.1
乳類	109.2	5.3	89	5	4.3	6.0	4.4	7.2	7.9	3.1
だいず・加工品	64.9	3.1	73	4	5.7	7.9	4.3	7.0	2.7	1.1
副菜主材料	362.6	17.5	132.2	6.8	4.9	6.9	1.8	3.0	27.9	11.0
野菜類	281.4	13.6	71	4	3.1	4.4	0.5	0.8	15.6	6.1
いも類	50.9	2.5	38	2	0.6	0.8	0.1	0.2	9.0	3.5
その他の豆・加工品	1.5	0.1	3	0	0.1	0.1	0.0	0.0	0.6	0.2
種実類	2.7	0.1	14	1	0.4	0.6	1.2	2.0	0.6	0.2
きのこ類	17.1	0.8	3	0	0.4	0.6	0.0	0.0	1.1	0.4
藻類	9.0	0.4	3	0	0.3	0.4	0.0	0.0	1.0	0.4
調味料	18.1	0.9	124.7	6.5	0.0	0.0	10.9	17.9	6.4	2.5
砂糖・甘味料類	6.7	0.3	25	1	0.0	0.0	0.0	0.0	6.4	2.5
油脂類	11.4	0.6	100	5	0.0	0.0	10.9	17.9	0.0	0.0
果実類	100.9	4.9	64	3	0.6	0.8	0.4	0.7	16.4	6.5
その他	778.4	37.6	288.9	15.0	6.2	8.7	8.4	13.8	32.7	12.9
菓子類	25.2	1.2	85	4	1.5	2.1	2.9	4.8	13.2	5.2
嗜好飲料類	689.8	33.3	91	5	1.0	1.4	0.1	0.2	8.0	3.1
調味料・香辛料類	63.4	3.1	114	6	3.7	5.2	5.4	8.9	11.5	4.5

（厚生労働省：平成 30 年国民健康・栄養調査報告. 2019 の 20 歳以上の総数を元に作成）

性・女性ともに 50 〜 65 ％とされている．**図 4-2**，**表 4-7** に示すように，炭水化物の供給源は約 60 ％が穀物由来であり，主食として十分な穀物を摂取することが炭水化物のエネルギー目標量を実現させることとなる．また，穀物からのエネルギー比が現在は約 40 ％であることから，主食の食材重量設定は，食事エネルギーの 40 ％エネルギー比を目安とする．1 食が 600 〜

表 4-8 ●乾物の戻し倍率

食品名	戻し倍率	方法
そうめん	2.8	ゆでる
スパゲティ	2.3	1.5％塩分でゆでる
だいず	2.4	水に一晩
あずき	2.5	1時間ゆでる
しいたけ	5	
切り干しだいこん	4	水に15分
ひじき	8.5	
はるさめ	4.2	

（松本仲子監修：調理のためのベーシックデータ．第5版，pp140-141，女子栄養大学出版部，2018/ 文部科学省：食品成分表 2020 年版（八訂）．2020 より抜粋）

主なパンの概量

食パン4枚切り1切れ：90g，食パン6枚切り1切れ：60g，食パン8枚切り1切れ：45g，ロールパン：30g，クロワッサン：40g，マフィン：65g.

たんぱく質6gの意味

食事バランスガイドでの主菜1つ（SV）分は，たんぱく質6gとなっている．これは卵1個（50g）分，牛乳1本（200g）に含まれるたんぱく質量に相当する．実際の食事において「1回に食べる量」を基準に導き出したこの基準値は，食事の実践につながる．また腎臓病の食品交換表はたんぱく質3gを1単位としており，その対応にも便利である．

700kcal の献立では，約 250kcal の主食を設定する．

こめ料理は，①白飯，②変わりご飯（味付け飯），③粥に区分できる．麺は乾物が多いが，うどん・そうめんの乾物は，「乾物」と「ゆで」では塩分相当量がまったく異なるため，「乾物」で栄養価計算をせず，戻し倍率（**表 4-8**）を用いたゆでた後の重量で栄養価計算をする．

b）主菜の食材料重量の設定

主菜は，良質な動物性たんぱく質を主材料としたものであり，肉，魚，だいずはたんぱく質を約 20％含む．食事バランスガイドの 2,000 〜 2,400kcal を想定した基本形では，主菜はたんぱく質 6g を 1 つ（SV）とし，1 日 3 〜 5 つ（SV）とされている．食事摂取基準でのたんぱく質推奨量は成人男性は 65g，成人女性は 50g とされ，これが目標量の下限となる．目標量の上限は 20％エネルギーとされ男性では約 130g，女性では約 100g と設定範囲が広い．良質な動物性たんぱく質は摂取たんぱく質の 50％程度を占めることが望ましいとされることから，主菜からのたんぱく質量は，1 日最低でも約 30g を確保することが望まれる．主菜の主材料の使用量の目安を**表 4-9** に示す．いずれも食事バランスガイドで 2 つないしは 1 つ分に相当する量である．

c）副菜の食材料重量の設定

副菜は料理の大きさによって以下の 3 サイズに区分できる．食事バランスガイドでは，副菜 1 つ（SV）が 70g となっている．

- 中皿（100 〜 150g）：副菜 2 つ（SV）
- 小鉢（60 〜 70g）：副菜 1 つ（SV）
- 小皿（20 〜 30g）

汁の場合，豚汁やシチューのような具だくさんの汁は，小鉢と同等の副菜材料を用いる．一方，通常のみそ汁などの汁物では，小皿程度の重量となる．だしなどの液体量は，1 人 150g が基準である．

d）食材料の表記方法

食材料の使用量の表記は扱いやすさや伝達のしやすさの観点から**表 4-10** に示すような慣習がある．ただし給食の現場では，扱いやすい単位材料重量から 1 人分を割り出す場合もあり（例：1kg を 80 人で使用など），重量表記は表 4-10 の限りではない．

表 4-9 ● 主菜の主な食材の使用量の目安

肉	60 〜 80g
魚	60 〜 80g
卵	50g（1 個）〜 100g（2 個）
豆腐	100 〜 200g
納豆・だいず	30 〜 40g

表 4-10 ● 献立表における材料重量表記の目安

材料使用量	表記目安
100g 以上	10g 刻み
20 〜 100g	5g 刻み
20g 未満	1g 刻み
少量使用のもの	0.1g 刻み

のり，パセリ，ごまのように軽くて使用量が1gに満たないもの，またはにんにくやしょうが，ねぎなど，食味への影響が大きい食品は0.1g刻みで表記する．

e）調味料の表記方法

基本的にg単位での表記とする．塩の場合は，摂取量が限定され栄養管理が必要であるため，g単位ではなく，10 〜 100mgまで表示する．砂糖も同様にする場合がある．こしょう，七味唐辛子のような少量かけるスパイスは，栄養評価に影響を与えないため，その重量表記は4〜5人分のレシピでは「少々」と示すことができる．しかし，給食施設などにおける食事管理では，使用するすべての食材，調味料を重量で表記する．

調味料の提示順は，作業指示書にもなるため，加える順番に書く．同時に加える，合わせ調味料のような場合，調味のうえでもっとも影響がある塩系調味料を一番先に提示し，それらが複数種ある場合は，使用量の多い順に示す．

❺ 準備量（使用量と表記される場合もある）

献立表に示す純使用量（可食量[注]）は，実際に調理し摂取する見込みの重量であり，栄養素量の計算には純使用量を用いる．一方，調理時の準備量は，調理時に廃棄される量を考慮しての量となり，それぞれの食品の**廃棄率**から求める．廃棄率は，施設ごとに準備する材料の状況や，材料の下準備の方法が異なるので，施設ごとに廃棄率表または，発注係数[注]表を作成する．これらがない場合は，食品成分表にある廃棄率を参考にする．純使用量からの準備量の求め方は次の式で行う．

準備量 = 純使用量（g）× 100/［100 − 廃棄率（%）］

7）調味の設定：調味パーセントの利用

❶ 調味の基本

味は，味蕾の味細胞で受容される甘味，塩味，うま味，酸味，苦味が五基本味となっているが，このほか，辛味，渋味，えぐ味は，体性感覚である口腔粘膜の痛覚や温覚などとの複合感覚により感知される．これらの味のなかで，調味料として調理中に食品に添加される味は，嗜好性の高いものに限定される．そのため，「苦味」を加える調味料はなく，主として「塩味」「甘味」

可食量

準備した野菜から通常食べずに，廃棄する皮・根などを排除した実際に口に入れる食品重量．食品成分表に示される食品は，魚は骨・内臓などを除去した状態，野菜は皮などを除去した可食部に限られる．そのため，近年シャインマスカットのように皮つきで食べるぶどうが一般化したことにより，「ぶどう皮つき」が食品成分表に新規収載された．

発注係数

発注係数＝100/（100−廃棄率）

「酸味」の3種に限られる.「うま味」は嗜好性が高い味成分であるが,食品そのものに含まれるものを活用したり,だしとして抽出し添加する場合がある.ただし,だしの抽出にはコストと手間がかかるため,顆粒・固形だし[注]を用いる場合も多い.これらは食塩相当量が40%を超えるため,だしの素など塩系の調味料の設定に留意する.

❷ 調味パーセントを利用する意義

味は食べ物のおいしさを決定するうえで,きわめて重要な要素である.調味料の適切な設定は,おいしさや食塩摂取量コントロールに重要であることから,調味料の重量の標準化,すなわち**調味パーセント**の考え方が利用されている.調味パーセントの意義は次の2つである.

a) 数値化による伝達と再現性

味を濃度として把握し数値化することで,味の正確な伝達や周知が可能となる.安定的な味の再現性を可能にし,的確な栄養管理の実現に有効である.

b) 濃度管理による有用性

絶対量ではなく,濃度の管理によって,調理量の影響を受けずに,献立管理をすることができる.

❸ 調味パーセントの基本

調味パーセントは次の点を基本とする.

a) 食材料に対する設定

調味パーセントは食材料重量(純使用量)に対する調味料重量の「重量割合」,すなわち外割計算で求める.計算上は生産量に対する値であるため,加熱による重量変化率も配慮して調味パーセントを決定する.

b) 汁の場合の設定

汁物,たれ,麺類の汁では,汁の純使用量に対するパーセントを用いる.
根菜類,いも類など20分以上の加熱を必要とする汁物の場合は,**水分蒸発量**[注]を配慮し,汁の純使用重量が確保できるように準備量としての水分量を多く設定する.

c) 塩分および糖分パーセントの表示の概要

用いるしょうゆやみその重量をそのまま使用調味料パーセントとして示す場合もあるが,味の標準化を目指すための調味パーセントであるため,換算した食塩相当量を用いての「塩分パーセント」や,みりんをショ糖の甘さに置き換える「糖分パーセント」を用いることが望ましい.
酸味は酢酸パーセントではなく,使用する食酢の量としてのパーセントが用いられる.油は,調理に使用する油のパーセントと,揚げ物としての吸油率(%)が示される.とろみの添加に用いられる片栗粉は濃度をつける汁量に対する調味パーセントとして示す.

d) 乾物への対応

乾物に対する調味パーセントについては,純使用量が乾物での重量表記であっても,水戻しやゆでた後の食べられる状態になった食材料重量に対する調味パーセントを表記する.

❹ 標準的な調味パーセント

a) 塩分パーセント

　従来，生理的食塩水の塩分パーセントが0.85%であることから，口腔内でおいしいと評価される塩味を0.8〜0.9%相当としていたが，食事摂取基準（2020年版）での食塩量が1日7gとされ，1食の塩分量が2.5g以下であることが望まれているなかでは，0.8〜0.9%の設定は困難となっている.

　味の好みは慣れも影響するため，塩分パーセントは今後さらに低い値での設定が望まれることから食事調査マニュアル[2]をもとに，以下に標準的な塩分パーセントを示す.

- 和食の主菜，副菜：0.8〜1.0%
- 洋食，中国食の主菜・副菜：0.6〜0.8%
- 汁：0.6〜0.8%

　塩味の感じ方は，油，うま味，酸味，香辛料の影響を受け，これらの併用によって，塩分の使用濃度を下げることができる.

　塩味として，しょうゆやみそを用いる場合，しょうゆの換算係数[注]は「7」，みその換算係数[注]は「8」が使用される.

b) 糖分パーセント

　和食は，煮物や酢の物などに砂糖を使うことが多い.中国食での使用は料理によるが，洋食は主菜・副菜に砂糖を用いることはほとんどない.標準的な糖分パーセントを以下に示す.

- 和風の煮物：2〜3%
- すし飯，酢の物：3%
- 甘煮：5〜6%

　甘い飲料は糖分パーセント10%が基準となる.味の感じ方は食べ物のテクスチャーや温度に影響され，液体がもっとも味を感じやすく，ゲル状，固形状となると味を感じにくくなる.そのため，ゼリーは12〜15%糖分，さらに甘い菓子は約20%糖分となる.みりんの換算係数[注]は「3」が用いられる.

c) 食酢のパーセント

　通常の調理で酸味を加える場合は，酢酸を4〜5%含む食酢類を用いる.酢酸は刺激臭が強いが，一方，レモンやかんきつ系の果汁の酸味はクエン酸やアスコルビン酸が主体の穏やかで爽快な酸味であり，その使用量は食酢とは異なる.標準的な食酢パーセントを以下に示す.

- 酢の物：5〜8%
- サラダ：5〜8%
- すし飯：5〜6%

d) 油のパーセント

　油の場合，炒め物に用いる油と，揚げ物での吸油率がある.揚げ物の場合，献立表には使用する油の量は明記しない.

油の使用パーセント

- 炒め物：3〜4%
- 中国料理の炒め物：5〜8%

しょうゆの換算係数

この場合のしょうゆは，こいくちしょうゆをさす.塩分含有率が14.5%なので，
　$100 / 14.5 = 6.9$
すなわち，しょうゆ6.9gが食塩1g相当であり，しょうゆの換算係数として「7」が用いられる.

みその換算係数

この場合のみそは，淡色辛みそをさす.塩分含有率が12.4%なので，
　$100 / 12.4 = 8.1$
すなわち，みそ8.1gが食塩1g相当であり，みその換算係数として「8」が用いられる.

みりんの換算係数

この場合のみりんは「本みりん」である.みりんは43.2%の炭水化物を含み，その主体はグルコースである.グルコースの甘味度は約0.7（ショ糖の甘さに対しての甘さの感じ方）であるため，
　$43.2 \times 0.7 = 30.2$
　$100 / 30.2 = 3.31$
すなわち，本みりん3.3gが砂糖1gの甘さに相当するとし，みりんの換算係数は「3」が用いられる.なお，みりん風調味料も同様に換算する.

吸油率

- 素揚げ：8%
- 通常の衣：10%
- 衣の厚い揚げ物：15%

揚げ物での吸油量（摂取量）は，素揚げは「素材重量」×吸油率で，天ぷらやフライは「素材重量に衣重量を合わせたもの」×吸油率で求める．

e）片栗粉のパーセント

標準的なあんの片栗粉の濃度は次のとおりである．

- 薄くず汁：汁の1%
- あんかけ：汁の4%

❺ 調味料の純使用量と摂取量の差異

食材料は，残菜が明確でない限り純使用量を摂取量として栄養素量の計算をする．しかし，調味料の場合は，調理器具や盛り付けた皿への残存により，純使用量が摂取量とはならない場合が多い．特に汁麺やつけ麺の汁，照り焼きのたれ，天ぷらのつけ汁は，提供する量を摂取量より多めに設定することが望ましい．

4. 食事計画実施の評価と改善

食事計画に応じた食事の実施は，「調理学実習」では家庭などの少量調理を想定した4～5人分の食事を対象とする場合が多い．また，これを同人数で調理する．ここでは，管理栄養士として給食管理業務につながることを前提に，調理学実習での食事の評価と改善について述べる．

1）調理工程の評価

❶ 各工程での重量把握からの評価

提供栄養素量を評価するためには，調理工程での随時の重量把握（評価）が不可欠である．その際には，種々の調理工程下で献立表に記録していく〔表4-6（p122）参照〕．重量確認項目を以下に示す．

①準備量

②純使用量：次のaとbの値から，実質の廃棄率を求め，計画での廃棄率との差を確認し，次回の準備量の改善を図る．

廃棄率 ＝ (a−b)/a × 100（%）
a：準備量，b：純使用量．

③できあがり料理量

④1人分の盛り付け量：4～5人分の調理で人数等分する場合は，1人分の盛り付け量は不要．

③によって，食品単位の調理による「重量変化率」[注]を求めることができ

調理による重量変化率
食品成分表には，加熱後の食品成分が示されている．これらの収載数は今後さらに増加することになっている．また，調理方法の概要に加え，加熱調理後の重量変化率（%）が提示されており，標準的な調理方法として判断できる．

る．また，汁物・煮物などの蒸発量を確認することで，火加減や加熱後食品における調味パーセントの把握が可能となる．

肉や魚の重量変化率の値は，食品成分表の調理による重量変化率と比べる．変化率が大きい場合は，材料の見直しや加熱工程での過加熱[注]が推定できる．野菜類で重量変化率が大きい場合は，過加熱やゆで物でのしぼりすぎなどが考えられる．また変化率が小さい場合は，加熱不十分や付着水分が多すぎることを推定する．これらの評価は，次の調理工程での適正な調理の実施に活かす．

❷ 各工程での実施時間からの評価

食事計画では，料理ごとに作業時間の概算を行い，計画した時間・人数での料理の仕上がりを設定する．調理時の時間計測によって，以下の2点の評価が可能となる．

①品質評価：加熱時間は料理の仕上がりに与える影響が大きい．加熱時間の計測によって，計画どおりの料理となっているか，衛生管理上問題がないかなどの評価を行うことができる．また，作業の精度も時間に影響する．

②作業工程評価：1回分の調理では，複数の料理を同時に進めていく．各料理の調理に要した時間を記録することによって，条件に応じた調理設備下での調理工程の評価・見直しが可能となる．合わせて，調理実習では調理者（学生）の調理技術の把握・評価につなげることができる．

2) 仕上がった料理の評価

検食・試食によって，1食分量としての評価ができる．**図4-3**に試食後の献立評価表の例を示す．

献立全体の評価として，①料理や味の組み合わせ（主に味を中心として），②1人分としての重量，③器や盛り付け方（主に見た目を中心として）があり，それぞれ3段階程度のランクを設定する．

次に料理ごとに，①味，②量，③食材料の組み合わせ，④提供温度，⑤器の選択や盛り付け方について評価する．これらは各自で評価するとともに，該当する料理を調理した全員でも検討したうえで，次回の調理の実施に活かすことが重要である．

このほか①～⑤に示されていないテクスチャーや香りなどの評価に加え，今回の主菜に合う副菜を検討することで，献立計画の応用力を養うことができる．

3) 献立の改善

各評価内容に従って，以下の項目を中心に献立の改善案を検討し，次回の食事計画に反映させる．

❶ 食材料の改善

調理工程や仕上がりの評価，さらに食材費管理によって原価を計算し，用いた食材料の種類や量を見直す．

過加熱

たんぱく質性食品の成分であるたんぱく質の多くが，加熱により収縮するため，加熱の程度が増すほど，仕上がり重量は低下する．したがって，想定した仕上がり重量より少ない場合は，加熱しすぎを考える．

献立概要	献立	主食： 副菜：	主菜： 副菜（汁）：	
	栄養量	エネルギー：　　　kcal　たんぱく質：　　　　g 脂質：　　　g　食塩相当量：　　　　g		
	食材費			
献立評価	項目		評価	評価の理由
	料理の組み合わせ（味，材料，見た目）		よい　　普通　　悪い	
	一人分の量		多い　　丁度良い　少ない	
	盛り付け方		よい　　普通　　悪い	
料理別評価	料理名	項目	評価	
	主食	味	よい　　普通　　悪い	
		量	多い　　丁度良い　少ない	
		材料組み合わせ	よい　　　　　悪い	
		提供温度	適温　　　適温でない	
		器や盛り付け方	よい　　　　　悪い	
	主菜	味	よい　　普通　　悪い	
		量	多い　　丁度良い　少ない	
		材料組み合わせ	よい　　　　　悪い	
		提供温度	適温　　　適温でない	
		器や盛り付け方	よい　　　　　悪い	
	副菜	味	よい　　普通　　悪い	
		量	多い　　丁度良い　少ない	
		材料組み合わせ	よい　　　　　悪い	
		提供温度	適温　　　適温でない	
		器や盛り付け方	よい　　　　　悪い	
	副菜（汁）	味	よい　　普通　　悪い	
		量	多い　　丁度良い　少ない	
		材料組み合わせ	よい　　　　　悪い	
		提供温度	適温　　　適温でない	
		器や盛り付け方	よい　　　　　悪い	
		味	よい　　普通　　悪い	
		量	多い　　丁度良い　少ない	
		材料組み合わせ	よい　　　　　悪い	
		提供温度	適温　　　適温でない	
		器や盛り付け方	よい　　　　　悪い	
その他	その他の評価項目 テクスチャー・香りなど			
応用	今回の主菜と合う副菜例			

図 4-3 ● 試食後の献立評価表の例（和洋女子大学健康学科）

❷ 品質の改善

　適性な品質管理をするためには，設計品質の数量化に加え，調理者自身が提供する料理，食事の品質の的確なイメージをもっていることが不可欠である．したがって，献立表（作業指示書）への適切で具体的な記入が大切となる．また，出来上がった料理に対する評価により，献立の見直しに加え，献立表（作業）指示書の記載内容の改善・見直しをする．

❸ 作業工程の改善

調理時間の評価から，料理作業が効率的に所定の時間内に作業ができたかを評価する．問題がある場合は，器具や調理者などの作業自体の見直しに加え，献立の組み立てに関しても検討し，改善する．

❹ 安全・衛生の改善

食事の安全，衛生の管理は，調理前，調理中，調理後の各時点で必要であり，加えてその対象は，食材料，完成した料理，調理する者，調理施設，調理器具，配膳容器，食器の各項目で行うことが要求される．これらのどのポイントでの改善が必要なのかを明確にしたうえで，見直しが必要となる．

5. 調理科学を踏まえた調理

1）食品の調理性

❶ 調理の意義

人類は昔から植物，動物を食料としてきたが，それらは本来ヒトの食料として存在しているわけではなく，そのままでは食べにくく食用にならないものも多い．そこで，長い歴史のなかで，生では食べられないものには火を使い消化性を高める工夫をしたり，殺菌して安全性，保存性を高める努力をしてきた．その後，科学技術の発展により，さまざまな食材を調理・加工できるようになったため，よりおいしいものを目指すようになり，食の意義を生きていくための食事から楽しむ食事へと変化させてきた．現代における調理の目的は，食品素材の栄養素をできるだけ損なわずに，喫食者の嗜好や目的に合わせて，安全に，おいしく，食べやすいように調えることである．そのためには，食品素材の特性と調理方法を理解することが欠かせない．

❷ 主食（こめ，こむぎ）

a）こめ

米粒の主成分であるこめでん粉を糊化[注]させたものをご飯という（**図4-4**）．炊飯は，洗米，加水，浸漬（吸水），加熱，蒸らしの工程を経る．洗米では精米時に残った米粒表層部のぬかやごみなどを流し落とすが，洗米中にこめ重量の約10％が吸水[注]される．**加水量**は一般的には精白米の場合こめ<u>重量の1.5倍</u>，**容積は1.2倍**であるが，こめやご飯の種類などにより加減する．もともと米粒に含まれる水分含量は約15％で，でん粉を糊化させるためには十分な水分ではないため，加水する必要がある．浸漬（吸水）ではでん粉の糊化のために米粒の中心までしっかり吸水させる．吸水時間は水温やこめの品種により異なるが，少なくとも30分以上浸漬するのが望ましい．一般に約2時間で吸水量は飽和に達する（**図4-5**）．こめでん粉を完全に糊

でん粉の糊化

でん粉を糊化させるためには30％以上の水と糊化に至る加熱が必要である．糊化でん粉のことをα-でん粉，生でん粉のことをβ-でん粉という．

米の吸水量

うるち米20〜25％，もち米30〜40％．

粥の配合割合

全粥（こめ1：水5），七分粥（こめ1：水7），五分粥（こめ1：水10），三分粥（こめ1：水20）．

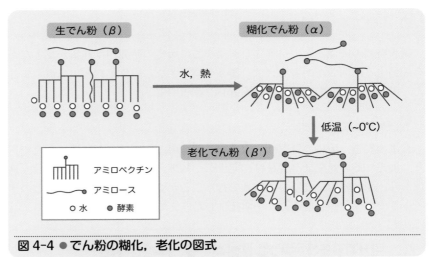

図 4-4 ● でん粉の糊化，老化の図式

(松永暎子・他：でんぷん質食品の老化に関する研究（第1報）．家政学会誌，32（9）：653，1981 より改変)

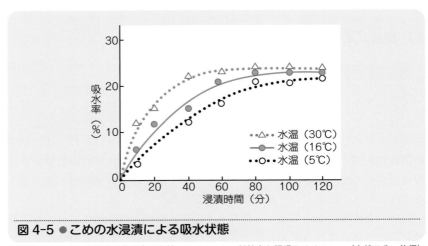

図 4-5 ● こめの水浸漬による吸水状態

(渡辺敦子：炭水化物を多く含む食品素材のサイエンス．新健康と調理のサイエンス（大越ひろ・他編）．
p29，学文社，2020 より)

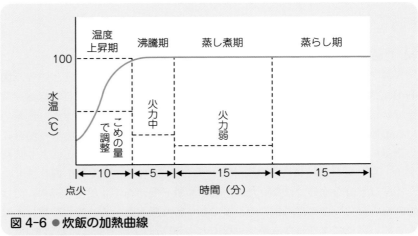

図 4-6 ● 炊飯の加熱曲線

(渡辺敦子：炭水化物を多く含む食品素材のサイエンス．新健康と調理のサイエンス（大越ひろ・他編）．
p29，学文社，2020 より)

表4-11 ●種々の米粉の特徴・用途

未加熱米粉（生粉製品）		加熱米粉（糊化製品）	
うるち米	上新粉	うるち米	みじん粉
			乳児用穀粉
	上用粉	もち米	道明寺粉
			みじん粉
もち米	もち粉		らくがん粉
			寒梅粉
	白玉粉		上南粉
			しんびき粉

（高橋節子著，日本調理科学会監修：米粉と和菓子. 和菓子の魅力―素材特性とおいしさ. p54，建帛社，2012より一部改変）

化させるためには98℃で20分以上の加熱が必要である．そのために，**図4-6**に示す温度上昇期，沸騰期，蒸し煮期の三段階に分けて火加減を調節しながら加熱する．加熱後は蒸らし期として10～15分蓋を開けずに保つことで，水蒸気加熱を継続させ米粒の中心部まで均一に糊化させる．最終的にご飯の水分含量は約60～65％，重量はこめの2.1～2.3倍になる．

味付けご飯の場合は，調味液の分の加水量を減らすが，吸水は水のみで行い，調味は加熱直前に行う．味付けご飯の塩分量は，一般的にこめ重量の1.5％である．また，ピラフのように米粒を油で炒めてからスープなどで炊く場合は，米粒への水分の浸透が悪くなるため，加水量はこめ重量の1.2～1.3倍とする．

もち米の場合はでん粉がアミロペクチンのみで構成されているため，うるち米と比べ吸水量が多く，糊化により粘りが出やすく，でん粉が老化[注]しにくい特徴がある．こわめしの調理では，出来上がり重量が1.6～1.9倍になることが好ましい．したがって，もち米を十分に吸水させた後，蒸し加熱を行うことによって水蒸気で水分を補いながら加熱する．

ご飯を放置しておくと，でん粉の老化によって硬くなるので，保存する際には冷蔵庫ではなく冷凍庫がよい．

米粉には**表4-11**に示すようにさまざまな種類がある．和菓子のみならず，近年ではパンや洋菓子などさまざまな料理に用いられるようになった．

b）こむぎ

こむぎは硬い外皮をもつ一方，胚乳部は軟らかく砕けやすいため，製粉して利用することがほとんどである．小麦粉はたんぱく質含量の違いによって

老化

糊化したでん粉をそのまま室温に放置すると，徐々に分子の再配列が起こり，部分的に結晶性を回復して，生でん粉のような状態に変化すること．老化は水分30～60％，温度0～10℃の範囲がもっとも起こりやすい．

COLUMN

ノングルテン米粉

米粉にも菓子・料理用，パン用，麺用の3種類の用途別基準が設けられるなど，日本でも米粉が一般的に出回るようになってきた．市販米粉のなかにはグルテンを添加したものと，グルテンを添加していないノングルテン米粉がある．欧米では，グルテンを消化できない慢性免疫疾患であるセリアック病の対策用としてグルテンフリー食品が一般的に販売されており，グルテン含有量の基準は20ppm以下である．これに対し，日本のグルテンフリーの基準は1ppm以下で，欧米の1/20の水準で，安全性がより高い．

表4-12 ● 小麦粉の種類と性質と主な用途

種類	たんぱく質含量（%）	麩質	粒度	用途
強力粉	11.0 〜 13.5	強靱	粗い	パン，ふ，きんつばなど
準強力粉	10.5 〜 11.5	強い	やや粗い	菓子パン，中華麺など
中力粉	8.0 〜 10.0	やや軟	やや細かい	うどんなどの麺類，皮類
薄力粉	7.0 〜 8.5	軟弱	細かい	天ぷらの衣，どら焼き，まんじゅう類，ケーキなど

（高橋節子著，日本調理科学会監修：小麦粉と和菓子，和菓子の魅力—素材特性とおいしさ. p97，建帛社，2012 より一部改変）

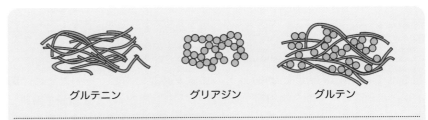

グルテニン　　　　グリアジン　　　　グルテン

図4-7 ● グルテンの網目構造模式図
グルテニンとグリアジンの表面で各たんぱく質は非共有結合し，グルテンの網目構造を形成する．

（川端晶子・他編：新しい調理学. p101，学建書院，1999 より）

特性が異なり，たんぱく質含量の多いほうから**強力粉**，**準強力粉**，**中力粉**，**薄力粉**に分類されている（**表4-12**）．

小麦粉に重量の 50 〜 60％の水を加えてこねると，小麦粉たんぱく質中の**グルテニンとグリアジン**の分子結合が変化して網目構造の**グルテン**を形成し，小麦粉生地ができる（**図4-7**）．グルテニンは繊維状で弾性に，グリアジンは球状で粘性に寄与するため，たんぱく質含量が多い強力粉を用いると，粘弾性や伸展性が高くなる．

パンやピザなど小麦粉の粘弾性を活かしたい場合は強力粉を用い，逆に粘弾性を出したくないケーキや揚げ衣には薄力粉を用いる．加水量[注]は食品によって異なるが，50 〜 60％の場合は硬い生地となり**ドウ**（dough）という．また，100 〜 400％加えた流動性のある生地を**バッター**（batter）という．グルテンを形成させるには混捏した生地を一定時間放置する．この操作を**ねかし**という．ねかし時間を長くすることで，グルテンの形成が十分に進行し，一方で，過度の混捏で損傷したグルテンを復元させる効果がある．グルテン形成が十分に進行したドウは伸展性，可塑性が増す．小麦粉生地を作る際には水のほかに食塩，砂糖，油脂などの副材料を添加する．これらの添加物の影響を**表4-13**に示す．また，小麦粉生地を膨化させる方法としては，化学的，生物的，物理的方法がある（**表4-14**）．

小麦粉をバターあるいは油脂とゆっくり炒め合わせたものを**ルー**という．炒め時間により**白色ルー**（炒め最終温度 120 〜 130℃），**淡黄色ルー**（炒め最終温度 140 〜 150℃），**褐色ルー**（炒め最終温度 170 〜 180℃）の3種類があり，ソースやスープ，煮込み料理にアミノカルボニル反応生成物に由来する香ばしい風味を与える．白色ルーに牛乳を加えて攪拌しながら加熱したホ

加水量
小麦粉に添加することで生地の軟らかさに影響を与える材料とその数値（換水値）は以下のようになる．
水の作用の強さ100，牛乳90，卵80 〜 85，バター70 〜 80，砂糖30 〜 40．

ブールマニエ
小麦粉とバターを混ぜたもの（加熱なし）．料理に粘度をつけるときに用いる．

表4-13 ●小麦粉調理における添加物の影響

添加物	こむぎたんぱく・生地への効果	調理での参考事項
食塩	グリアジンの粘性を増加させ，グルテンの網目構造を密にする．粘弾性を増大させ，安定性を高める	グルテンの形成が避けられる．菓子類では無塩バターが用いる
砂糖	砂糖の保水性により小麦粉の吸水率が減少し，グルテンの形成を阻害．粘弾性を減少させ，伸展性を増加させる	クッキーでのもろさ，食感の向上
油脂	油脂の疎水性によりグルテンの形成が阻害．中華まんじゅう，ぎょうざ，クレープの生地では伸展性を向上させ，なめらかさを与える	焼き菓子でのショートネス（砕けやすさ・もろさ）を与える
卵	卵黄中のレシチンなどによる乳化性により膨化が促進される．材料を均一化させる	加熱による卵たんぱく質の凝固で成形に役立つ
牛乳	水と同じ作用をする．含まれている脂肪が生地（ドウ）の伸展性，安定性を高める	水と同じ作用
アルカリ	かん水（炭酸カリウム，炭酸ナトリウムなどを含む水）によるたんぱく質の変性を利用．伸展性の増大．小麦粉中のフラボノイドを黄色に変化させる効果	中華麺の製造

（升井洋至：植物性食品の調理．調理科学（村山篤子・他編）．p97，建帛社，2002 より一部改変）

表4-14 ●小麦粉の膨化調理

種類	膨化方法		調理例
		原理	
科学的膨化	膨化剤による発生ガスの利用	1. 重曹（炭酸水素ナトリウム） $2NaHCO_3 \xrightarrow{熱} Na_2CO_3 + H_2O + CO_2$ 2. ベーキングパウダー $NaHCO_3 +酸性剤 \xrightarrow{熱} Na_2CO_3 + H_2O + CO_2$ 酸性剤による CO_2 の発生時間の差異 　即効性…酒石鹸，リン酸一カリウム 　中間性…酒石英 　遅効性…ミョウバン	ホットケーキ，クッキー，マフィン，ドーナツなど
生物的膨化	微生物によるガス発生の利用，発生ガスの熱膨張	イースト（酵母）の糖質の分解により発生する CO_2 により膨化させる	パン，中華まんじゅう，ピザなど
物理的膨化	気泡の熱膨張・蒸気圧	卵白または全卵，やまのいもなどを泡立てた気泡や油脂と砂糖のクリーミングによる気泡の熱による膨張，水分の蒸発に伴う蒸気圧を利用して膨化させる	スフレ，スポンジケーキなど

（升井洋至：植物性食品の調理．調理科学（村山篤子・他編）．p97，建帛社，2002 より）

ワイトソース（ベシャメルソース）のとろみは，こむぎでん粉の糊化によるものと考えられている．ルーの炒め温度が120℃以上になると急激にソースの粘度が低下することがわかる（図4-8）．これはたんぱく質が変性し，粘稠性が失われるためである．

③ 主菜（肉類，魚介類，卵類，豆・豆製品類）

a）肉類

　食肉の種類，部位などにより食味，特徴が異なるため，適した調理法を選ぶ必要がある．食肉の部位とその特徴を図4-9と表4-15に示す．
　牛肉の焼き方[注]にはレア，ミディアム，ウェルダンの3段階があり，最初に高温で表面のたんぱく質を変性させ，内部の肉汁を外に出さないように焼

牛肉の焼き方

レア：中心温度は約50℃，ミディアム：中心温度は約55～60℃，ウェルダン：中心温度は約70℃以上．

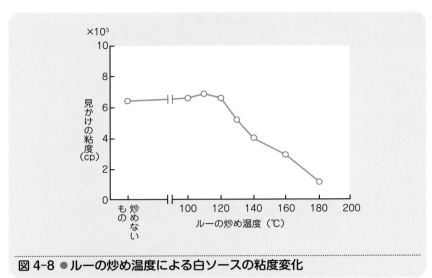

図 4-8 ● ルーの炒め温度による白ソースの粘度変化

（大澤はま子・他：白ソースの性状について．家政学雑誌，24（5）：359-366，1973 より一部改変）

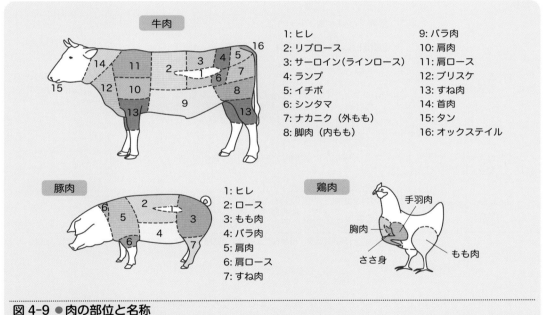

図 4-9 ● 肉の部位と名称

牛もも肉はランプ・イチボ（ランイチ），丸もも（シンタマ，テンマル），内もも（ウチヒラ），外もも（ソトヒラ）の
4 つに分けられる．

畜肉の脂肪の融点
牛：40 ～ 50℃，豚：
33 ～ 46℃，鶏：30
～ 32℃，羊：44 ～
55℃．

くのがポイントである．豚肉は牛肉よりも融点[注]の低い脂の含量が高いため，
冷めても比較的おいしく食べることができる．豚肉は寄生虫を含んでいる場
合があるため，しっかりと加熱（芯温 75 ～ 80℃）する必要がある．鶏肉は
結合組織が少ないため，肉質は軟らかい．豚肉と同様，脂の融点は低い．カ
ンピロバクターによる食中毒の恐れがあるため，芯温 75℃ 1 分以上の加熱
が必要である．

表 4-15 ● 肉の部位の特徴と調理例

	部位	特徴	適する調理
牛肉	サーロイン（ラインロース）	外側には脂肪があり，内側の肉は脂肪が少なく，軟らかい霜降りの風味は抜群	ステーキ，ローストビーフ，すきやき
	ヒレ	棒状の肉でサーロインの内側にあり，脂肪が少なく，軟らかい．もっとも変色しやすい	
	肩ロースリブロース	外側に脂肪があって，肉質が軟らかい．霜降り状に脂肪が分散している肉は上等である	ローストビーフ，ステーキ，すき焼き，焼き肉，バーベキュー
	もも肉（外もも）	肉質はきめが粗くやや硬いが，脂肪が少なく，うま味が強い	
	バラ肉	脂肪と肉とが層になって重なっている．肉のきめは粗く肉には脂肪が網目状に入っている．独特の味	シチュー，煮込み料理，ひき肉料理
	すね肉	脂肪が少なく，すじの多い赤身の肉，うま味が強いが硬い	スープストック，煮込み料理，ひき肉料理
豚肉	ロース	背肉で表面に脂肪層がある．肉質は軟らかく，脂肪は9～10%あって，風味がよい	ポークソテー，ポークカツレツ，バーベキュー
	ヒレ	棒状の肉でロースの内側にあり，脂肪が少なく，肉質はきめ細かく軟らかい	ポークカツレツ，ポークソテー，串焼き
	肩ロース	肉には脂肪が5～15%あり，ロースより硬いがうま味がある	焼き豚，酢豚，ポークカツレツ，バター焼き，ポークビーンズ，焼き肉，バーベキュー
	もも肉（外もも）	やや肉は硬いが，脂肪が3～5%と少なく，うま味もある	
	バラ肉	脂肪と肉が層になっており，脂肪の割合が多く，肉質は硬い	煮物，シチュー，角煮（東坡肉），ひき肉料理
鶏肉	手羽肉	胸から翼にかかった肉で色は白く軟らかくて脂肪が少ない	焼き物，煮物，揚げ物，炒め物，蒸し物（サラダ）
	もも肉	赤身の肉で手羽肉より硬いが味はこくがあっておいしい．形がよく身が収縮しないので骨つきで調理することが多い	焼き物，揚げ物（骨つき），ソテー，蒸し物，煮物
	ささ身	胸肉で手羽肉の内側にあり，白身できわめて軟らかい．味も淡泊である	さし身，和え物，椀種
	手羽先手羽もと	翼の先で肉は少ないが，ゼラチン質に富み脂肪があっておいしい	煮物

（永山スミ：食品素材と調理．調理科学（村山篤子・他編）．p120，建帛社，2002 を一部改変）

　硬い肉でもひき肉にすると**筋繊維**がほぐれ，軟らかい料理に使用することができる．ひき肉は，食塩を加えて混捏すると顕著となる粘着性を利用できる．これは，たんぱく質である**アクチン**と**ミオシン**が結合して，**アクトミオシン**を形成するためである．ハンバーグに加える副材料のたまねぎ，パン粉は肉の結着を阻害し，卵は肉の結着を助ける．したがって，副材料の添加量を変化させることで，ハンバーグの硬さを調整することができる．また，硬い肉を軟化させる方法としては，ひき肉にする機械的な方法のほかに，酵素や調味液を利用する方法がある．たとえば，たんぱく質分解酵素を含むしょうが汁やまいたけの汁につけたり，調味液を用いて pH を変化させる．肉の水和性は pH の影響を受け，等電点付近でもっとも低くなるため，マリネ液（pH3 弱）に浸漬させると保水性が高まり，軟化効果が現れる．また，食塩の添加は保水性を高め，加熱や解凍した際の**ドリップ**[注]を少なくし，軟らかさを保つ．肉の結合組織の主成分であるコラーゲンを長時間湿式加熱することによりゼラチン化させ，軟らかくする方法もある．

ドリップ

ドリップとは，加熱や解凍により食品から流出する液体のこと．肉はドリップ量が重量の20%を超えると硬くなる．

b) 魚介類

　魚肉は畜肉と比べ結合組織が少なく，肉質が軟らかいのが特徴である．魚肉に1%以下の食塩を振ると**筋形質たんぱく質（ミオゲン）**が可溶化するが，さらに高い濃度2〜6%の食塩を加えると**筋原線維たんぱく質（アクチン，ミオシン）**が可溶化する．かまぼこは魚肉すり身に3%の食塩を加えて，アクチンとミオシンが**アクトミオシン**という弾力のあるゲルを形成した状態である（**すわり現象**）．15%以上の食塩を添加すると，たんぱく質の溶解度は低下し，塩析が起こる．これを**塩じめ**といい，塩じめや酢じめによりたんぱく質を変性させると，魚肉は白くなり，歯切れがよくなる．また，**トリメチルアミン**という魚臭成分[注]も除去でき，微生物の繁殖を抑制することができる．魚肉はたんぱく質の変性と同時に保水力が低下し，体積は収縮する．脱水率は切り身で20〜25%，いか，たこは35〜40%となり，高温になるほど顕著である．

　筋繊維で囲まれている筋内膜，腱，皮は**筋基質（肉基質）たんぱく質**のコラーゲンからなっている．コラーゲンの収縮は約40℃から起こり，加熱に伴い分解されゼラチンになる．魚肉を加熱すると，筋節ごとにほぐれやすくなるが，これは筋節を接合しているコラーゲンがゼラチンに変化したためである．煮魚の煮汁中にゼラチンが溶出し，これがゲル化したものが**煮こごり**である．

　魚肉を加熱した際の硬さの変化は魚種によって異なる．筋形質たんぱく質が多いかつお，まぐろなどは筋繊維の間に熱凝固たんぱく質が溶出して身が締まり硬くなる．一方，筋形質たんぱく質が少ないかれい，たら，あじなどは筋繊維の間に隙間があるため，熱凝固たんぱく質が少ない状態となり，つなぎが不十分なのでほぐれやすい．「でんぶ」はこの特徴を利用したものである．魚肉を調理したときに金網やなべ底に身が付着するのも，筋形質たんぱく質の結着力によるものである．

c) 卵類

　鶏卵の調理特性として，**希釈性**，**熱凝固性**，**起泡性**，**乳化性**があげられる．鶏卵は調理においては希釈して用いる場合が多い．

　鶏卵は加熱により凝固するが，卵白と卵黄の凝固温度は異なる．卵白の主要なたんぱく質は約55%を占める**オボアルブミン**で，55℃で濁り粘度が増加し始め，62〜65℃でゲル化が始まり，70℃でほぼ凝固するが，まだ流動性があり，80℃以上で完全に凝固する．一方，卵黄のたんぱく質は大部分がリポたんぱく質であり，58℃から粘度が増加し始め，65℃前後でゲル化が始まり，70℃で流動性を失い，75〜80℃で凝固する．卵白と卵黄の凝固温度の違いを利用し65〜67℃で長時間加熱すると，温泉卵ができる．ゆで卵を作る際に，加熱しすぎると卵黄の表面が暗緑色になることがある．これは卵黄中の鉄と卵白の加熱によって生じた硫化水素が反応して，**硫化第一鉄**を生じることによる．貯蔵により卵白のpHが高くなるため，新鮮卵よりも貯蔵卵のほうが暗緑色化が起こりやすい．

　卵白と卵黄を混合し，だし汁や牛乳などで希釈して加熱するとゲルを形成する．ナトリウムやカルシウムなどの陽イオンはゲル形成を高め，一価より

魚臭成分

原因はトリメチルアミンである．取り除くには，①水で洗う，②塩の脱水作用を利用する，③アミン類は塩基性なので酸性のものを加える，④しょうゆ，みそ，牛乳などのコロイドの吸着作用を利用する，⑤スパイスなどのマスキング効果を利用する方法がある．

魚肉たんぱく質の変性温度

筋原線維たんぱく質は45〜50℃，筋形質たんぱく質は約60℃.

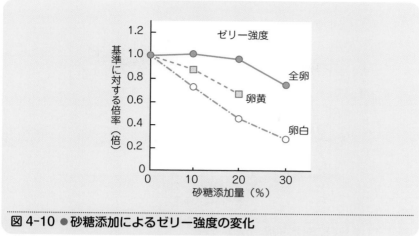

図4-10 ● 砂糖添加によるゼリー強度の変化

(粟津原宏子：卵白および卵黄の熱凝固について：食塩，砂糖の添加による影響. 調理科学, 15（2）：114-118，1982より)

二価のほうがその効果が大きい．すなわち，卵液を水よりもだし汁，だし汁よりも牛乳で希釈したほうが硬いゲルとなる．また，落とし卵のゆで汁に食塩（0.8〜1%）や食酢（3%）を添加すると卵白の凝固が促進される．一方，砂糖はたんぱく質の変性を抑制し，軟らかいゲルを形成する（**図4-10**）．熱凝固性を利用したものに，たまご焼き，カスタードプリンなどがある．

　卵白は起泡性が高く，安定した泡を形成する．新鮮卵は濃厚卵白が多く粘度が高いため，気泡の安定性がよい．ただし，泡立ちやすさ（起泡性）は，水様卵白の多い古い卵のほうが高い．また，起泡性は温度の影響も大きく，30〜40℃に温めたほうが泡立ちやすいが，泡の品質面は低温で起泡したほうが，きめが細かくつやのある泡となる．全卵で泡立てる際には，脂質の多い卵黄の影響で泡立ちにくいため，30〜40℃に温めて起泡する場合がある．また，pHをオボアルブミンの等電点4.5付近にすると，泡立ちやすい．砂糖の添加は，粘度を高め泡の安定性を高める．ただし，起泡しにくくなるため，砂糖を添加するときにはある程度卵のみで起泡させた後，砂糖を加えるとよい．油や食塩の添加は，卵の起泡力，安定性を悪くする．卵白の起泡性を利用したものに，スポンジケーキやメレンゲなどがある．

　卵黄は乳化性が高く，安定したエマルションを作るのに役立つ．これは卵黄のレシチンに由来する．レシチンは親水基，疎水基の両方をもつ両親媒性分子で界面活性を有し，乳化剤として作用する．卵白の乳化性は卵黄の1/4程度である．卵黄に食塩や糖類を添加すると，乳化容量が高まる．卵黄の乳化性を利用したものにマヨネーズがある．

d) 豆・豆製品類

　豆類はその成分により大きく2つに分けられる．たんぱく質と脂質を主成分としただいず，らっかせいと，炭水化物を主成分としたあずき，えんどう，いんげん，そらまめなどである．また，熟度の違いにより，未熟な豆類としてえだまめ，さやえんどう，さやいんげん，グリンピース，完熟した豆類としてだいず，あずきなどで，完熟したものは保存性を高めるため乾燥豆とし

希釈卵液の割合

オムレツ（卵1：牛乳0.3〜0.5），たまご豆腐（卵1：だし汁1〜1.5），カスタードプリン（卵1：牛乳2〜3），茶わん蒸し（卵1：だし汁3〜4）．茶わん蒸しやカスタードプリンをすだちのないなめらかな状態に仕上げるためには，卵液をこすこと，加熱上昇速度を遅くして，強すぎない火力で90℃以下に保つことが肝要である．

卵黄，卵白の硫黄と鉄の含量

卵黄：硫黄は0.016%，鉄は0.011%．卵白：硫黄は0.195%，鉄は0.0009%．

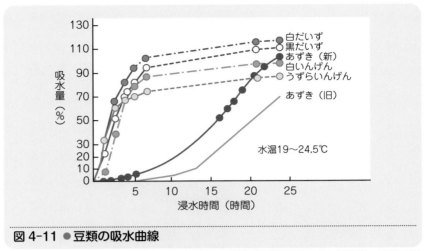

図 4-11 ● 豆類の吸水曲線

（畑江敬子・他編：調理学. p122，東京化学同人，2016 より）

　て扱われる．ここでは乾燥豆の調理性について述べる．

　乾燥豆は水分が約 12 〜 15％くらいで，まずは吸水の調理操作を行う．各種豆類の吸水曲線を**図 4-11** に示す．あずきやささげは種皮が強靭なため他の豆類と比べ吸水が遅く，約 24 時間で飽和状態に達するのに対し，他の豆類は約 6 時間くらいで吸水が完了する．豆類の軟化を促進するために，浸漬水に塩や炭酸水素ナトリウム（重曹）を添加して吸水させることがある．これはだいずのたんぱく質が塩溶性であることやアルカリの軟化効果を利用したものである．

　あずきやいんげんまめに含まれる**タンニン**や**サポニン**などの風味を低下させる成分を除去するため，渋切りを行う．ゆでる際，だいずやあずきは起泡性成分のサポニンが溶出しふきこぼれる可能性があるため，注意が必要である．

　正月料理の黒だいず（黒豆）など煮豆の調理でしわができることがある．これは，種皮が吸水膨潤して伸びやすいのに対し，子葉部の膨張は遅いためである．また，砂糖を添加すると浸透圧の影響で子葉部を収縮させる．そのため，砂糖を加えるときには一度に加えるのではなく，2 〜 3 回に分けて徐々に濃度を高めていくと，しわを防ぐことができる．黒だいずを煮るときに炭酸水素ナトリウム（重曹）を加えると軟らかくなるが，一方でビタミンの損失は大きくなる．また，黒だいずの皮の色素はアントシアン系の色素**クリサンテミン**でアルカリ性で，Fe^{3+} と結合し錯塩を作り色が安定化する．黒だいずを鉄鍋で煮たり，釘などを入れて煮るのはそのためである．

　一方，あずき，うずらまめ，いんげんまめは種皮よりも子葉のほうが膨潤しやすく，胴割れや煮崩れしやすい．豆を煮ている最中に加える水のことをびっくり水といい，ゆで水の温度を下げ，加熱速度を遅くして豆の均質な軟化を促すことができる．

❹ 副菜（野菜類，いも類，きのこ類，海藻類）

a）野菜類

　野菜の調理においては，生食の場合には食感，加熱調理の場合には色や食感，栄養成分の保持，不快成分の除去が重要なポイントとなる.

　緑色野菜の代表的な緑色色素は**クロロフィル**で，水に不溶であるが，加熱時間が長く，酸性条件下にさらされると，クロロフィル分子中の Mg イオンが脱離し**フェオフィチン**となり，黄褐色になる. 一方，クロロフィルは，クロロフィラーゼの作用あるいはアルカリ性条件下でフィトールがはずれて**クロロフィリン**となり，鮮やかな緑色になる. 緑色を保持するためには，酸性にしないことに加えてなるべく加熱を短時間にし，蓋はせず，ゆで上がったらただちに温度を下げることが肝要である. 加熱時に塩を加えるのは，沸点上昇により高温短時間加熱を実現するためである. また，酸性の調味料である酢やみそ，しょうゆなどを用いる場合には提供直前に調味するのがよい. わらびやよもぎなどをゆでるときには，重曹などを用いてアルカリ性溶液とすることで鮮緑色となると同時に軟化しやすくなる.

　にんじん，かぼちゃ，トマトなどの黄色や赤色の色素はカロテノイドで，水に不溶で，酸やアルカリなどにも安定である. 脂溶性のため油脂と一緒に調理すると吸収がよい.

　れんこんやカリフラワーは加熱時に酢を加えることにより，れんこんは歯ざわりがよく，カリフラワーは白色を保つことができる. これらの白色野菜に含まれる**フラボノイド**は，水溶性の酸性で白色であるが，アルカリ性では黄色を呈する.

　なすやレッドキャベツのように赤や紫色を呈する野菜は，水溶性の色素**アントシアニン**を有し，これは加熱に弱いので変色しやすい. なすの煮物をする場合には，なすを油で揚げてアントシアニンを安定化させてから煮ると色落ちが抑えられる. pH の変化により構造が変わり，酸性条件下では赤，紫が鮮明になるが，アルカリ性条件下ではくすんだ緑がかった色となる. なすの漬物にミョウバンを用いるのは，なすの色素ナスニンがアルミニウムと反応し安定した錯塩を作るためである. 一方，うめのしそ漬けや赤かぶの酢漬けは酸性条件下で鮮やかな赤色を呈することを利用している.

　野菜や果物のなかには切ったものを空気中に放置すると切断面が**褐変**（酸化して黒ずむこと）するものがある. これは，野菜の細胞内にあるポリフェノール類が**ポリフェノールオキシダーゼ**により酸化されて褐変物質を生成するためである. 褐変を防ぐには，切り口を水に浸けて空気を遮断する，レモン汁や食塩水につけるなどして酵素活性を抑制するのが効果的である.

　苦み，えぐ味などは浸漬したりゆでたりすることで除去できる成分でアクという. たけのこは，こめのとぎ汁や米ぬかを加えてゆでると，でん粉などのコロイド粒子にえぐ味成分が吸着され，えぐ味を除去することができる.

　アスコルビン酸（ビタミンC）は水溶性で，熱，アルカリに不安定で酸化しやすく，調理器具などから溶出する重金属イオンによっても破壊されるため，できるだけ加熱時間を短くする必要がある. 調理法によるアスコルビン

プロトペクチン
未熟な果物や野菜の組織に多く含まれ，成熟に伴いペクチニン酸，さらにペクチン酸に変化する.

表 4-16 ● 調理法によるアスコルビン酸の残存率

野菜名	アスコルビン酸				
	生野菜中 (mg/100g)	蓋をしない鍋 (%)	蓋をした鍋 (%)	むし器 (%)	圧力鍋 (%)
ほうれんそう	90.2	45	63	64	78
たまねぎ	16.3	36	68	67	53
カリフラワー	52.2	37	55	71	70
ブロッコリー	123.0	33	67	79	82
アスパラガス	29.1	43	71	78	80

(Gordon J, et al：Effect of cooking method on vegetables；ascorbic acid retention & color differences. J Am Dietet Assoc, 35（6）：578-581, 1959 を一部改変／中浜信子：野菜・果実の調理. 調理の科学. p151, 三共出版, 1991 より)

酸の残存率の違いを**表 4-16** に示す．また，**アスコルビン酸酸化酵素**を多く含むにんじん，かぼちゃ，きゅうりなどの調理では，細かく刻んだり，おろしたり，ジュースにすると空気中の酸素によりアスコルビン酸は酸化される．できるだけ空気中の酸素に触れる面積を小さくして，その時間を短くすることが重要である．

b) いも類

　いも類の成分は水分が約 65 〜 85％ともっとも多く，残りはほとんどがでん粉である．でん粉が糊化するのに必要な水分をいも自体がもっているため，蒸す，炒める，焼く，揚げるなどすべての調理が加水しなくても可能である．加熱によりでん粉の糊化とともに細胞間に存在するペクチンの可溶化が起こり，いもは軟らかくなる．

じゃがいも

　じゃがいもの芽には有毒配糖体の**ソラニン**があるため，取り除く必要がある．また，切り口が褐変する．これは細胞中に存在している**チロシン**が，チロシナーゼにより空気中で酸化され，酸化物が重合し，褐色色素メラニンを生じたためである．チロシナーゼは水溶性であるため，じゃがいもを水につけることで褐変を防ぐことができる．ただし，浸漬時間に伴ってビタミン C も失われるので注意が必要である．

　じゃがいもはさまざまな品種があるが，大きく分けると**粉質いもと粘質いも**になる．一般に粉質いもはでん粉含量が多く，比重が大きい．比重が大きいものほど煮崩れしやすい．一方，粘質いもはでん粉含量は少なく，比重が小さいため，煮崩れしにくい．これらの特性により，粉ふきいもやマッシュポテトにするときには粉質いも，煮物，揚げ物にするときには粘質いもが適している．

　粉ふきいもは，ゆででん粉が十分に糊化した段階で，軟らかくなったいもの表面に白い粉をふかせる．この白い粉は鍋を揺り動かすことによる衝撃で細胞の表層が損傷したものである．

　マッシュポテトは，いもを細胞レベルに分離させたものである．裏ごしを熱いうちに行うと，細胞間に存在する**ペクチン**が可溶化して流動することにより，容易に細胞単位に分離することができる．しかし冷めてしまうとペクチンの流動性がなくなり，細胞の固化が起こり，大きな力で裏ごしをすることになる．すると，細胞膜が損傷してでん粉が流出することになり，粘りが

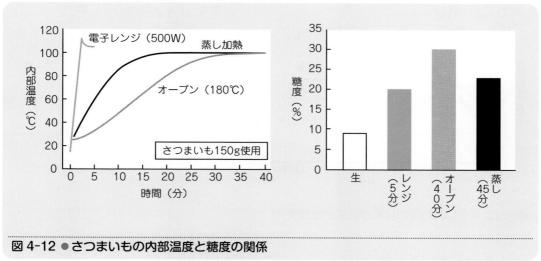

図 4-12 ●さつまいもの内部温度と糖度の関係

(四十九院成子：調理と栄養. ネオエスカ調理学（渋川祥子・他編）. p186, 同文書院, 2006 より)

生じて異なる食感の仕上がりとなる.

　煮くずれは, 過度の加熱によりペクチンの細胞間の結着性が失われることによる. しかし新じゃがいもは未熟で, 水に不溶性の**プロトペクチン**が多く, 加熱しても細胞が分離しにくく, 煮くずれしにくいので煮物に適している. ただし, 粉ふきいもやマッシュポテトには向かない.

さつまいも

　さつまいもにも多くの品種があり, じゃがいもと同様, 粉質いもと粘質いもがある. 粉質いもは一般にでん粉が多くホクホクし, 粘質いもは低分子の糖質が多くべたべたする. さつまいもには**β-アミラーゼ**が多く含まれているため, 加熱によりでん粉に β-アミラーゼが作用して, **マルトース**が生成され甘くなる. 酵素が作用する時間が長いほど, 糖が生成され甘くなるが, 電子レンジ加熱のような高温短時間加熱では速やかに高温になり酵素が失活して, 糖化が抑制される（**図 4-12**）.

　さつまいもの表層部には**クロロゲン酸**などのポリフェノールが多く含まれる. 生のさつまいもの切り口を放置しておくと黒くなるのは, さつまいも中のクロロゲン酸がポリフェノールオキシダーゼにより酸化して, 酸化重合物が黒色の褐色物質を生成するためである. クロロゲン酸は重曹などのアルカリと反応すると緑色を呈する.

　さつまいもを切ると, 皮の内側から乳白色の液状の物質が出てくる. これは**ヤラピン**という樹脂配糖体で, 空気に触れるとポリフェノールを抱合し酸化重合して黒くなる. さつまいもを煮るときにミョウバンを入れると煮崩れを防ぐことができ, さらに色よく仕上げることができる.

さといも, やまのいも

　さといもややまのいもは粘稠性の高い**糖たんぱく質**（グロブリンとマンナンの重合物）を含む. さといもを煮る際には塩もみやゆでこぼしをして表面の粘質物を除去してから煮ると, 調味料が浸透しやすくなり, 吹きこぼれや

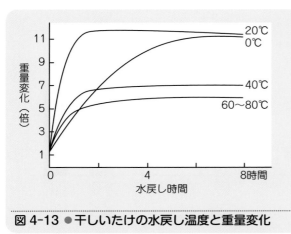

図 4-13 ● 干しいたけの水戻し温度と重量変化

（遠藤金次：シイタケを煮る. 調理科学, 22（1）：58-62, 1989 より）

表 4-17 ● 海藻類の戻し率

ひじき	4〜5 倍
こんぶ	3 倍
素干しわかめ	14 倍
即席わかめ	10 倍
塩蔵わかめ	2 倍
海藻ミックス（塩蔵）	1 倍

（今井悦子編：植物性食品. 改訂新版 食べ物と健康―食材と調理の科学. p49, アイ・ケイコーポレーション, 2014 より）

焦げつきも防ぐことができる. 一方, 粘質物を除去しないで調理する場合には, 初めに食塩, しょうゆなどの調味料を入れると粘質物の溶出が抑制され, 粘度が低下するので, 調理しやすくなる.

やまのいもは生食することが多く, すりおろすと高い粘稠性と曳糸性を示す. すりおろして放置しておくと酵素的褐変が起こるのはチロシンとチロシナーゼを含んでいることによる. 褐変を防ぐには皮をむいたらすぐに酢水などの酸性液に浸漬するとよい.

さといもややまのいもを扱うと手がかゆくなることがある. これはいもの表面に分布している**シュウ酸カルシウム**の**針状結晶**が皮膚を刺激するためである.

c) きのこ類

干しいたけは, 水に戻し十分に膨潤させて使用するが, 水温により重量変化（膨潤度）が異なるため, 注意が必要である. 水温と重量変化の関係を**図4-13**に示す. 水温が 40℃以上になると重量で**約5倍**までにしかならないのに対し, 水温を 20℃以下にすると重量で**約10倍**にまで大きくなる.

d) 海藻

乾燥海藻類は水で戻してから使用するが, 吸水により重量が 2〜14 倍になる. 主な乾燥海藻類の戻し率を**表4-17**に示す. こんぶはだし用, 煮物用, 加工用に分類される. こんぶの表面に付着している白い粉は**マンニトール**といううま味成分なので, 洗わずに布巾で拭いて汚れを落とす. こんぶからだしをとる際は水から加熱する. 沸騰させると粘りが出るため, 沸騰前に取り出す.

❺ その他

a) 牛乳

牛乳は 60℃以上に加熱をすると, 表面に被膜が生じる. これは, 加熱により変性した**カゼイン**などが牛乳中の脂肪球の周りに吸着して形成されたものである. さらに加熱を続けると, 不快臭を生じる. これは SH 基を多く含

> **牛乳の調理特性**
> ①風味の付与, ②なめらかな食感の付与, ③焦げ色の付与, ④白色効果, ⑤脱臭効果, ⑥物性改良, ⑦いもの硬化.

むβ-ラクトアルブミンが90℃以上になると**硫化水素**を発生するためである．牛乳は加熱により表面張力が小さくなると，吹きこぼれやすくなるので注意が必要である．

牛乳は酸性になると凝固する．これはカゼインミセルが**等電点**（pH4.6）付近で凝集するためである．pHが低い柑橘系の果汁や野菜と合わせて調理をする際には，カゼインが凝集・沈澱しないように，牛乳の添加方法や加熱方法に留意する必要がある．

牛乳を遠心分離して脂肪の多い画分を取り分けたものをクリームという．

b) 果実

果実の加熱調理には，コンポートやソース類などがあるが，加工調理で代表的なものとしてジャムやマーマレードがある．これらは果実に含まれる**ペクチン**のゲル形成能を利用したものである．果実のペクチン（広義）は成熟に伴い**プロトペクチン**から**ペクチニン酸**（狭義のペクチン），**ペクチン酸**へと変化する．ジャムはペクチニン酸とペクチン酸が主成分である．ペクチンの含量とその特性は果実の種類によって異なるが，ペクチン中のメトキシル基が7%以上のものを**高メトキシ（HM）ペクチン**，7%以下のものを**低メトキシ（LM）ペクチン**という．ジャムやマーマレードはペクチンの作用によるもので，ゲル化にはペクチン濃度0.5〜1.5%，砂糖濃度50〜70%，pH3前後が好ましい．一方，LMペクチンは砂糖や酸を加えてもゲル化せず，Ca^{2+}などの2価の金属イオンの存在によりゲル化する．

果物には**たんぱく質分解酵素（プロテアーゼ）**を含むものがある．代表的なものとしてパパイア（パパイン），キウイフルーツ（アクチニジン），パイナップル（プロメライン），いちじく（フィシン），プリンスメロン（ククミシン）などがある．これらの酵素は食肉を軟らかくしたり，食後に食べることで消化を促したりするが，ゼラチンゼリーのゲル化を阻害するため，ゼリーに用いる際には果実をあらかじめ加熱して酵素を失活させてから用いる．

野菜，果実のなかには**低温障害**[注]を起こすものがあるので，**表4-18**のように，それぞれ貯蔵に適した温度帯がある．

❻ 成分抽出素材（でん粉，油，ゲル化剤）

a) でん粉

でん粉は，植物の細胞中に存在する貯蔵多糖類であり，エネルギー源となる重要な成分である．でん粉を大別すると根茎でん粉（地下系）と種実でん粉（地上系）からなり，植物によって粒の形状や糊化特性が異なる．

でん粉粒を水に懸濁して加熱し，一定の温度（60℃前後）に達すると，でん粉は急速に多量の水を取り込んで膨潤し，透明度や粘度が増して全体が半透明の糊液になる．この現象を**糊化**といい，糊化したでん粉をα-でん粉ともいう．

糊化したでん粉を室温に放置すると老化が起こる．老化では，隣接する分子の間で結晶構造が再形成され，生でん粉と異なる構造をとることから，老化でん粉はβ-でん粉とも呼ばれる．パンや米飯などのでん粉性加工食品の調理後の品質低下はでん粉の老化による場合がほとんどである．

クリームの調理特性
①風味の付与，②なめらかな食感の付与，③クリーミング性，④起泡性，⑤可塑性，⑥保形性．

低温障害
野菜や果物が低温貯蔵中に代謝に異常をきたし，組織の軟化，褐変，ピッティング（陥没，くぼみ）などの変質を起こしたり，腐敗することをいう．低温障害を受けやすいものとして，野菜ではさつまいも，なす，トマト，きゅうり，ピーマンなど，果物ではバナナ，メロン，もも，パパイアなど，特に熱帯産の植物由来の果物には低温障害を起こすものが多い．

表 4-18 ● 野菜・果実類の貯蔵適温

温度（℃）	温度（％）	野菜・果実名
0 ～ 1	85 ～ 90	カリフラワー，みつば，せり，しゅんぎく，アスパラガス，ふき，とうもろこし，たけのこ，くわい，しょうが，みょうが
	90 ～ 95	だいこん，かぶ，にんじん，ねぎ，わけぎ，にら，はくさい，つけ菜，からし菜，わさび，らっきょう，キャベツ，芽キャベツ，ブロッコリー，セロリ，パセリ，レタス，サラダ菜，ほうれんそう，しそ，たけのこ（加工品）
4 ～ 10	70 ～ 75	たまねぎ
	85 ～ 90	なす，きゅうり，ピーマン，オクラ，さといも，れんこん，ゆり根
	90 ～ 95	ごぼう，にんにく，うど，まつたけ，えのきだけ，しめじ
4 ～ 5	80 ～ 85	生しいたけ
7 ～ 10	85 ～ 90	しろうり，まくわうり
10 ～ 13	85 ～ 90	じゃがいも，やまのいも
10 ～ 16	85 ～ 90	トマト
13 ～ 16	85 ～ 90	さつまいも，日本かぼちゃ

一般にポリエチレン袋などで包装して保管する．

（暮らしを創る会：暮らしの食品成分表 '97．p151，一橋出版，1997 より）

表 4-19 ● 油脂の調理特性

特性	調理性	調理・加工例
食感・風味の付与	口ざわり，こく味	ナッツ，霜降り牛肉，まぐろのトロ，和え衣，バター
食品組織の形成	容積，きめ，弾力性，ショートニング性	焙焼菓子，パン，ショートニング
エマルションの形成	口ざわり，クリーミング性	マヨネーズ，生クリーム，バター，マーガリン
起泡性	クリーミング性，ホイップ性	ホイップクリーム，バタークリーム，トッピング
疎水性（防水性）	食品と食品の接着防止	焼き網，鉄板への塗油
加工（エステル交換など）による物性の改変	口ざわり，口どけ	チョコレート
高温	加熱媒体，香気生成，脱水	揚げ油，炒め油

（福田靖子：食品素材と調理．調理科学（村山篤子・他編），p147，建帛社，2002 より）

老化には温度，水，共存物などが影響する．具体的には水分 30 ～ 60％，温度 0 ～ 10℃でもっとも老化しやすく，60℃以上の高温や 0℃以下の低温，および水分 15％以下の乾燥状態では老化が起こりにくい．老化にはさらに糊化の程度が関係し，十分加熱して完全に糊化させたでん粉は老化が遅い．アミロース含量の高いでん粉は老化が速く，もち種でん粉では非常に遅い．砂糖は，でん粉分子間の水素結合の再形成を妨げ，老化を防ぐ．

b) 油

油脂は**疎水性**である．一般に常温（15℃）で液体状のものを**油**（oil），固体状のものを**脂**（fat）という．液体油である植物油，魚油は不飽和脂肪酸が多く，融点が低い．一方，固体脂である動物脂（バター，ラードなど），植物脂（パーム油，カカオ脂など）は飽和脂肪酸が多く，融点が高い．

油脂の調理特性を**表 4-19** にまとめた．油脂を調理・加工に利用する場合，常温利用と加熱利用とがある．常温利用は調味料利用（ドレッシング，マヨ

表 4-20 ●ゲル化剤の種類と特徴

	寒天	ゼラチン	κ- カラギーナン
原材料	紅藻類（てんぐさ，おごのり）中の細胞壁	動物の結合組織や骨，真皮に含まれるコラーゲン	紅藻類のスギノリ，ツノマタから抽出されたカッパー（κ），ラムダー（λ），イオター（ι）の3種を混合・調製
主成分・特性	0.5％以上の濃度で室温で凝固．ゼラチンの10倍のゲル化力があり，弾力のあるゲル	たんぱく質（リジン）を多く含む．消化吸収がよく，病人食や幼児食に向く．凝固・融解温度が低いので冷蔵庫保存が必要	増粘用，ゲル化用，乳製品用，水羊羹，冷凍ゼリーなどに利用．寒天やゼラチンの欠点を補うゲル化剤として注目されている
形状	角（棒）状，糸状，粒状，粉末状	板状，粒状，粉末状	白色の粉末
膨潤	角寒天は30分，他は8～10分間	板状は20～30分，他は5～10分間	だまを防ぐために少量ずつ水に振り入れたり，砂糖などと混合してから水に溶解する
溶解温度	90～100℃	40～50℃	50～70℃
凝固温度	27～28℃	14～15℃	30～40℃
融解温度	70～80℃以上	20～25℃	60～65℃
使用濃度	0.7～2.0％	2～5％	0.3～1.0％
添加物	果汁は60℃以下で加える．牛乳は寒天液の1/2量以下に，分離を防ぐ目的で40℃くらいで型に流す	パイナップル，パパイヤなどは加熱し，酵素失活後に加える	牛乳中のカゼインと反応して強固なゲルを形成する
混合ゲルの特性	寒天0.5～0.7％とゼラチン2～3％の混合ゲルは食味良好で，離水も少ない		
		ゼラチンとカラギーナンの混合はしなやかな口当たりのゲルとなる	

（高橋節子：その他の素材，和菓子の魅力—素材特性とおいしさ．p116，建帛社，2012を一部改変）

表 4-21 ●寒天濃度と凝固温度，融解温度，ゼリー強度

寒天濃度 (g/100mL)	凝固開始温度 (℃)	凝固温度 (℃)	融解温度 (℃)	ゼリー強度 (10^4N/m²)
0.5	35～31	28	68	1.8
1.0	40～37	33	80	2.2
1.5	42～39	34	82	4.4
2.0	43～40	35	84	6.7

（中浜信子：寒天・ゼラチンの調理．調理の科学．p163，三共出版，1991より）

ネーズ）やバター，マーガリン類のクリーム化，ホイップ化利用などがある．加熱利用には揚げ油，炒め油のように熱媒体としての利用と油脂を小麦粉に添加して加熱する（クッキーやパイなど）利用などがある．

c) ゲル化剤

ゼリーやプリン，ようかんなどの寄せ物にはゲル化剤が必要である．その種類と原料，ゲル化特性を**表4-20**にまとめた．ゼラチンを除いて，微生物や種子などに由来する多糖類が多い．

寒天は**アガロース**と**アガロペクチン**から構成されているが，ゲル化には主としてアガロース部分が関わっている．寒天濃度，融解温度，ゼリー強度の関係を**表4-21**に示す．90℃以上で完全なゾルとなり，ゲル化温度は35～43℃と高く，室温でも十分にゲル化する．寒天ゲルは強固であるが，時間経過とともに離漿が起こる．これはゲルを形成している網目構造が徐々に収縮し，構造内の液体が押し出されるためである．寒天濃度が高く，加熱時間が

> **バターの調理特性**
> ①風味の付与，②なめらかな食感の付与，③クリーミング性，④可塑性，⑤ショートニング性，⑥熱媒体．

長い場合には離漿は起こりにくい．また，砂糖を添加するとゲル強度が高まる．これは水が寒天分子や砂糖（ショ糖）分子と相互に水素結合するためで，砂糖濃度が高いほど弾力性が強くなる．一方，寒天濃度が低く，砂糖濃度が高いほどゼリーの透明感が高くなる．果汁は有機酸を含み，添加するとゼリーが崩れやすくなる．したがって，60℃くらいになった寒天液に果汁を加えるとよい．食塩や牛乳たんぱく質はゲル強度を弱める．また，寒天溶液に対して比重が重いあんや軽い卵白泡を混合するときには凝固直前の温度で混合すると分離しない．

ゼラチンゲルは滑らかな食感を特徴とし，ゲル化するゼラチン濃度は2〜4％，凝固温度は3〜10℃であり，寒天に比べてゲル化しにくい．したがって，室温の高いときはゼラチン濃度を高く（4〜5％くらい）したり，氷水や冷蔵庫でゲル化させる．融解温度も25℃と低いため，室温に放置するとゼリーの崩壊が起こる．濃度が同じでも，冷却時間が長いほど，冷却温度が低いほどゼリー強度は高くなる．添加する材料の影響では，砂糖や牛乳（カルシウム）はゲル強度を増加させ，果汁のなかでゼラチンの等電点（pH5前後）以下のものや，たんぱく質分解酵素を含むもの（パイナップル，キウイフルーツ，パパイヤ）は，ゲル化を抑制し，ゲル強度が低下する．

その他，たんぱく質素材として，だいずたんぱく質や小麦粉から得られるグルテン食品がある．

❼ 調味料（甘味料，塩味料，酸味料，香辛料，うま味調味料・風味調味料）

a）甘味料

代表的な甘味物質は**ショ糖（スクロース）**である．砂糖は甘味度や溶解度が高く溶けやすい．また温度や溶解後の経過時間で変化がないことから菓子や飲料類によく使われている．ショ糖の調理特性を**表4-22**に示す．ショ糖は20℃の水1mLに2g溶解する．20℃の溶解度が約67％のため（**表4-23**），冷却しても結晶が析出しないようにするには，おおむね65％以下の濃度にする必要がある．

一定温度まで加熱したショ糖溶液を冷却すると，過飽和の状態になる．過飽和状態で撹拌すると，過飽和分のショ糖が結晶として析出してくる．この現象を利用したものが，**フォンダンクリーム**である．フォンダンクリームはシロップにショ糖の結晶が分散した状態である．加熱温度，冷却温度で結晶の量を，撹拌のタイミングで結晶サイズを制御することによって，なめらかなフォンダンクリームができる．低温で結晶化が行われると細かくなめらかな製品を得ることができる．

ショ糖溶液に酸や転化酵素（インベルターゼ）を加えて加熱をすると，ショ糖は，グルコースとフルクトースに加水分解される．これをショ糖の**転化**という．ショ糖を加熱すると130℃くらいからショ糖の転化が起こり，150℃を過ぎると転化糖は増加し，黄色く色づき始め，170〜190℃になると褐色になり，香ばしい香りから焦げくさい香りに変化する．この褐変した液を**カラメル**といい，褐変の過程を**カラメル化現象**という．カラメルはカスタードプリンのソースのほか，スープやソースなどの色づけにも用いられる．各種

表 4-22 ● ショ糖の調理特性

甘味料としての働き	料理に甘味を付与，コーヒーの苦味や酢の物の酸味を抑制する
溶解性	親水性基である OH 基を多くもつため，水によく溶ける
微生物の繁殖抑制	水分活性を低下させ浸透圧を高くするため微生物の育成を抑える
でん粉の老化抑制	ショ糖が水を吸収するため遊離水の少ない状態となり，生でん粉の α 化を遅らせる一方，α-でん粉の β 化を遅らせる
たんぱく質の変性を抑制	ショ糖と水が結びつきたんぱく質の凝固温度を上昇させる．たんぱく質の熱変性，表面変性，凍結変性を抑制する．カスタードプリンは 15％ 以上のショ糖の添加で，凝固力が低下する
油脂の酸化防止	高濃度のショ糖溶液は酸素が溶けにくく，抗酸化性を与える
物性の改善	光沢を増す．ゼリーの透明度を高めゼリー強度を増す．ペクチンをゲル化させる．生地を軟化させる．食品の粘性，比重を高める．焼き色や香りをつける
イースト発酵の栄養源	酵母の栄養として発酵を促進する
結晶性	調製条件によりなめらかな微細結晶や，粗い結晶を得ることができる

表 4-23 ● スクロースの溶解度と溶液の濃度・比重

温度（℃）	溶解度（スクロース g/ 水 100g）	スクロース溶液	
		濃度（％）	比重
0	179.2	64.18	1.32
20	203.9	67.09	1.33
40	233.1	70.42	1.35
60	287.1	74.18	1.38
80	362.1	78.36	1.40
100	487.2	82.87	1.44

（今井悦子編：改訂新版 食べ物と健康―食材と調理の科学．p78，アイ・ケイコーポレーション，2014 より）

表 4-24 ● 各種甘味物質の甘味度（ショ糖を 1.00 として）

種類	Watson の測定値	Beister の測定値	糖を主成分とする食品
ショ糖	1.00	1.00	砂糖
ブドウ糖	0.49	0.74	果実
果糖	1.03 ～ 1.50	1.73	果実，はちみつ
乳糖	0.27	0.16	乳汁
麦芽糖	0.60	0.33	麦芽飴

（山崎清子・他：食べ物のおいしさ．NEW 調理と理論．第 2 版．p5，同文書院，2021 より）

甘味物質の甘味度を**表 4-24** に示す．果糖やブドウ糖は立体異性体の α 型と β 型があり，型によって甘味度が異なる．果糖の甘味度は β 型が α 型の 3 倍で，低温になると β 型が増加するため，甘く感じる．果物を冷やして食べるのは，理にかなっているといえる．

みりんも甘味を付与する調味料である．主成分はブドウ糖で，糖度は砂糖の 1/3 である．照りやつやを出し，臭みを消して香りをつける．

b）塩味料

食塩は食物に塩味をつける料理に欠かすことのできない代表的な調味料である．NaCl が 99％ 以上のものをさし，水溶液中では Na^+ と Cl^- に解離して電解質となる．Cl^- が塩味を，Na^+ はかすかな苦味を呈する．食塩の調理特性を**表 4-25** に示す．食塩は，体液の浸透圧調節，神経・筋組織の興奮などに作用する．おいしく感じる塩味の濃度は 0.85％（体液の浸透圧に起因）である．主な食品および加工食品の食塩濃度を**表 4-26** に示す．

煮切りみりん

火にかけてアルコールを燃やす（煮切る）．アミノカルボニル反応が起こり，料理の色やつやがよくなる．

本みりん

焼酎にもち米と米こうじを加えて仕込んだ酒類調味料．アルコール約 14％．

みりん風調味料

水あめやブドウ糖などの糖類，アミノ酸，有機酸などを混合したもの．アルコール 1％ 未満．

みりんタイプ発酵調味料

うるち米を米こうじで糖化し，酵母でアルコール発酵後，食塩，糖類，アルコールなどを調合したもの．

表 4-25 ● 食塩の調理特性

塩味の付与	料理に塩味を付与
防腐作用	微生物の繁殖抑制
脱水作用	魚臭の除去
たんぱく質の熱凝固	熱凝固性の促進
たんぱく質の溶解	アクトミオシン形成．筋原線維たんぱく質は，2～10％濃度で溶解する．10％以上の高濃度では，食塩による脱水作用でアクトミオシンの形成は阻害され，たんぱく質は凝集・沈澱する．魚肉は白くなり，不溶になる
グルテンの形成促進	グルテニンとグリアジンの網目構造の形式を促進
粘質物の除去	さといものぬめりをとる．ゆで水の粘度は低下する
豆腐のすだち・硬化防止	0.5～1％程度の塩を添加した湯中で加熱すると，食塩がカルシウムイオンとたんぱく質の反応を妨げ，硬化が抑制される
酵素作用の抑制	酸化酵素の活性を抑制し，褐変を防止する．アスコルビン酸と食塩を併用すると，褐変防止効果が高まる

表 4-26 ● 主な食品の食塩濃度

食品名	食塩濃度（％）
食パン	1.3
味つけ飯	0.5～0.7
普通の汁物	0.7～0.8
普通の煮物	1.0～1.2
バター	1.9
みそ（甘）	6.1
みそ（辛）	10～13
たくあん漬	7～9
つくだ煮類	6～10
塩辛	10～15
しょうゆ	12～16

（山崎清子・他：食べ物のおいしさ．NEW 調理と理論．第 2 版，p7，同文書院，2021 より一部改変）

しょうゆの調理特性
①加熱による褐変と香りの生成，②消臭効果，③食品の硬化．

みその調理特性
①芳香性，②消臭効果，③緩衝作用，④乳化性・分散性．

しょうゆも日本人にとって欠かすことのできない塩味を付与する調味料である．だいずまたは脱脂だいずとこむぎを原料に，こうじと食塩を加えて発酵させているため，熟成期間中にグルタミン酸をはじめ，各種のアミノ酸や有機酸などの呈味成分が合成され，特有の香気成分が生成される．しょうゆの色はアミノカルボニル反応によるものである．こいくちしょうゆよりうすくちしょうゆのほうが食塩相当量は高いので注意が必要である．減塩しょうゆは食塩相当量9％以下のものである．

みそは蒸しただいずにこうじと食塩を加えて発酵，熟成させた醸造調味料である．原料のこうじにより米みそ，麦みそ，豆みそに分類され，それぞれのみそに独特の味，香り，色がある．

c）酸味料

酸味料の代表的なものが**食酢**である．食酢には醸造酢と合成酢があり，醸造酢には穀物酢と果実酢がある．食酢の調理特性を**表 4-27**に示す．醸造酢は酢酸を 3～5％含み，酢酸のほかに酒石酸，コハク酸などの有機酸や，各種アミノ酸，糖類などを含む．解離して生じた H^+ によって酸味を感じる．調理では，二杯酢や三杯酢，ドレッシングなどに調合して使用することが多い．主な醸造酢の種類と酢酸の濃度を**表 4-28**に示す．

d）香辛料

香辛料とは**スパイス**や**ハーブ**をさし，芳香性植物の果実，花，つぼみ，樹皮，茎，葉，種子，根塊などの主に乾燥物を粉末状にしたもので，特有の香り，味，色をもち，嗜好性を豊かにする植物性食品である．香辛料の調理特性を**表 4-29**に示す．

e）うま味調味料・風味調味料

うま味調味料は工業的に製造されたうま味物質を主成分とする調味料で，単独のうま味調味料と複合系うま味調味料がある．単独のものとしてはアミ

表 4-27 ● 食酢の調理特性

酸味の付与	塩味に対し強める効果や抑制効果，油味の緩和，隠し味
防腐・殺菌効果	pH が低下し，微生物の繁殖を抑制（例：魚の酢洗い）
たんぱく質の変性	たんぱく質の等電点に近づき熱凝固を促進（例：ポーチドエッグ）
テクスチャーの変化	れんこんの歯ざわりをよくする．こんぶの軟化（アルギン酸に作用）
褐変防止	フラボノイド色素の褐変を抑制（れんこん，カリフラワーなど）
発色・変色	アントシアニン色素は紅色に発色（しょうが，みょうが，レッドキャベツ） クロロフィルは褐色のフェオフィチンに変化（例：きゅうりのピクルス）
酵素活性の阻害	ポリフェノールオキシターゼの活性を阻害（れんこん，うどなど）
魚臭の抑制	アミン類と結合し，トリメチルアミンなどの魚臭成分を中和

表 4-28 ● 醸造酢の種類と酢酸濃度

種類	酢の濃度*（%）	主原料	用途
米酢	4.5	こめ	すし酢
穀物酢	4.2	穀類	一般料理
りんご酢	4.7	りんご	ドレッシング
ワインビネガー	5.0	ぶどう	ドレッシング

*：酢酸量として表示.

（飯田文子：食べ物の嗜好性．新健康と調理のサイエンス（大越ひろ・他編）．p168，学文社，2020 より一部改変）

表 4-29 ● 香辛料の調理特性

マスキング作用	悪臭成分と化学的に結合してマスキングし，香味のバランスを整える
賦香（ふこう）作用	飲食物に香味をつけ，食欲を増進させる
辛味作用	辛味をつけて食欲を増進させる（例：とうがらしのカプサイシンなど）
着色作用	黄色や赤橙色で美しい色をつけることで食欲を増進させ，風味を増す
抗酸化作用	ローズマリーやセージの抗酸化性がある
殺菌，防腐効果	抗菌性，抗カビ性を示す
生理・薬理機能	抗がん作用，抗血小板凝集作用，食欲増進効果，疲労回復効果，発汗作用がある
魚臭の抑制	アミン類と結合し，トリメチルアミンなどの魚臭成分を中和がある

ノ酸系のグルタミン酸ナトリウム，核酸系のイノシン酸ナトリウム，グアニル酸ナトリウムがあり，複合系のものはアミノ酸系と核酸系のうま味物質における味の相乗効果を利用したものである．グルタミン酸ナトリウムとイノシン酸ナトリウムを混合すると呈味度が増すことが知られている．

風味調味料は，かつお節，こんぶ，貝柱などの風味原料にうま味物質と食塩，糖類などを加えたものである．和風，洋風，中華風のものがあり，粉末状，顆粒状，ペースト状など形態もさまざまである．だしをとる手間が省けるが，風味調味料には食塩がかなり含まれているものもあるので，味付けには注意する必要がある．

2）調理操作

調理過程において起こる食品の成分変化や物性変化を考慮して，適切な操作条件を選択しなければならない．調理操作は非加熱操作と加熱操作があり，また，多くの場合そこに調味操作が加わる．

表 4-30 ● 主な非加熱操作の分類

操作	内容
計量	重量，容量，体積，温度，時間を測る
洗浄	流し洗い，こすり洗い，もみ洗い，ふり洗い，さらし洗い，混ぜ洗い，とぎ洗い，つかみ洗い
浸漬	もどす（吸水・膨潤），浸す（吸水・膨潤，あく抜き，塩出し，うま味成分の抽出，調味料の浸透，変色防止，水分の補給）
切砕・成形	切砕（切る，刻む，皮をむく，魚をおろす，けずる） 成形（のばす，固める）
粉砕・磨砕	粉砕（つぶす，砕く，うらごしする，肉を挽く） 磨砕（野菜をおろす，する）
混合・攪拌	混ぜる（かき混ぜる，かき回す），粉をふるう 和える（混ぜ合わせる），こねる，ねる，泡立てる
圧搾・ろ過	圧搾（しぼる），ろ過（こす）
冷却	冷やす，冷ます

（高橋智子：調理操作のサイエンス．新健康と調理のサイエンス（大越ひろ・他編）．p131，学文社，2020より）

❶ 非加熱操作

　非加熱操作（**表 4-30**）は，加熱前の準備段階において用いられるものが多い．

a）計量

　料理の品質を常に一定に保ち再現性のあるものにするためには，調理操作を標準化しておく必要がある．その基本となるのが，計量[注]である．計量には，重量で量る場合と容量で量る場合がある．計量スプーンや計量カップを用いて容量で計量するほうが簡便であるため，少量調理においてはこちらがよく用いられる．一方，大量調理においては重量のほうが正確なため，重量で計量する場合が多い．特に粉状や粒状のものは重量で計量を行う．また，製品の品質を一定に保つためには，温度・時間管理が重要である．

b）洗浄

　洗浄は食品を衛生的に安全な状態にするために最初に行われる基本的操作であり，食品に付着した汚れ，有害物，悪臭などを除去する下処理操作である．洗浄方法には，**振り洗い**[注]，**混ぜ洗い**[注]，**こすり洗い**[注]，**もみ洗い，つかみ洗い**[注]などがあり，食品素材に合わせて最適な方法をとることが望ましい．また，洗浄によって水溶性成分が損失することがあるので，大量調理の場合には洗浄に長時間を要するため特に注意が必要である．

c）浸漬

　浸漬は食品素材に対して，加水，膨潤，軟化，味成分の浸透，不味成分の除去，褐変防止などの目的で行われる．食材に応じて浸漬液として冷水，ぬるま湯，食塩水，酢水，炭酸水素ナトリウム水溶液，木アク，調味液などが用いられ，目的に合わせた条件（温度，時間）を選択する．乾物は浸漬により，吸水・軟化し，熱伝導がよくなる．塩蔵品は浸漬により，塩抜き[注]をすることができる．

計量：外割と内割

外割は 100g に対して，何 g を加えるかというのに対し，内割は 100g 中に何 g 入っているかという考え方である．

振り洗い

葉菜類は組織が軟らかいため振り洗いをする．ただし，水量や水圧，回数などにより損傷することもあるため，注意が必要である．

混ぜ洗い

豆類など硬く，小さなものは混ぜ洗い（攪拌洗い）を行う．こめの場合は研ぎ洗いという．

こすり洗い

根菜類，果菜類，いも類，果実類はこすり洗いをする．たこやなまこのような魚介類は表皮の付着物を取り除くため，食塩をつけてこすり洗いをする．獣鳥肉の骨などを洗浄するときもこすり洗いをする．

もみ洗い，つかみ洗い

海藻類，貝類，かんぴょうなどの吸水性の高い乾物，こんにゃくなどはもみ洗いやつかみ洗いをする．

塩抜き

塩抜きは，塩蔵品を真水よりも薄い塩水に漬けることで，濃度勾配を小さくし，表面の急激な脱塩を防ぐとともに，味の損失を防ぐことができる．むかえ塩，呼び塩ともいう．1～1.5％の濃度の食塩水を用いる．

d）切砕・成形

切砕や成形は，食品の不要部分を除去したり，食べやすい形状，外観，大きさに整えたり，食品の食感を変化させたりする目的で行われる．切砕や成形により，食品の表面積は大きくなり，加熱時の熱伝達や調味料の浸透がよくなる．また，繊維質の食品は繊維に対し垂直方向に切断すると軟らかい食感になり，平行方向に切断すると硬い食感になるため，目的に合わせた切り方を選択する．さらに用いる道具や切り方により<u>廃棄率</u>が異なってくるので，注意して食材を発注する必要がある．

e）粉砕・磨砕

粉砕・磨砕は，固体状食品に外力を加え，粒状，粉状またはペースト状にする操作である．食品の組織を破壊して成分を均一化することにより，香りや味などの品質が安定する．一方で，野菜・果物類の場合はビタミンが破壊されやすくなる．

f）混合・攪拌

混合・攪拌は，2種類以上の食品素材を混ぜ合わせ，乳化，あるいは起泡させたり，グルテンを形成させて粘弾性を増強することを目的に行われる操作である．同じ材料でも，温度や操作速度により熱の移動・挙動が異なり，異なる性状の仕上がりとなる．

g）圧搾・ろ過

圧搾は，押す，握るなどの操作によって食品に圧力を加え成形，脱水したり，内在する液体を搾取したりするために行われる操作である．裏ごしも圧搾操作の1つといえる．また，ろ過は水分を含んだ食品を固体と液体に分離する操作をいう．不要な部分を除去する目的にも使用される．

h）冷却

冷却は，調理した食品の温度を低下させる操作で，ゆでた緑黄色野菜を色よく仕上げたり，ゼリーのゲル化，微生物の繁殖抑制，嗜好性の向上を目的として行われる．水と空気では水のほうが熱伝導率が大きいため，冷蔵庫内よりも冷水中のほうが速く冷却させることができる．冷蔵の温度帯は約0～10℃であり，魚介類の保存は**チルド**（0℃），**氷温**（−1℃），**パーシャルフリージング**（−3～−2℃）の温度帯がよい．ただし，野菜や果物のなかには低温障害を起こすものがあるので，注意が必要である（p145参照）．

i）冷凍・解凍

冷凍は，食品自体の温度を氷結点以下に下げて食品中の水分を凍結させ，−18℃以下に維持する操作である．食品中の水分は，冷凍状態では大部分が氷結晶となり，水分活性が低いので，微生物の生育が抑えられ，酵素反応や食品成分間の化学反応も起こりにくい．冷凍のポイントとしては，−5～−1℃の範囲の**最大氷結晶生成帯**をできるだけ速やかに通過させることである（**図4-14**）．最大氷結晶生成帯を30分以内に通過させる冷却を**急速凍結**，30分以上の場合を**緩慢凍結**と呼ぶ．急速凍結では，生成する氷結晶が小さいため，細胞膜の破壊が少なく，解凍後に冷凍前の状態に近づけることができる．また，冷凍保持温度が低いほうが，栄養成分の損失は少ない（**表4-31**）．

解凍は冷凍食品中の氷結晶を融解させ，元の状態に戻す操作である．解凍

冷凍やけ

氷結晶から昇華によって水分が失われると，食品が乾燥し，食品の表面が空気にさらされ，酸化が起こりやすくなる．これを冷凍やけという．冷凍やけを防ぐ方法としては，酸素との接触を妨げるために，グレーズをかけたり，通気性のない材料で表面を包装するなどの工夫をする．

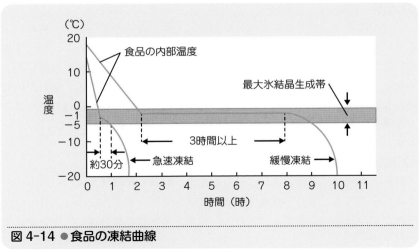

図4-14 ● 食品の凍結曲線

(藤井恵子：調理操作の基礎サイエンス. 新健康と調理のサイエンス（大越ひろ・他編）. p124, 学文社, 2020より)

表4-31 ● ビタミンCが半減するまでにかかる冷蔵期間（月）

	品温		
	− 18℃	− 12℃	− 7℃
さやいんげん	16	4	1.0
グリンピース	48	10	1.8
ほうれんそう	33	12	4.2
カリフラワー	25	6	1.7

(吉田企世子：冷凍食品の栄養価. 食品工業, 42（21）：59-66, 1999より)

には，氷結率によって半解凍と完全解凍がある．解凍速度や解凍終温度は解凍後の品質に影響を与えるので，適切な解凍条件を選ぶことが重要である．水中や冷蔵庫内で解凍する方法を**緩慢解凍**，加熱操作により解凍する方法を**急速解凍**という．一般に冷凍魚は緩慢解凍，冷凍野菜は急速解凍をする．

❷ 加熱操作

　加熱操作の目的は，①病原性微生物の殺菌や有害成分の溶出などによって食品の安全性を向上させる，②でん粉の糊化，たんぱく質の熱変性，脂質の融解，組織の軟化など食品成分や組織に変化を起こさせる，③消化吸収率の上昇など栄養効果を向上させる，④食感の変化や香気成分・着色物質の付与，調味料の浸透などによって風味・嗜好性を向上させるためである．

　食品への伝熱は**対流，伝導，放射**によって行われる．たとえば固体状食品をゆでるときは，伝熱は個々に起こるのではなく，**図4-15**のように組み合わされて加熱される．**表4-32**に鍋の材質の熱的性質を示す．熱伝導率からステンレスの鍋よりも，銅鍋のほうが伝熱が速いことがわかる．

　熱を伝える媒体としては，水を媒体とする**湿式加熱**，水を媒体としない<u>**乾式加熱**</u>のほか，**誘電加熱，電磁誘導加熱**などがある．加熱操作の分類と特徴を**表4-33**に示す．

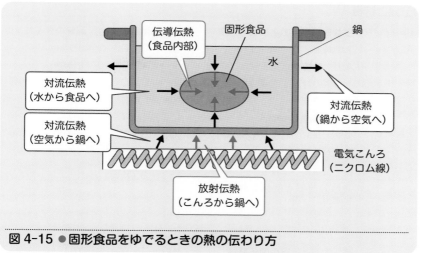

図 4-15 ● 固形食品をゆでるときの熱の伝わり方

(香西みどり：調理操作. 新スタンダード栄養・食物シリーズ 6 調理学（畑江敬子・他編）. p79, 東京化学同人, 2016 より)

表 4-32 ● 鍋材質の熱的性質

材質	熱伝導率〔W/(m・K)〕	比熱〔J/(kg・K)〕	融点（K）
鉄	104	322	1,809
銅	429	323	1,358
アルミニウム	248	675	934
ステンレス（SUS304）	16	511	1,693
チタン	27	405	1,944
ほうろう	79	440	
耐熱ガラス	1.1	730	
陶器	1.1 ～ 1.6	～ 1,000	1,673

100 ～ 150℃での値，一部 300℃.

(山崎清子・他：加熱調理. NEW 調理と理論. 第 2 版, p43, 同文書院, 2021 を一部改変)

a) 湿式加熱

　湿式加熱は，水や水蒸気を媒体として食品に熱を伝える加熱方法で，具体的にはゆでる，煮る，蒸す，炊くなどがある.

ゆでる

　水の対流を利用して食品を加熱する操作で，加熱温度は 100℃以下である. 葉菜類は大量の沸騰水に入れ，高温短時間加熱することにより変色を防ぐ. 一方，根菜類は煮崩れや温度むらを防ぐために材料が浸る程度の量の水から加熱を行う. ゆでる際には，熱効率の点から蓋をするのが有効だが，揮発性不味成分の除去のためには蓋をしないほうがよい. ゆで時間が長くなるほど，水溶性ビタミンがゆで汁に移行することに注意が必要である.

煮る

　水の対流を利用して食品を加熱しながら調味料を浸透させる操作で，加熱温度は 100℃以下であるが，圧力鍋[注]を用いると約 120℃まで高温にすることができる. 煮汁をほとんど残さない調理操作として，煮しめ，煮つけ，炒

ゆでる際の添加物

塩：青菜を色よく仕上げる.
酢：褐変を防ぐ，歯ざわりをよくする.
ぬか：たけのこのアクぬき.
重曹：組織の軟化，山菜のアクぬき.

圧力鍋

密閉度が高い鍋のなかで水蒸気を発生させて鍋内の圧力を 1.6 ～ 2.3 気圧まで上げ，加圧した状態で水の沸点が上がる（115 ～ 125℃）ことを利用した鍋で，調理時間も約 1/3 に短縮される.

表4-33 ● 加熱操作の分類と特徴

加熱法の分類			主な調理操作	主な熱の媒体および伝熱方法	主な利用温度	調味のタイミング
湿式加熱	水系		ゆでる	水の対流	95～100℃	加熱後
			煮る	水の対流	95～100℃	加熱中
			蒸す	水蒸気の対流＋凝縮（熱）	85～100℃	加熱前＋加熱後
			炊く	水＋水蒸気の対流	95～100℃	加熱前
			加圧加熱	水＋水蒸気の対流	110～120℃	加熱中
			過熱水蒸気加熱	過熱水蒸気の対流＋凝縮（熱）	100～300℃	加熱前＋加熱後
乾式加熱	空気系	焼く	直火焼	熱源からの放射	150～300℃	加熱前＋加熱後
			間接焼（鉄板焼）	鍋・金属板の伝導		加熱前＋加熱中
			オーブン焼	熱源の放射＋空気の対流＋金属板の伝導		加熱前＋加熱後
	油系		揚げる	高温の油の対流	150～200℃ 120～140℃（油通し）	加熱前（下味）加熱後
			炒める	高温の油と金属板の伝導熱	100～150℃	加熱前（下味）加熱後
誘電加熱（電子レンジ加熱）				マイクロ波の放射による食品自体の発熱	水分の多いもの100℃, 水分の少ないもの120℃以上	加熱前（下味）加熱後
電磁誘導加熱（電磁調理器加熱）				磁力線に変換させた電気エネルギーでまず鍋底を発熱させた後, 熱媒体により種々の伝熱形態となる	100～300℃	湿式・乾式に準じる

(高橋智子：調理操作のサイエンス. 新健康と調理のサイエンス（大越ひろ・他編）. p136, 学文社, 2020 より)

り煮があり，煮汁を適量残す調理操作として含め煮，煮浸し，蒸し煮などがある．加熱中の鍋に蓋をすると食品から発生する蒸気により蒸しの効果が加わり，熱効率がよい．また，落とし蓋をすると煮崩れしにくい．エコクッキングとして余熱を利用する方法や，保温鍋を用いる方法もある．大量調理では特に余熱の影響が大きいので，加熱時間に注意する必要がある．

蒸す

　水蒸気の対流を利用して食品を加熱する操作で，100℃以下で調理する．100℃の水蒸気が低温の食材と接触すると凝縮熱[注]（約2.3kJ/gのエネルギー）を放出することを利用して食品を加熱する方法である．蒸し器の水が沸騰する前に食品を入れると加熱時間が長くなり，また水滴により出来上がりが水っぽくなることがあるため，沸騰してから蒸し器に食品を入れる．ゆでる操作や煮る操作に比べ，水溶性成分の溶出が少なく，栄養素の損失も少ない．また，脂肪量の多い肉類や魚類では組織が加熱により軟化するとともに，脂肪も水滴とともに減少する．一方，加熱中に調味ができず，アクや不快臭を除去することもできない．蒸し物の加熱温度と調理の要点を表4-34に示す．

炊く

　こめに加水して十分吸水させた後，加熱し組織を軟化させ，でん粉を糊化させて飯にする操作である．水分が多い加熱初期は煮る操作，でん粉が十分に吸水し水分が少なくなると蒸し加熱になり，最終的には水分はほぼすべて飯に移行する．煮ると蒸すの両方の調理操作ということができる．

凝縮熱
冷えた食材により水蒸気が冷やされて水滴になるために必要な熱．熱エネルギーとしては水の気化熱と等しく，40.6kJ/mol である．

「炊く」と「煮る」の違い
炊くは食材をひたひたの煮汁やだしで加熱し，食材に汁を含ませ汁が残らない調理法であるのに対し，煮るはたっぷりの煮汁やだしで加熱し，汁が残る調理法．関西などではこめ以外の食材でも炊くということが多い．

表 4-34 ● 蒸し物の特徴と加熱温度

火力	温度	主な料理名	調理目的	調理の要点
強火	100℃	こわめし	こめの吸水とでん粉の糊化	米粒の層を薄めにして蒸気の通りをよくする．十分な蒸気で蒸し，途中で振り水をする
		さつまいも	でん粉の糊化と甘味増強	丸のままか大きく切る
強火→弱火	100℃→85〜90℃	茶碗蒸し，たまご豆腐，カスタードプリン	たんぱく質の凝固	強火で3〜4分加熱した後，高温にすると「す」が入るため，85〜90℃で蒸す
中火	100℃	蒸しパンまんじゅう	膨化，皮のでん粉の糊化	強火だと表面に割れ目が入るので，中火がよい
		魚，貝，肉	たんぱく質の凝固	皿に入れて蒸す．淡白な味の白身魚や鶏肉が適す

（高橋智子：調理操作のサイエンス．新健康と調理のサイエンス（大越ひろ・他編），p137，学文社，2020より一部改変）

b）乾式加熱

　水あるいは水蒸気の寄与が小さい加熱操作で，具体的には焼く，揚げる，炒めるなどがある．水の沸点（100℃）よりも高い150〜300℃程度での高温加熱が可能であるため，食品に香ばしい香りや焦げ色などを付与することができる．

焼く

- 直火焼き：熱源としてはガス，電気，炭などがあり，高熱源からの**放射熱**によって食品を直接加熱する操作である．たんぱく質性食品で水分が75〜80％含むものは強火で短時間加熱，水分の少ない食品（のり，わかめなど）やでん粉性食品は弱火で加熱する．
- 間接焼き：フライパン，鍋などからの**伝導伝熱**が主であるが，このほか，高熱源からの**放射**と空気の**対流**により，加熱する操作である．

揚げる

　油を媒体とした加熱操作で，120〜200℃に熱した油の中に食品を入れ，油から食品への対流で加熱する．一般に**高温短時間加熱**である．油の比熱は水に比べて小さく，温度変化が著しいので温度調節が難しい．揚げることによって脱水と吸油が同時に起こり，食品に油の風味を付与することができる．一方，吸油によってエネルギーが増加しやすい．

炒める

　少量の油を媒体にして，**対流**と**伝導**によって食品を加熱する操作である．フライパンに触れている食品の表面が高温になるため，食品を揺り動かしたりしながら高温短時間で加熱する．低温で調理すると材料から水分が出て，遊離油量も増え，食感が悪くなるので注意が必要である．揚げる操作は加熱中に調味ができないのに対し，炒める操作は加熱中でも調味ができる．

c）誘電加熱（マイクロ波加熱）

　マイクロ波帯の電磁波を使い，食品を加熱する操作で，**マイクロ波加熱**ともいう．電子レンジを用いた調理法である．マグネトロンから照射される周波数2,450±50MHzのマイクロ波によって食品内の水分子の運動が激しく

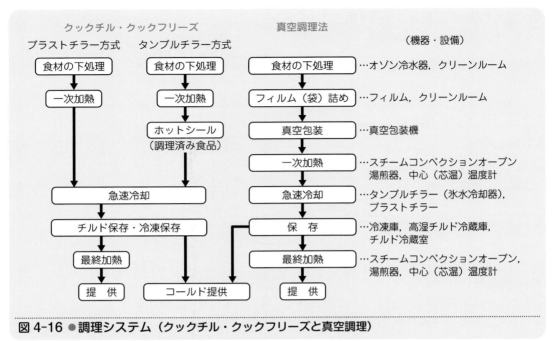

図 4-16 ● 調理システム（クックチル・クックフリーズと真空調理）

(藤井恵子：新調理システム．新健康と調理のサイエンス（大越ひろ・他編）．p151，学文社，2020 より一部改変)

なり，水分子同士の摩擦熱により食品自体が発熱し加熱が進行する．調理時間が短いため食品の色や形を損なわず，特にビタミンの残存率が高いという利点がある．一方，加熱むらができ，水分蒸発量が多い，表面にパリッとした食感や焦げ色をつけることが難しいなどの欠点がある．また，アルミニウムなどの金属を含んだ食器や漆塗りの食器などは電子レンジでは使用できないので注意が必要である．

d）電磁誘導（IH）加熱

磁力線を利用した調理器具である**電磁調理器**を使って食品を加熱する操作である．トッププレートの下に渦巻き状に巻いた磁力発生コイルがあり，コイルに高周波電流（20 〜 25MHz）が流れると磁力線が発生し，鍋底表面に**誘導電流**（うず電流）が生じ，鍋底の電気抵抗により発熱する．使用できる鍋は，底が平らな，磁性をもった鉄やほうろう引き，ステンレス製などである．電磁調理器は鍋自体が発熱するため熱効率が高い．また，直火を使わないため，ガスに比べ安全で手入れがしやすいという利点がある．

e）調理システム

調理システムとは，HACCP に基づく食品衛生管理のもと，発注から提供までをシステム化した調理の集中生産方式のことである．調理システムの概略を**図 4-16** に示す．

クックチル・クックフリーズシステム

食品を中心部が75℃で1分間以上加熱調理し，加熱終了後30分以内に急速冷却し（90分以内に中心温度を3℃以下まで冷却），低温のまま運搬，冷蔵保管し，提供時に再加熱して（中心温度75℃で1分以上，ただしノロウ

イルス汚染の恐れのある食品の場合は85〜90℃で90秒以上の加熱），提供するシステムのことをいう．保管状態がチルド保存のものを**クックチル**，冷凍保存のものを**クックフリーズ**という．また，冷却方法が空冷式のものを**ブラストチラー方式**，水冷式のものを**タンブルチラー方式**という．クックチル・フリーズシステムは液状の調理に適しているが，炒め物，和え物，パリッとした食感の料理には向かない．調理作業の効率化や生産性の向上が期待できるが，再加熱後の時間経過に伴う品質低下を考慮し，再加熱後2時間以内に喫食することが望ましい．

真空調理

袋に食材と調味料を加えて真空包装し，低温で加熱する操作である．加熱後は急速冷却して0〜3℃に保存し，提供時に再加熱をする．利点としては，真空包装し低温で調理するため，素材のうま味を逃さず，調味料が少量で済み，肉などを軟らかく仕上げることができる．また，小分けにして真空包装することによって，加熱条件を標準化することができるため，一定の品質のものが得られるなどがある．一方，欠点としては，食材管理と温度管理を徹底し衛生管理を厳密にしないと，食中毒が起こる可能性があること，設備・備品の設置のため初期費用がかかることなどがあげられる．

❸ 調味操作

食品素材が本来もつ特徴を活かしつつ，調味料を加えることにより，おいしさを組み立て，新たな味を創製し，嗜好性の高いものにしていく操作が調味操作である．

a) 調味の目安

われわれが一般的に料理を食べたときに心地よいと感じる調味料の濃度は，体液の浸透圧（7.65気圧）に近い条件といわれている．食塩濃度でいえば約0.85%，砂糖濃度でいえば約10%，食酢濃度でいえば約5%がヒトの体液と等しい浸透圧になる．したがって，この濃度が調味をする際の目安となる．ただし，料理においては単品で調味をすることは少なく，味の相互作用や，献立のバランス，味のバランスなどを考慮して調味することが重要である．

b) 調味料の浸透と拡散

浸透と**拡散**は溶液中の物質が移動するときの基本的な性質である．たとえば野菜に塩を振ると，野菜から水分が出てきて，しんなりとした状態になる．

COLUMN
給食施設の調理システム

従来のクックチルシステムに対し，社会のニーズに応じて新しいシステムが開発されている．たとえば病院などで採り入れられているものとして，チルド状態で盛りつけをし，トレーにセットしたものを再加熱カート（配膳車）に入れ加熱し，提供するというものがある．トレーの上で温かい料理と冷たい料理に分け，温かい料理はカートの中で65℃以上に温められ，冷たい料理は10℃以下に保たれる．加熱終了から提供までの時間が短く，食中毒などのリスクは低くなる．さらに，近年ではIH加熱カートを使用しクックサーブ方式を実現したインカートクックシステムがある．これは，食材を盛り付けた主食・主菜・汁物の食器をトレーに乗せ，フードカートで3点同時に自動加熱調理するというものである．

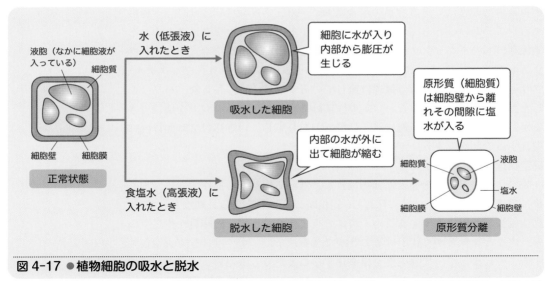

図 4-17 ●植物細胞の吸水と脱水

(畑江敬子：調理とおいしさの化学（島田淳子・他編）．p130，放送大学教育振興会，1998 より)

逆にしんなりとした葉物野菜を水につけておくと，しゃきっとした状態になる．これは野菜の細胞膜の**半透性**による．半透性は，溶媒分子は通すが溶質分子は通さないという膜が有する性質で，このような膜を**半透膜**という．半透膜を隔てて濃度が異なる溶液が接している場合，濃度が等しくなるように溶質濃度が高いほうへ溶媒が移動する現象があり，これを浸透という．浸透は半透膜を通して進行する拡散現象である（**図 4-17**）．

　加熱により細胞膜の半透性が失われると，溶液中の溶質が濃度差をなくそうとして濃度の高いほうから低いほうへ移動する．これが拡散である．食塩と砂糖では食塩のほうが分子量は小さく，拡散係数は大きい．したがって，食塩のほうが砂糖よりも味の浸透が速い．

Chapter
5

食品成分表の基本

学修到達ポイント

● 食品成分表の基本的な構成について説明できる.
● 食品成分表における収載食品群と収載食品の関係を説明できる.
● 食品成分表の収載成分とその測定方法の概要を説明できる.
● 食品の加工・調理に伴う栄養成分値の変動について説明できる.

　本章では『日本食品標準成分表 2020 年版（八訂）』について，その構成や収載されている食品や栄養成分の項目とそれらの測定方法の概要を解説する．また，食品の加工・調理に伴って，食品中に含まれている成分が変動することを理解し，適切な栄養管理や栄養評価を実施するための基本的な知識の獲得と整理を目的としている.

　日本食品標準成分表（以下，成分表）は，1950 年に初版が公表され，最新の成分表は，2020 年 12 月に公表された『**日本食品標準成分表 2020 年版（八訂）**』（以下，成分表 2020 本編）である．成分表は公表から次の改訂まで，わが国の食品の標準的な成分値（エネルギー，一般成分，無機質，ビタミンなど）を提供する基礎データ集として利用されている.

　また，成分表 2020 本編のたんぱく質の組成を示す『**日本食品標準成分表 2020 年版（八訂）アミノ酸成分表編**』（以下，アミノ酸成分表 2020），脂質の組成を示す『**日本食品標準成分表 2020 年版（八訂）脂肪酸成分表編**』（以下，脂肪酸成分表 2020），炭水化物の組成を示す『**日本食品標準成分表 2020 年版（八訂）炭水化物成分表**』（以下，炭水化物成分表 2020）も，成分表 2020 本編と同じ試料のデータとして公表されている．これらの 4 冊の成分表が，日本食品標準成分表 2020 年版（八訂）のセットである．この 4 冊では，食品番号が同じであれば，同じ食品のデータを示している.

1. 食品成分表の基本的構成

　成分表 2020 本編は，文部科学省科学技術・学術審議会資源調査分科会（以下，資源調査分科会）の報告書として策定された（文部科学省のホームページで公開．https://www.mext.go.jp/a_menu/syokuhinseibun/index.htm）.

161

食品群別留意点
食品群別に，食品群の全般に通じる事項，各食品についての解説，成分値の決定方法が記載されている．

二次資料
一次資料を編集，整理したり，その内容を取捨選択し，評価を加えたりした資料．成分表2020の二次資料を利用する場合は，「日本食品標準成分表2020年版（八訂）準拠」の記載があるものを選択する．

調理済み流通食品類
『日本食品標準成分表2015年版（七訂）』の調理加工食品群を名称変更した食品群．調理施設（セントラルキッチン）による配食事業拡大をふまえ，成分表2015の調理加工食品類を精査し，成分表2015の資料に収載していた「そう菜」41食品を加えた食品群である．

FAO/INFOODS
国際連合食糧農業機関（Food and Agriculture Organization of the United Nations）と食品データシステムの国際ネットワーク（the International Network of Food Data Systems）のことである．

その内容は，第1章説明（目的，収載食品，収載成分項目，数値の表示法，食品の調理条件など），第2章日本食品標準成分表，第3章資料（食品群別留意点，水道水の無機質など）である．第2章の食品成分表を理解し活用するためには，第1章および第3章に記載されている情報が役立つ．

各出版社から出されている成分表は，この報告書を一次資料とし第2章を中心に転載し，付加的な資料を加え利用しやすく編集している．管理栄養士や栄養士は，一次資料および二次資料の成分表を用途に応じ活用する必要がある．日本の食品成分表の収載食品や成分項目などを理解することは，日本人が常用する食品への理解を深め，食事計画の質を向上させる．

1) 収載食品群と収載食品

成分表2020本編の食品群別の収載食品（数）は，穀類（205），いも及びでん粉類（70），砂糖及び甘味類（30），豆類（108），種実類（46），野菜類（401），果実類（183），きのこ類（55），藻類（57），魚介類（453），肉類（310），卵類（23），乳類（59），油脂類（34），菓子類（185），し好飲料類（61），調味料及び香辛料類（148），調理済み流通食品類（50）の合計2,478である．

2) 収載成分項目

❶ 日本食品標準成分表2020年版（八訂）

表5-1に成分表2020の表頭を示す．エネルギー量は，**FAO/INFOODS**の推奨する方法で計算した値である．エネルギーの算出に用いた，たんぱく質，脂質，炭水化物は，太字で示した精度の高い分析方法（組成分析）による収載成分〔**アミノ酸組成によるたんぱく質，トリアシルグリセロール当量，利用可能炭水化物（単糖当量）**など〕である．成分表2015のエネルギー量の計算に用いていた従来の成分（たんぱく質，脂質，差引き法による炭水化物）も本表に，そのエネルギー値は成分表2020の第3章に収載している．なお，利用可能炭水化物は，単糖当量（**エネルギー換算係数**を乗じてエネルギー値を計算するための値），質量計（摂取量の計算に使う値）に加え，組成分析による成分が不確かな場合に使用する**差引き法による炭水化物**が収載されている（エネルギー計算にどちらを使ったかを「＊」で記載している）．

食物繊維は，**プロスキー変法**と**AOAC.2011.25法**の値が混在している（AOAC.2011.25法の場合は備考欄に記載している）．飽和および不飽和脂肪酸は収載していない（脂肪酸成分表2020に収載）．

『**日本人の食事摂取基準2020年版**』（以下，摂取基準2020）に設定されている栄養素と比較すると，**飽和脂肪酸，n-6系脂肪酸**および**n-3系脂肪酸**が未収載である．また，名称が異なる成分がある（摂取基準2020のビタミンEは，**α-トコフェロール**，摂取基準2020のナイアシンは**ナイアシン当量**）である．ビタミンAは，成分表2020も摂取基準2020もレチノール活性当量である．

成分識別子（component identifier）は，世界で共通して使う成分に関わるタグであり，原則としてFAO/INFOODSのtagnameを用いている．

表5-1 ● 日本食品成分表2020年版（八訂）の表頭項目

項目名			単位	成分識別子
廃棄率			%	REFUSE
エネルギー			kJ	ENERC
エネルギー			kcal	ENERC_KCAL
水分			g	WATER
たんぱく質	**アミノ酸組成によるたんぱく質**		g	PROTCAA
たんぱく質	たんぱく質		g	PROT-
脂質	**脂肪酸のトリアシルグリセロール当量**		g	FATNLEA
脂質	コレステロール		mg	CHOLE
脂質	脂質		g	FAT-
炭水化物	利用可能炭水化物	**利用可能炭水化物（単糖当量）**	g	CHOAVLM
炭水化物	利用可能炭水化物	利用可能炭水化物（質量計）	g	CHOAVL
炭水化物	利用可能炭水化物	差引き法による利用可能炭水化物	g	CHOAVLDF-
炭水化物	**食物繊維総量**		g	FIB-
炭水化物	**糖アルコール**		g	POLYL
炭水化物	炭水化物		g	CHOCDF-
有機酸			g	OA
灰分			g	ASH
無機質	ナトリウム		mg	NA
無機質	カリウム		mg	K
無機質	カルシウム		mg	CA
無機質	マグネシウム		mg	MG
無機質	リン		mg	P
無機質	鉄		mg	FE
無機質	亜鉛		mg	ZN
無機質	銅		mg	CU
無機質	マンガン		mg	MN
無機質	ヨウ素		µg	ID
無機質	セレン		µg	SE
無機質	クロム		µg	CR
無機質	モリブデン		µg	MO
ビタミン	ビタミンA	レチノール	µg	RETOL
ビタミン	ビタミンA	α-カロテン	µg	CARTA
ビタミン	ビタミンA	β-カロテン	µg	CARTB
ビタミン	ビタミンA	β-クリプトキサンチン	µg	CRYPXB
ビタミン	ビタミンA	β-カロテン当量	µg	CARTBEQ
ビタミン	ビタミンA	レチノール活性当量	µg	VITA_RAE
ビタミン	ビタミンD		µg	VITD
ビタミン	ビタミンE	α-トコフェロール	mg	TOCPHA
ビタミン	ビタミンE	β-トコフェロール	mg	TOCPHB
ビタミン	ビタミンE	γ-トコフェロール	mg	TOCPHG
ビタミン	ビタミンE	δ-トコフェロール	mg	TOCPHD
ビタミン	ビタミンK		µg	VITK
ビタミン	ビタミンB₁		mg	THIA
ビタミン	ビタミンB₂		mg	RIBF
ビタミン	ナイアシン		mg	NIA
ビタミン	ナイアシン当量		mg	NE
ビタミン	ビタミンB₆		mg	VITB6A
ビタミン	ビタミンB₁₂		µg	VITB12
ビタミン	葉酸		µg	FOL
ビタミン	パントテン酸		mg	PANTAC
ビタミン	ビオチン		µg	BIOT
ビタミン	ビタミンC		mg	VITC
アルコール			g	ALC
食塩相当量			g	NACL_EQ

太字はエネルギー計算に用いる成分項目. 表頭：集計表などで表の上部にある項目（列の見出し部分）. 表の左側にある項目（行の見出し部分）. 表側（ひょうそくという）.

AOAC

Association of Official Analytical Chemists International (http://www.aoac.org)：公認分析化学者協会. 1884年に米国内の肥料検査法の統一を目的に設立された団体. 食品, 医薬品, 肥・飼料, 化粧品などの分析法, 微生物検出・同定法などの検証を行う. AOACで検証された分析法は, 世界的に認められた方法であり, "Official Methods of Analysis of AOAC International" に掲載され, 全世界の分析関係者に利用されている.

ナイアシン当量 (niacin equivalents)

ナイアシンは食品からの摂取以外に, 生体内でトリプトファンから一部生合成される. トリプトファンの活性はナイアシンの1/60とされているため, 成分表2020では, このことを表す成分値としてナイアシン当量を設けた（計算式はp166を参照）.

❷ 日本食品標準成分表2020年版（八訂）アミノ酸成分表編

アミノ酸成分表2020の収載成分は，不可欠アミノ酸（必須アミノ酸）とその他のアミノ酸を加えた18種類，肉類，魚介類，調味料および香辛料類はこれに，ヒドロキシプロリンを加えた19種類である.

❸ 日本食品標準成分表2020年版（八訂）脂肪酸成分表編

脂肪酸成分表2020の収載成分は，飽和脂肪酸，一価不飽和脂肪酸および多価不飽和脂肪酸ごとに炭素数の少ない順に配列されている.脂肪酸名は，炭素数と二重結合数による記号と脂肪酸名で表記されている.摂取基準2020と比較するために必要な，成分表2020本編に未収載の飽和脂肪酸，n-6系脂肪酸およびn-3系脂肪酸は，この成分表の値を使う.

❹ 日本食品標準成分表2020年版（八訂）炭水化物成分表編

炭水化物成分表2020（本表）には,利用可能炭水化物および**糖アルコール**,**食物繊維**（別表1）,**有機酸**（別表2）が収載されている.

炭水化物を構成する利用可能炭水化物，糖アルコール，食物繊維および有機酸は，ヒトによる消化の様相やエネルギーとしての利用性に相違がある.食物繊維は，2つの定量法を行った食品は両者の値を収載している.有機酸はカルボキシル基を1〜3個もつカルボン酸を収載している.

3）測定方法と成分値

❶ 一般成分の測定方法

成分表2020の一般成分の測定方法の概要を**表5-2**に示す.

❷ 無機質の測定方法

各無機質の測定方法をみると，ナトリウムおよびカリウムは原子吸光光度法または誘導結合プラズマ発光分析法，鉄，亜鉛，銅，マンガン，カルシウムおよびマグネシウムは原則として原子吸光光度法または誘導結合プラズマ発光分析法，リンはバナドモリブデン酸吸光光度法，モリブデンブルー吸光光度法または誘導結合プラズマ発光分析法，ヨウ素，セレン，クロムおよびモリブデンは誘導結合プラズマ質量分析法である.食塩相当量は，ナトリウム量に2.54を乗じて算出[注]した値である.この値には，グルタミン酸ナトリウム，アスコルビン酸ナトリウム，リン酸ナトリウム，炭酸水素ナトリウムなどに由来するナトリウムも含まれる.

2.54を乗じて算出
NaClの 式 量 /Naの原子量＝（22.989770＋35.453）/22.989770 = 2.54…………………(1) 式

❸ ビタミン

ビタミン類の測定には，高速液体クロマトグラフ法と微生物学的定量法の2種類がある.高速液体クロマトグラフ法により，ビタミンA（レチノール，α-カロテン，β-カロテン，β-クリプトキサンチン），ビタミンB_1（チアミン），ビタミンB_2（リボフラビン），ビタミンC（アスコルビン酸），ビタミン

表 5-2 ● 一般成分の測定法の概要

成分		測定法
	水分	常圧加熱乾燥法，減圧加熱乾燥法，カールフィッシャー法又は蒸留法．ただし，アルコール又は酢酸を含む食品は，乾燥減量からアルコール分又は酢酸の質量をそれぞれ差し引いて算出．
たんぱく質	アミノ酸組成によるたんぱく質	アミノ酸成分表 2020 年版の各アミノ酸量に基づき，アミノ酸の脱水縮合物の量（アミノ酸残基の総量）として算出[*1]．
	たんぱく質	改良ケルダール法，サリチル酸添加改良ケルダール法又は燃焼法（改良デュマ法）によって定量した窒素量からカフェイン，テオブロミン及び/あるいは硝酸態窒素に由来する窒素量を差し引いた基準窒素量に，「窒素 - たんぱく質換算係数」を乗じて算出．食品とその食品において考慮した窒素含有成分は次のとおり：コーヒー，カフェイン：ココア及びチョコレート類，カフェイン及びテオブロミン：野菜類，硝酸態窒素：茶類，カフェイン及び硝酸態窒素．
脂質	脂肪酸のトリアシルグリセロール当量	脂肪酸成分表 2020 年版の各脂肪酸量をトリアシルグリセロールに換算した量の総和として算出[*2]．
	コレステロール	けん化後，不けん化物を抽出分離後，水素炎イオン化検出 - ガスクロマトグラフ法．
	脂質	溶媒抽出 - 重量法：ジエチルエーテルによるソックスレー抽出法，酸分解法，液 - 液抽出法，クロロホルム - メタノール混液抽出法，レーゼ・ゴットリーブ法，酸・アンモニア分解法，ヘキサン - イソプロパノール法又はフォルチ法．
炭水化物	利用可能炭水化物（単糖当量）	炭水化物成分表 2020 年版の各利用可能炭水化物量（でん粉，単糖類，二糖類，80％エタノールに可溶性のマルトデキストリン及びマルトトリオース等のオリゴ糖類）を単糖に換算した量の総和として算出[*3]．ただし，魚介類，肉類及び卵類の原材料的食品のうち，炭水化物としてアンスロン - 硫酸法による全糖の値が収載されているものは，その値を推定値とする．
	利用可能炭水化物（質量計）	炭水化物成分表 2020 年版の各利用可能炭水化物量（でん粉，単糖類，二糖類，80％エタノールに可溶性のマルトデキストリン及びマルトトリオース等のオリゴ糖類）の総和として算出．ただし，魚介類，肉類及び卵類の原材料的食品のうち，炭水化物としてアンスロン - 硫酸法による全糖の値が収載されているものは，その値に 0.9 を乗じた値を推定値とする．
	差引き法による利用可能炭水化物	100g から，水分，アミノ酸組成によるたんぱく質（この収載値がない場合には，たんぱく質），脂肪酸のトリアシルグリセロール当量として表した脂質（この収載値がない場合には，脂質），食物繊維総量，有機酸，灰分，アルコール，硝酸イオン，ポリフェノール（タンニンを含む），カフェイン，テオブロミン，加熱により発生する二酸化炭素等の合計（g）を差し引いて算出．
	食物繊維総量	酵素 - 重量法（プロスキー変法又はプロスキー法），又は，酵素 - 重量法・液体クロマトグラフ法（AOAC.2011.25 法）．
	糖アルコール	高速液体クロマトグラフ法．
	炭水化物	差引き法．100g から，水分，たんぱく質，脂質及び灰分の合計（g）を差し引く．硝酸イオン，アルコール，酢酸，ポリフェノール（タンニンを含む），カフェイン又はテオブロミンを多く含む食品や，加熱により二酸化炭素等が多量に発生する食品ではこれらも差し引いて算出．ただし，魚介類，肉類及び卵類のうち原材料的食品はアンスロン - 硫酸法による全糖．
	有機酸	5％過塩素酸水で抽出，高速液体クロマトグラフ法，酵素法．
	灰分	直接灰化法（550℃）．

[*1]：{可食部 100g 当たりの各アミノ酸の量×（そのアミノ酸の分子量 - 18.02）/ そのアミノ酸の分子量}の総量．

[*2]：{可食部 100g 当たりの各脂肪酸の量×（その脂肪酸の分子量 + 12.6826）/ その脂肪酸の分子量}の総量．ただし，未同定脂肪酸は計算に含まない．12.6826 は，脂肪酸をトリアシルグリセロールに換算する際の脂肪酸当たりの式量の増加量 {グリセロールの分子量× 1/3 -（エステル結合時に失われる）水の分子量}．

[*3]：単糖当量は，でん粉及び 80％エタノール可溶性のマルトデキストリンには 1.10 を，マルトトリオース等のオリゴ糖類には 1.07 を，二糖類には 1.05 をそれぞれの成分値に乗じて換算し，それらと単糖類の量を合計したもの．

（文部科学省：日本食品標準成分表 2020 年版（八訂）．pp12-13，2021 より一部改変）

質量

質量（mass）は，国際単位系（SI）の単位記号に g を用いる基本量である．重量（weight）は力（force）と同じ性質の量を示し，質量と重力加速度の積を意味する．そのため，各分野において，重量を質量の意味で用いている場合には，重量を質量に置き換えることが進んでいる．そこで，成分表 2020 でも質量を用いることにした．しかし，調理前後の質量の増減は，調理による質量の変化であるが，重量変化率などの文言が定着しているので，変更していない．

D〔D_2（**エルゴカルシフェロール**），D_3（**コレカルシフェロール**）〕，ビタミンE（α-トコフェロール，β-トコフェロール，γ-トコフェロール，δ-トコフェロール），ビタミンK〔K_1（**フィロキノン**），K_2（**メナキノン**）〕を測定している．一方，微生物学的定量法により，ナイアシン，ビタミンB_6，ビタミンB_{12}，葉酸，パントテン酸およびビオチンを測定している．

　ビタミンAのβ-**カロテン当量**は(2)式，**レチノール活性当量**は(3)式で算出する．

$$\beta-カロテン当量（\mu g）= \beta-カロテン（\mu g）+ 1/2\,\alpha-カロテン（\mu g）$$
$$+ 1/2\,\beta-クリプトキサンチン（\mu g）\cdots(2)式$$

$$レチノール活性当量（\mu gRAE）=レチノール（\mu g）$$
$$+ 1/12\,\beta-カロテン当量（\mu g）$$
$$\cdots\cdots\cdots\cdots\cdots\cdots\cdots\cdots\cdots(3)式$$

　ビタミンDのD_2は植物性食品に，D_3は動物性食品に含まれる．両者の分子量は異なるが，ヒトに対してほぼ同等の生理活性を示すので合計が収載されている．ビタミンEは4種類のトコフェロール（α-，β-，γ-，δ-）が収載されているが，血液および組織中に存在する大部分がα-であるため，食事摂取基準のビタミンEはこれを指標に策定している．また，ビタミンEは抗酸化作用があり，その機能の強さは$\delta->\gamma->\beta->\alpha-$の順である．

　ビタミンKのK_1は緑葉野菜など植物性食品に，K_2は動物性食品に含まれる．両者の生理活性はほぼ同等であるため，合計が収載されている．また，糸引き納豆，挽きわり納豆，五斗納豆，寺納豆，金山寺みそおよびひしおみそはメナキノン-7を多量に含むため，メナキノン-7含量に0.6852を乗じメナキノン-4に換算[注]し収載している．ビタミンKの計算を以下に示す．

$$ビタミンK（\mu g）=フィロキノン（\mu g）+メナキノン-4（\mu g）$$
$$+ 0.6852 \times メナキノン-7（\mu g）\cdots\cdots\cdots\cdots\cdots(5)式$$

　ナイアシンは，体内で同じ作用をもつニコチン酸，ニコチン酸アミドなどの総称である．ナイアシンは，生体内でトリプトファンから一部生合成され，トリプトファンの活性はナイアシンの1/60とされる．ナイアシン当量の計算を(6)式に示す．

$$ナイアシン当量（mgNE）=ナイアシン（mg）+ 1/60\,トリプトファン（mg）$$
$$\cdots\cdots\cdots\cdots\cdots\cdots\cdots\cdots\cdots\cdots\cdots\cdots(6)式$$

　トリプトファン量が未収載の場合のナイアシン当量の算出は，たんぱく質の1%をトリプトファンとみなす次の式による．

$$ナイアシン当量（mgNE）=［ナイアシン（mg）+たんぱく質（g）］$$
$$\times 1,000（mg/g）\times 1/100 \times 1/60（mg）$$
$$\cdots\cdots\cdots\cdots\cdots\cdots\cdots\cdots\cdots\cdots(7)式$$

　ビタミンCは，食品中にL-アスコルビン酸（還元型）とL-デヒドロアスコルビン酸（酸化型）として存在している．その効力値は，日本ビタミン学会ビタミンC研究委員会の見解〔1976（昭和51）年〕に基づき同等とみなし，両者を合計し収載している．一方，食事摂取基準では還元型のL-アスコルビン酸の重量として設定している．しかし，両者の分子量の違いはわずかであるため，食事摂取基準を活用するうえでは両者を区別する必要はほ

メナキノン-7含量に0.6852を乗じメナキノン-4に換算

メナキノン-4（$C_{31}H_{40}O_2$，分子量=444.7）/メナキノン-7（$C_{46}H_{64}O_2$，分子量=649.0）=0.6852
$\cdots\cdots\cdots\cdots\cdots$(4)式

とんどない.

❹ その他の成分（硝酸イオン，酢酸，カフェイン，ポリフェノール，タンニン，テオブロミン）

その他の成分の測定方法は次のとおりである
- 硝酸イオン：高速液体クロマトグラフ法，イオンクロマトグラフ法.
- 酢酸：直接滴定法，水蒸気蒸留−滴定法，高速液体クロマトグラフ法.
- カフェイン：高速液体クロマトグラフ法.
- ポリフェノール：フォーリン・チオカルト法，プルシアンブルー法.
- タンニン：酒石酸鉄吸光光度法，フォーリン・デニス法.
- テオブロミン：高速液体クロマトグラフ法.

❺ アミノ酸および脂肪酸

アミノ酸の測定方法は，トリプトファンを高速液体クロマトグラフ法，それ以外のアミノ酸はアミノ酸自動分析計使用するカラムクロマトグラフ法である．一方，脂肪酸およびコレステロールの測定方法は，水素炎イオン化検出−ガスクロマトグラフ法である．

❻ 炭水化物

利用可能炭水化物の測定は，でん粉（デキストリン，グリコーゲンを含む）を AOAC. 996.11 法，ぶどう糖，果糖，ガラクトース，しょ糖，麦芽糖，乳糖およびトレハロースを高速液体クロマトグラフ法で行っている．糖アルコールおよびグルコン酸以外の有機酸の測定は高速液体クロマトグラフ法，グルコン酸の測定は酵素法である．

食物繊維の測定は，ほとんどの食品で酵素−重量法（プロスキー変法）である．2018 年以降の測定は，酵素−重量法・高速液体クロマトグラフ法（AOAC. 2011.25 法）である．この方法では，低分子量水溶性食物繊維[注]および難消化性でん粉も測定できる，プロスキー変法の値よりも高い値になる．そのため精白米飯の食物繊維総量は，成分表 2015 の 0.3 g から 1.5 g に変更されている．

低分子量水溶性食物繊維
プロスキー変法で測定できなかった難消化性オリゴ糖など.

❼ エネルギー

エネルギーの計算は，アミノ酸組成，脂肪酸組成，利用可能炭水化物組成などから計算したエネルギー産生成分値に，**FAO/INFOODS が提唱するエネルギー換算係数（表 5-3）**を乗じて合計した値である．

組成成分を分析していない食品では，従来の分析方法によるたんぱく質，脂質，差し引きによる利用可能炭水化物の値を用いている．また，利用可能炭水化物（単糖当量）は，収載値の不確かさが大きい場合も，差し引きによる利用可能炭水化物の値を用いている．

成分表 2015 のエネルギー計算方法[注]により算出したエネルギー値は，一次資料の成分表 2020 の第 3 章に収載されているので，必要に応じて利用できる．

成分表 2015 のエネルギー計算方法
表 5-1（p163）に示した，たんぱく質，脂質，炭水化物量に，食品ごとに修正 Atwater 係数などの種々のエネルギー換算係数を乗じ，それらを合計する方法.

表 5-3 ● 日本食品標準成分表 2020 年版 (八訂) で適用した主なエネルギー換算係数

成分名	換算係数 (kJ/g)	換算係数 (kcal/g)	備考
アミノ酸組成によるたんぱく質 / たんぱく質*	17	4	
脂肪酸のトリアシルグリセロール当量 / 脂質*	37	9	
利用可能炭水化物（単糖当量）	16	3.75	
差引き法による利用可能炭水化物*	17	4	
食物繊維総量	8	2	成分値は AOAC.2011.25 法，プロスキー変法又はプロスキー法による食物繊維総量を用いる
アルコール	29	7	

*：アミノ酸組成によるたんぱく質，脂肪酸のトリアシルグリセロール当量，利用可能炭水化物（単糖当量）の成分値がない食品では，それぞれたんぱく質，脂質，差引き法による利用可能炭水化物の成分値を用いてエネルギー計算を行う．利用可能炭水化物（単糖当量）の成分値がある食品でも，水分を除く一般成分等の合計値と 100g から水分を差し引いた乾物値との比が一定の範囲に入らない食品の場合（出典の文献の第 1 章の資料「エネルギーの計算方法」参照）には，利用可能炭水化物（単糖当量）に代えて，差引き法による利用可能炭水化物を用いてエネルギー計算をする．

（文部科学省：日本食品標準成分表 2020 年版（八訂），p10，2021 より抜粋）

エネルギー計算方法によるエネルギー量の相違（成分表 2015 の方法と成分表 2020 の方法）

エネルギー量は，エネルギー産生栄養素にエネルギー換算係数を乗じて合計する値である．同じ食品でも，エネルギー計算方法が異なるとエネルギー量が異なる．成分表 2020 の方法の値は成分表 2015 の方法の値に比べ，平均すると約 9%低くなる．しかし，藻類およびきのこ類は，成分表 2015 では，計算した後で 1/2 にする方法を行っていたが，成分表 2020 では，それを行わないため高くなっている．

❽ 成分値

　成分表 2020 の収載成分値は，日本人が常用している食品の標準的な成分値である．すなわち，国内において年間を通して普通に摂取する場合の全国的な成分値を表すという概念に基づき求めた値である．そのため，分析する試料は，この概念に基づき選択され，各成分は原則として日本食品標準成分表 2015 年版（七訂）分析マニュアルに基づく測定方法を用いている．測定は分析試験の品質保証を取得している分析機関が行い，その結果を資源調査会で検討し収載値が決定されている．一方，食品の成分値は，品種，成育（生育）環境，部位，調理方法などの要因により変化する．そこで，成分表の収載食品は**成分変動要因**によって細分化されている．

　食品成分表の栄養素量と，実際にその摂取量や給与量を推定するためには，

COLUMN

摂取する食品の成分量

　成分表は，生の食品と調理後食品はセットで分析している．生の食品 100g が，どのような操作で調理を行った結果，調理後は何 g になったかが「調理方法の概要および重量変化率」として示されている（表 5-4 参照）．食品生 100g の調理後重量当たりの成分値は，この表の重量変化率を用い，以下の式で計算できる．

生 100g の調理後重量当たりの成分量（A）＝調理後食品の成分値（100g 当たり）×成分表の重量変化率*÷ 100…………(8)式
*：成分表 2020 の表 12 の値

　(8)式で計算した値を「生 100g の調理後重量当たり成分値」として登録し，廃棄率は生 100g 当たりの値を登録しておくと，レシピ質量とこの成分値を使って，次の (9) 式で調理後の成分値が計算でき，さらに，(10) 式で購入量も計算できる．

レシピ重量の調理後の成分量＝レシピ質量×(A)÷ 100……(9)式

購入量＝レシピ質量(g)×100÷[100 － 廃棄率（%）]…………(10)式

提供する食品と計算に使う食品を合致させることが基本である．しかし，両者の食品に含まれる栄養素量は必ずしも同じではなく，その相違の方向や程度を定量化して示すことは困難である．たとえば，栄養成分表示の許容差の範囲±20％は，相違の目安の1つである．また，ビタミンDは成分値の変動が大きいため，日本食品ビタミンD成分表（1993年公表）では，相対標準偏差が50％を超えるものに「＃」，100％を超えるものに「＃＃」を付記していた．

一方，摂取基準2020で示されている数値は摂取時を想定したものである．そのため，調理中に生じる栄養素量の変化を考慮して栄養価計算を行わなければならない．栄養素のなかには調理によって変化する成分があり，水溶性ビタミンや一部のミネラルなど，無視できない変化率を示す場合もある．調理した食品の成分値（可食部100g当たり）と，調理前の食品の可食部重量（献立重量）を用いると，摂取栄養量に近似した栄養計算ができる（COLUMN「摂取する食品の成分量」参照）

調理中に生じる栄養素量の変化を考慮した上記の栄養価計算を実施しない場合は，栄養素の摂取量や給与量に誤差があることに留意する．

4) 可食部と廃棄部

野菜や魚などの原材料食品は**可食部**と**廃棄部**に区分できる．成分表の収載値は，**可食部100g当たりの値**である．廃棄部は**通常の食習慣**において廃棄される部分であり，備考欄に記載されている．食品全体あるいは購入形態重量に対する廃棄部位重量の割合は，**廃棄率**[注]（％）として示されている．成分表の廃棄部位は，四訂成分表での廃棄部位を基礎とし，五訂成分表で野菜類や魚類の見直しを行った．

成分表2020では，じゃがいもなどの皮つきおよび皮なしの両者が収載されている食品がある．また，魚の皮は成分表2010までは，かわはぎ，まぐろ以外は可食部としてきた．成分表2015以降は通常の刺身は皮を除くため，主要な魚について皮を廃棄した調理（刺身など）を収載している．さらに，切り身で流通している魚が多くなったため，廃棄率は全体だけでなく骨のない切り身の場合も記載している．

廃棄率
廃棄率は，食品の大小，調理技術，調理器具などにより異なる．成分表の廃棄率15％の食品は，13～17％までの可能性がある．そのため，常用する食品の廃棄率は給食施設が独自に測定した値を使うことが望ましい．

2. 調理と栄養成分の変化

成分表に収載された調理した食品の調理条件は，**一般的な調理（小規模調理）**を想定して実施している．成分表に収載している主な調理方法は，以下のとおりである．出来上がりはおいしそうな食品を目指して調理されている（加熱不足や過剰がない）．

①水煮：一般的には調味料を加えた煮汁で食品を加熱するもので，煮汁も料理の一部とする．成分表では煮汁に調味料を加えず，煮汁は廃棄している．
②ゆで：調理の下ごしらえとしてすることもある操作で，食品を水とともに加熱し，ゆで汁は廃棄する．和食の調理では，野菜類のゆででは，伝統的に

表 5-4 ●調理方法の概要および重量変化率（一部抜粋）

食品番号	食品名	調理法	調理過程			調理形態	調理に用いた水，植物油，食塩等の量及び用いた衣の素材等	重量変化率（%）
			下ごしらえ廃棄部位	重量変化に関する工程	調理後廃棄部位			
06055	カリフラワー花序，ゆで	ゆで	茎葉	ゆで→湯切り	―	2 分割（380g 程度）	5 倍	99
06057	かんぴょうゆで	ゆで	―	ゆで→湯切り	―	そのまま	15 倍	530
06059	きく花びら，ゆで	ゆで	花床	ゆで→湯切り→水冷→手搾り	―	そのまま	25 倍	96
06062	（キャベツ類）キャベツ結球葉，ゆで	ゆで	しん	ゆで→湯切り	―	200g 程度に分割	5 倍	89

（文部科学省：日本食品標準成分表 2020 年版（八訂），2021 より抜粋）

それぞれの食品に応じゆでた後の処理をしているため，成分表でもそれを踏襲している．

③蒸し：食品を蒸気により加熱する．

④電子レンジ調理：マイクロ波の特性を利用して，食品に含まれる水を発熱体として，加熱する．

⑤焼き：食品を電気ロースターやガスグリルなどで加熱する．

⑥油炒めおよびソテー：少量の油で食品を加熱する．分析用の試料は，食品に対して 5% 程度の植物油を用い，食品全体に火が通るまで加熱したものであり，火加減や加熱時間などは食品によって異なる．

⑦揚げ：食品が十分に浸る量の油で加熱する．

⑧天ぷら：食品に天ぷら衣をつけ，油で揚げる．

⑨フライ：食品に下衣をつけた後，パン粉をまんべんなくまぶして揚げる．

　なお，調理に用いる器具はガラス製などとし，器具から食品への無機質の移行がないように配慮し，調理に用いる水は，無機質の影響を排除するために，原則としてイオン交換水を用いている．そこで，精白飯，みそ汁などの調理に使った水道水を摂取する場合は，水道水の無機質を加えることも一考である（成分表 2020 の第 3 章に収載）．

1）食品重量の変化

　食品は，水さらしや加熱調理などにより，食品中の成分が溶出したり，変化したりする．また，調理に用いる水の吸収や油の吸着および加熱による水分の損失などにより食品の重量が増減する．成分表では，成分表で行った「調理後食品」について調理方法の概要および重量変化率表を収載している（**表 5-4**）．重量変化率（%）の算出方法を次に示す．

$$重量変化率（%）＝調理後の同一試料の重量 / 調理前の試料の重量 × 100 \cdots\cdots (11)式$$

重量変化率は調理後の栄養計算のために用いる値である．また，調理後の料理を盛り付ける器の大きさの選択などに利用できる．

水道水の無機質

日本の飲料水は，「水道法」で水質が定められている水道水が主に利用されている．水道水は微量の無機質を含み，その量は地域および原水により相違がある．カルシウム量（mg/100g）を地域別にみると，関東が 1.77 で最大，東北が 0.81 で最小，原水区分別では，地下水は 1.38 で最大，表流水は 0.78 で最小である．一方，市販のミネラルウォーターのエビアン®は 8.0 である．

表 5-5 ● 揚げ物などにおける衣の割合および脂質量の増減（生の食品 100g から出来上がった揚げ物についての材料，衣量および吸油量）（一部抜粋）

調理の種類	食号番号	食品名	調理後の食品の重量（g）	調理前の食品の重量（g）					調理後の脂質量の増減（g）[*1]		調理後100gに対する脂質量の増減（g）[*2]
				主材料の食品	主材料の食品と衣	衣に含まれる食品			主材料（100g）からA	衣付きの主材料から（100g＋衣重量）B	衣付きの主材料から（100g＋衣重量）C
						粉（種類）	パン粉	卵液			
フライ	10395	まいわし	118	100	127.8	4.6（小麦粉）	12.0	8.7	26.5	24.7	21.0
フライ	10403	まさば	112	100	116.9	3.5（小麦粉）	6.7	5.7	11.3	10.2	9.1
フライ	10409	すけとうだら	124	100	117.9	3.2（小麦粉）	7.2	7.8	13.8	12.4	10.0

生の材料 100g から出来上がった揚げ物についての材料，衣量および吸油量を示す．
[*1]：揚げ物料理などの脂質量の増減は，調理前の主材料食品 100g に対する揚げ油の吸油量（g）である．栄養価計算では以下のように活用できる．
栄養価計算では，以下のように揚げ物の吸油量を計算できる（計算結果を加算する）．
　①生の材料からの計算：材料（生の重量）× A /100 ＝吸油量（g）
　②衣つきからの計算：材料（生，衣中の粉の重量）× B /100 ＝吸油量（g）
食事調査では，以下のように揚げ物の吸油量を計算できる．
　揚げ物（重量）×調理後 100g 中の植物油量（給油量）/100
[*2]：衣からの脂質量は考慮していない．

（文部科学省：日本食品標準成分表 2020 年版（八訂）．2021 より抜粋）

2) 食品成分の変化

　調理した食品は，調理による重量変化に伴い成分量が増減する．成分表の収載値および重量変化率を用い，調理による成分変化率（残存率）[注]を算出（11式）すると，その食品の調理による成分残存，あるいは成分損失がわかる．重量変化率と成分変化率は，一致していない場合がほとんどである．

調理による成分変化率（%）＝調理後食品の 100g 当たりの成分値×重量変化率（%）/100 ÷調理前の食品の 100g 当たりの成分値‥‥‥‥‥‥(12)式

　油を使う料理（揚げ物や炒め物）は，油に由来する成分が調理により変化するため，成分表 2020 では調理による脂質の増減や栄養計算や食事調査での計算方法を示している．揚げ物における衣の割合および脂質量の増減を生の食品 100g 当たりで算出し収載している（**表 5-5**）．また，栄養計算でのこの表の数値を利用する方法を欄外に示している．

　成分表 2020 では，炒め物の脂質量の増減についても一覧にし（**表 5-6**）．また，栄養計算でのこの表の数値の利用方法を欄外に示している．

3) 主要な調理法と栄養成分変化

　成分表 2020 では調理した食品について，個別に「調理による成分変化率」を算出し，その値を食品の種類や食品群の調理方法などの区分にまとめ，区分別の各成分の中央値を「区分別の調理による成分変化率」として収載している（**表 5-7**）．この表は調理による成分残存率を示すため，調理操作，特

成分変化率（残存率）
調理による成分変化率は，調理前の食品を起点に考えると，調理後食品に残った成分は残存率，流出したあるいは壊れた成分は損失率である．

表 5-6 ●炒め物における脂質量の増減（生の食品 100g から出来上がった炒め物についての材料および吸油量当たり）（一部抜粋）

調理	食品番号	食品名	調理後の重量（g）	調理前の重量（g）			脂質量の増減*		調理後100gに対する脂質量の増減（g）
				主材料の食品	使用した油	材料と使用した油	生（100g）からA	油込み調理前からB	生（100g）からC
油いため	06327	アスパラガス　若茎	90	100	5.0	105	3.3	− 1.7	3.6
油いため	06331	（えんどう類）トウミョウ芽ばえ	72	100	5.0	105	3.9	− 1.1	5.4
油いため	06375	グリーンピース　冷凍	94	100	5.0	105	3.7	− 1.3	3.9

*：油いためやソテーの脂質量の増減は，調理前の主材料食品 100g に対する炒め油の吸油量（付着量を含む）（g）である．
栄養価計算では，以下のように吸油量を計算できる（計算結果を加算する）．
　①生の材料からの計算：材料（生の重量）× A /100 ＝吸油量（g）
　②材料と油からの計算：材料（生の材料と炒め油の重量）× B /100 ＝吸油量（g）
食事調査では，以下のように揚げ物の吸油量を計算できる．
炒め料理（重量）×調理後 100g 中の植物油量（給油量）/100
この表で，脂質量の増減が値の場合は調理後に調理器具などに残された油量と考えることができる．
（文部科学省：日本食品標準成分表 2020 年版（八訂），2021 より抜粋）

表 5-7 ●調理による成分変化率区分別一覧（一部抜粋）　　　　　　　　　　　　（％）

				水分	たんぱく質	脂質	コレステロール	炭水化物	食物繊維総量	灰分	(参考)エネルギー※	ナトリウム	カリウム	カルシウム	マグネシウム	リン	鉄
01 穀類	ゆで	めし	中央値（％）	850	87	76	−	99	98	78	98	62	69	86	72	80	46
			食品数	13	9	12	0	2	2	11	8	6	11	4	11	11	10
		乾めん	中央値（％）	1,300	97	81	−	94	84	29	95	16	13	95	74	82	90
			食品数	7	6	5	0	6	2	7	6	7	7	3	7	7	5
		生めん	中央値（％）	400	96	100	−	100	0	48	92	36	40	95	95	89	97
			食品数	4	3	3	0	4	0	3	3	4	2	3	4	3	1

（文部科学省：日本食品標準成分表 2020 年版（八訂），2021 より抜粋）

COLUMN

食品成分表の「標準」

　日本食品標準成分表の「標準」とは，成分表が改訂された時点での標準（標準的な食品の標準的な成分値）である．そのため栄養計算は，最新の食品成分表を使うことが必須である．また，栄養計算結果には，使った成分表の正式名称を明記する必要がある．

　例えば，成分表 2020 のクロワッサンは，これまでの成分表に収載されていたクロワッサンに加え，新たに「クロワッサンレギュラータイプ」が追加された（給食などで用いられるこれまでの収載食品よりも脂質が少ない製品）．これまでのクロワッサンは「クロワッサンリッチタイプ」に名称変更された．つまり，成分表 2020 では，クロワッサンの標準が変わり，これまでの標準であった脂質の多いク

ロワッサンが標準ではなくなったと言える．

　また，成分表 2020 では，エネルギー計算方法をこれまでとは大きく変更した．エネルギーは，エネルギー産生栄養素とエネルギー換算係数を乗じて計算する．成分表 2020 では，主要なエネルギー産生栄養素の成分項目とエネルギー換算係数の両者を変更している．そのため，これまでの成分表の値と比べて経年的に食品のエネルギー量の変化を論じることはできない．もちろん，栄養計算によるエネルギー摂取量を経年的に論じることもできない．

　なお，エネルギーの経年変化をみる場合は，第 3 章資料に収載されている成分表 2015 のエネルギー計算方法によるエネルギー量を使う．

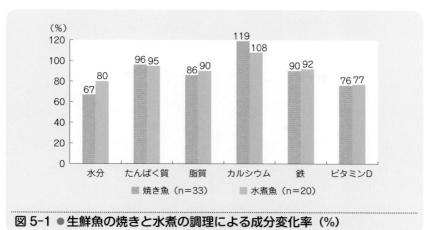

図 5-1 ● 生鮮魚の焼きと水煮の調理による成分変化率（%）

（文部科学省：日本食品標準成分表 2020 年版（八訂）．2021 を元に作成）

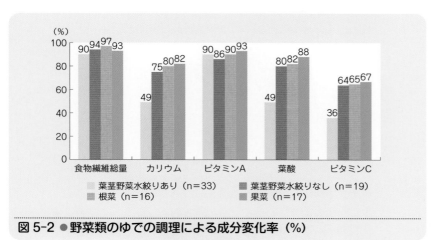

図 5-2 ● 野菜類のゆでの調理による成分変化率（%）

（文部科学省：日本食品標準成分表 2020 年版（八訂）．2021 を元に作成）

に加熱調理により食品の成分は変化することと，成分変化の特徴が理解できる．この表から生鮮魚の水煮と焼きによる成分変化率を**図 5-1** に，野菜ゆでの成分変化率を**図 5-2** に示す．

　煮魚と焼き魚の調理による成分変化率は，水分とカルシウム以外は近似した値である．焼き魚は煮魚よりも水分が少なく，2 つの調理方法ともカルシウムが増加している．カルシウムの増加は中骨に含まれるカルシムの筋肉への付着や，小骨の筋肉への付着が考えられる．野菜のゆでをみると葉茎野菜水しぼりなしは，カリウム，葉酸，ビタミンＣが特異的に小さい値である．しかし，食物繊維とビタミンＡは他の野菜と相違がない．このことから物理的にしぼることは，水溶性ビタミンや無機質の損失を大きくすることがわかる．

　食事設計は，調理により成分が変化することを踏まえて行い，栄養素等量の計算は，可能な限り調理後の成分値と調理後重量で行うことで実摂取栄養等量に近似した値が算出できる．

食品成分表の活用

栄養管理の実践においては，栄養アセスメントや食事計画の際に，食べ物から摂取するエネルギーや栄養素量を知るために栄養素等量の計算を行う.本章ではそのための日本食品標準成分表の活用方法を学ぶ.

1. 栄養素等量の計算の方法

1) 栄養素等量の計算の目的

栄養素等量の計算は2つの目的で行われる．第一に，摂取した食べ物から，どのくらいのエネルギーおよび栄養素量が摂取できるかを知るためである．第二に，計画した食事からどのくらいの量のエネルギーおよび栄養素を供給できるのかを知るためである．

計算を行う場合には，日本人が常用する食品100g当たりの標準的な成分含有量のデータ集である「日本食品標準成分表」を用いる．日本人が常用する食品は時代とともに変化があり，また成分値の測定方法などの変更をふまえ改訂されている．2020年3月現在は，**日本食品標準成分表2020年版（八訂）**（以下，成分表）が使われている．

収載されている成分のうち日本人の食事摂取基準で策定されている成分とその数値の表示方法，計算の留意点を**表6-1**に示す．

2) 成分表の収載食品と摂取食品とのマッチング

成分表は，食品を18食品群に分類している．収載食品の種類数は2,478である〔第5章（p162）参照〕．栄養素等量計算をするためには，成分表に収載されている食品と摂取する（摂取した）食品を一致させる必要がある．

栄養成分と栄養価
食べ物に含まれている栄養成分の量は，食品成分表に掲載されている．この成分量の身体での利用度が栄養価になる．食品成分表を用いて，食事に含まれるエネルギーや栄養素の量を計算することは，栄養素等量の計算という．栄養価計算という表現が使われていることも多いが，成分表からは利用効率を含めた栄養価の計算はできない．

表6-1 ● 食事摂取基準が策定されている成分の評価や計画に用いる成分表の項目

	項目	単位	最小表示の位	数値の丸め方	計算の留意点
エネルギー	エネルギー	kJ kcal	1の位 1の位	小数第1位を四捨五入	●エネルギー産生栄養素であるたんぱく質，脂質，炭水化物から各成分のエネルギー換算係数を乗じて算出している ●日本ではkcalの単位が用いられている．栄養学の国際学術誌ではkJ表記が求められる場合もある ●八訂成分表ではたんぱく質はアミノ酸組成によるたんぱく質からエネルギー値を計算しているが，この値が収載されていない場合には，七訂で用いたたんぱく質が用いられている ●八訂成分表では脂質は脂肪酸のトリアシルグリセロール当量からエネルギー値を計算しているが，この値が収載されていない場合には，七訂で用いた脂質が用いられている ●八訂成分表では利用可能炭水化物（単糖当量）もしくは差引き法による利用可能炭水化物のいずれかを用いてエネルギー値を計算している
エネルギー産生栄養素	たんぱく質 脂質 炭水化物 　食物繊維総量	g	小数第1位	小数第2位を四捨五入	●たんぱく質摂取量はアミノ酸組成によるたんぱく質を用いる．この値が収載されていない場合には，七訂で用いたたんぱく質を用いる．エネルギー換算係数は4kcal/gであり，%エネルギーを求めるときにはこの値を用いる ●脂質摂取量は各脂肪酸をトリアシルグリセロールに換算して合計した脂肪酸のトリアシルグリセロール当量を用いる．この値が収載されていない場合には，七訂で用いた脂質を用いる．エネルギー換算係数は9kcal/gであり，%エネルギーを求めるときはこの値を用いる ●炭水化物摂取量はエネルギー値の計算に利用可能炭水化物（単糖当量）を用いていれば（成分表2020では*が付与されている），利用可能炭水化物（質量計）と食物繊維と糖アルコールの合計値を用いる．それ以外の場合は，差引きによる利用可能炭水化物と食物繊維と糖アルコールの合計量を用いる．%エネルギーを求めるときは100-たんぱく質%E-脂質%Eとし，差引き法で計算する
無機質（ミネラル）	ナトリウム カリウム カルシウム マグネシウム リン	mg	1の位	大きい位から3桁目を四捨五入して有効数字2桁．ただし10未満は小数第1位を四捨五入	
	鉄 亜鉛	mg	小数第1位	小数第2位を四捨五入	
	銅 マンガン	mg	小数第2位	小数第3位を四捨五入	
	ヨウ素 セレン クロム モリブデン	μg	1の位	最小表示の位の1つ下の位を四捨五入	

（つづく）

COLUMN

日本食品標準成分表2020年版（八訂）の活用

『日本食品標準成分表2020年版（八訂）』（成分表2020）のエネルギー値は，2015年版（成分表2015）のエネルギー値と異なる計算方法を用いている．成分表2020のエネルギー値は，エネルギー産生栄養素を構成するアミノ酸，脂肪酸，単糖類，多糖類などの組成に基づき算出し，その成分値を用いて算出している．しかし，成分表2020の収載食品のうち20%程度（炭水化物は，炭水化物を含む食品の20%）の食品は，組成成分表に収載がないなどの理由により，成分表2015のエネルギー値の計算値で代替している．収載されているすべての食品について組成成分表の値がそろうのは，次の成分表（九訂）になると予想される．

なお，成分表2020年のエネルギー値は，それ以前のエネルギー値の平均で90%程度になることが確認されている．成分表2020のエネルギー値については，上記を十分に理解したうえで，得られた数値の評価を行う必要がある．また，栄養計算では，どの成分項目を選択した値であるかを明記する必要がある．

表 6-1 ● 食事摂取基準が策定されている成分の評価や計画に用いる成分表の項目（つづき）

	項目	単位	最小表示の位	数値の丸め方	計算の留意点
脂溶性ビタミン	ビタミンA（レチノール活性当量）	μg REA	1の位	大きい位から3桁目を四捨五入して有効数字2桁．ただし10未満は小数第1位を四捨五入	
	ビタミンD	μg	小数第1位		
	ビタミンE（α-トコフェロール）	mg	小数第1位	小数第2位を四捨五入	
	ビタミンK	μg	1の位	大きい位から3桁目を四捨五入して有効数字2桁．ただし10未満は小数第1位を四捨五入	
水溶性ビタミン	ビタミンB₁ ビタミンB₂	mg	小数第2位	小数第3位を四捨五入	
	ナイアシン（ナイアシン当量）	mgNE	小数第1位	小数第2位を四捨五入	生体内でトリプトファンから一部生合成されるためこれを含むナイアシン当量を用いる
	ビタミンB₆	mg	小数第2位	小数第3位を四捨五入	
	ビタミンB₁₂	μg	小数第1位	小数第2位を四捨五入	
	葉酸	mg	1の位	大きい位から3桁目を四捨五入して有効数字2桁．ただし10未満は小数第1位を四捨五入	
	パントテン酸	mg	小数第2位	小数第3位を四捨五入	
	ビオチン	μg	小数第1位	小数第2位を四捨五入	
	ビタミンC	mg	1の位	大きい位から3桁目を四捨五入して有効数字2桁．ただし10未満は小数第1位を四捨五入	
食塩	食塩相当量	g	小数第1位	小数第2位を四捨五入	ナトリウム量に2.54を乗じて算出

（文部科学省：日本食品標準成分表2020年版（八訂）．2020を元に作成）

表 6-2 ● 収載されている豆腐の成分例（可食部100g当たり）

食品番号	食品名	エネルギー kcal	カルシウム mg
4032	木綿豆腐	73	93
4033	絹ごし豆腐	56	75
4034	ソフト豆腐	56	91
4035	充てん豆腐	56	31
4036	沖縄豆腐	99	120
4037	ゆし豆腐	47	36
4038	焼き豆腐	82	150

（文部科学省：日本食品標準成分表2020年版（八訂）．2020を元に作成）

　たとえば豆腐である．豆腐は**表6-2**に示すように7種類が収載されているが，どの豆腐で栄養素等量の計算をするかによって結果は異なることがわかる．食事調査の場合には，豆腐の種類を確認する必要がある．献立作成の場合には，どの種類の豆腐を使うかを決める必要がある．同様に肉についても，牛肉，豚肉，鶏肉などの種類があり，それぞれの肉にも種類や部位がある．たとえば牛肉には，和牛，乳用肥育牛肉，交雑牛肉，輸入牛肉と4種類あり，それぞれ部位別に成分含有量は異なる．これらの種類の詳細を確認して計算する必要があり，正しい判断をするためには食品に関する知識が必要である．食品購入の際には，表示を見て確認するなど，日々の生活のなかでも食品の知識を得ることができる．

　成分表は「生」や「乾」など未調理食品の収載が基本となっている．しかし，栄養計算の目的からすれば摂取量が知りたいわけである．そのため，成

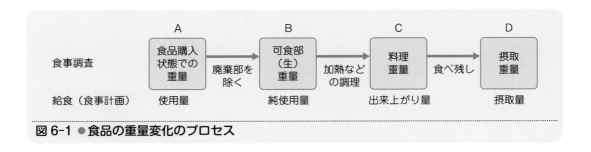

図6-1 ●食品の重量変化のプロセス

分表には「ゆで」や「焼き」の基本的な調理食品も収載されている．また，刺身，天ぷら，から揚げ，とんかつなどの代表的な料理の一部も収載されている．一部であっても摂取状態に近い食品の成分値を計算できるようになっているので，できる限りこうした値を用いる．しかし，すべての食品に関して，すべての調理法に対応した成分値が収載されてはいないため，調理による成分値の変動は一部しか評価できない．こうした点をよく理解して，計算結果の値をみていくことが必要である．

3) 計算方法

栄養素等量計算は次の Step で進める．

●Step1：食品の可食部重量（摂取量）を明らかにする

図6-1 に食品の重量の変化の過程を示す．どの段階の重量を把握するかによって，計算するための食品重量の決定の手順は異なる．食事調査の場合には，どの段階で食品を計量しているかを確認する必要がある．一方，食事計画の場合には，献立における食品の**純使用量（可食部重量）**になる．

●Step2：可食部重量を計算する

成分表には可食部 100g 当たりの成分値が示されている．可食部とは，通常の食習慣において廃棄する部分を食品全体あるいは購入形態から取り除いたものである．成分表には**廃棄率**も収載されている．また成分表の備考欄には廃棄部位の内容が記載されているので，この内容と摂取する部位が一致するかどうかを確認して計算する．

廃棄率とは，食品全体または購入形態重量に対する廃棄部分の重量（質量）割合（％）のことである．

COLUMN

栄養素等量の計算の桁合わせはどの段階で行ったらよいか

栄養計算の方法には，手計算，電卓を使用しての計算，パソコンで栄養計算ソフトを使用しての計算がある．小数点以下の値をどこまで計算するかについては，成分表の最終表示の位に合わせるが，それをどの段階で行うかで微妙に合計値が違ってくる．コンピュータソフトで計算する際には，表示上に見えているものと実際は異なっており，1食単位あるいは1日単位の合計値が算出された段階で四捨五入をして最小単位に合わせている．手計算や電卓を使用する場合には，1つずつの食品の値を計算するときに，桁合わせを行うか，最小表示の位より下の位のある一定のところまで計算し，1食分，あるいは1日分の合計値で桁合わせを行うかで迷うことがある．どれが正しいということではないが，手計算や電卓を使用する場合には，最小表示の位の2つないしは3つ下の位まで計算しておき，合計してから桁合わせを行うなどが現実的であろう．

表6-3 ● バナナのエネルギー量の計算事例

Step	重量変化の プロセス	計算例
Step1	A	バナナ M サイズ（約18cm）1本皮つき195g 皮をむいて食べる（皮が廃棄部）廃棄率40%
Step2	B	バナナ M サイズ1本の可食部重量 可食部重量＝廃棄部込みの食品全体の重量×(100－廃棄率)÷ 100
Step3	D	バナナの摂取量　1本195gのエネルギー量の計算 バナナの可食部100g当たりのエネルギー量　93kcal 栄養素量＝可食部100g当たりの成分値×食品重量÷100

①摂取量の計算

食品名	食品 番号	廃棄 率	食品購入 状態での 重量（A）	摂取量の計 算式	摂取 量 （D）
バナナ	7107	40%	195g	195g × (100－40) /100	117g

②エネルギー量の計算

食品名	食品 番号	可食部 100g 当た りのエ ネルギー 量	摂取 量	エネル ギー量の 計算式	エネ ルギ ー量
バナナ	7107	93kcal	117g	93 × 117/100	109 kcal

エネルギーの表示に合わせて小数点以下第1位を四捨五入.

$$可食部重量＝廃棄部込みの食品全体の重量×(100－廃棄率)÷100$$

● **Step3：可食部当たりのエネルギーまたは栄養素量を計算する**

成分表の値と可食部重量（摂取量）から求めたい成分の摂取量を次式で計算する.

$$エネルギーまたは栄養素の摂取量＝可食部100g当たりの成分値$$
$$×食品重量（g）÷100$$

計算の Step と図6-1の食品の重量変化のプロセスに合わせてバナナの事例を**表6-3**に示す.

4) 調理を考慮した計算方法

調理によって成分量が変化することを加味して計算することで, 栄養素などの摂取量のより適切な評価につなげることができる. 調理後の成分値が収載されている食品については, その成分値を用いる. この場合, 食品重量がどの時点のものかによって計算に用いる食品重量の調整が必要となる. 加熱調理の場合, 加熱によって水分が減るため, 加熱後の重量は加熱前の重量よりも小さくなる. したがって, 食品の重量は成分表に収載されている食品に合わせてその変化を考慮しなければならない.

❶ 調理前の重量を測定した場合

Step1 〜 Step2 は前述と同様である.

● **Step3：調理前の可食部重量を調理後重量に変換する**

成分表に収載されている「**表12 調理方法の概要および重量変化率表**」を確認し, 調理方法を確認したうえで, 重量変化率を用いて, 調理後重量を次のように計算する.

$$調理後の可食部重量＝調理前の可食部重量×重量変化率÷100$$

> **kJ と kcal**
>
> 日本国内では, エネルギーの単位としてkcal が一般的に用いられている. しかし, 国際的にはkJ 単位の表記が求められる場合もある. kcal 単位のエネルギーからkJ に換算する際には換算係数 4.184 を用いる. 八訂の成分表では, この換算係数を用いず, 個々の食品に適用されるエネルギー換算係数を用いている.

表6-4 ● ゆでたほうれんそう（お浸しなどの料理）のカルシウム量の計算事例

Step	重量変化のプロセス	計算例
Step1	A	ほうれんそうのお浸し1人前　ほうれんそうの生1/3束100g ほうれんそう葉（株元が廃棄部）廃棄率10%
Step2	B	可食部重量＝廃棄部込みの食品全体の重量×（100－廃棄率）÷100
Step3	C	ゆでたほうれんそうの重量への変換　重量変化率70%（ゆでて水冷後手絞り） 調理後の可食部重量＝調理前の可食部重量×重量変化率÷100
Step4	D	ゆでたほうれんそうの摂取量　63gのカルシウム量の計算 ほうれんそう葉ゆで可食部100g当たりのカルシウム量　69mg 栄養量＝ゆで可食部100g当たりの成分値×食品重量÷100

①摂取量の計算

食品名	食品番号	廃棄率	食品購入状態での重量（A）	摂取量の計算式	摂取量（D）
ほうれんそう葉生	6267	10%	100g	100g×（100−10）/100	90g

②調理後摂取量の計算

食品名	食品番号	重量変化率	生の可食部重量（B）	調理後摂取量の計算式	摂取量（D）
ほうれんそう葉生	6268	70%	90g	90g×70/100	63g

③調理後のカルシウム量の計算

食品名	食品番号	可食部100g当たりのカルシウム量	摂取量	エネルギー量の計算式	カルシウム量
ほうれんそう葉ゆで	6268	69mg	63g	63×69/100	43mg

エネルギーの表示に合わせて小数点以下第1位を四捨五入.

● Step4：調理後のエネルギーまたは栄養素量を計算する

調理後の成分値を用いて摂取量を計算する.

$$調理した食品の成分値＝調理した食品100g当たりの成分値 \times 調理後の可食部重量（g）÷100$$

計算のStepと図6-1の食品の重量変化のプロセスに合わせてほうれんそうの事例を**表6-4**に示す. ほうれんそうはゆでると生の重量の70%の重量に減じる. したがって，ゆでたほうれんそうを「ゆで」の成分値を用いて生重量で計算してしまうと，成分値を過大評価することになる.

❷ 調理後の重量を測定した場合（調理後の成分値がある場合）

調理後の成分値がない食品については，調理前（生）で計算することになる. その場合，調理後の食品の重量がわかっている場合に，調理前の食品重量に直して成分値の計算をする必要がある. 食品群ごとの調理による重量変化を**表6-5**に示す. この表に示された**重量換算係数**を用いて重量を変換する.

● Step1：食品の調理後の可食部重量（摂取量）を明らかにする
● Step2：調理後のエネルギーまたは栄養素量を計算する

調理後の成分値を用いて摂取量を計算する.

$$調理した食品の成分値＝調理した食品100g当たりの成分値 \times 調理後の可食部重量（g）÷100$$

表6-5 ● 調理による重量変化

食品群	食品名・調理法	重量換算係数
1 穀類	乾麺を「ゆで」た場合 生麺を「ゆで」た場合	2.3 1.8
2 いも類	「生」の食品を「ゆで・煮」た場合	0.9
4 豆類	乾物を「ゆで・煮」た場合	2.3
6 野菜類	「生」の食品を「ゆで・煮」た場合：葉類 ：乾燥野菜	0.7 6.4
8 きのこ類	「干し・乾燥」の場合を「ゆで・煮」た場合	6.2
9 藻類（昆布）	「干し・乾燥」の場合を「ゆで・煮」た場合	3
10 魚介類	「生」の食品を「ゆで・煮」た，「焼いた」場合	0.8
11 肉類	「生」の食品を「ゆで・煮」た，「焼いた」場合	0.7

（日本栄養改善学会監修：食事調査マニュアル—はじめの一歩から実践. 応用まで. 第3版, p82, 南山堂, 2016 を一部改変）

表6-6 ● 豚肉かたロース焼き（豚肉のソテーの料理）のビタミン B_1 量の計算事例

Step	重量変化のプロセス	計算例
Step1	C	豚肉のソテー1人前
Step2	B	豚かたロース脂身つき生 可食部重量（生）＝豚肩ロース脂身つきの焼いた後の重量÷肉類「生」の食品を「焼いた」場合の重量換算係数
Step3	D	豚かたロース脂身つきの摂取量 143g からのビタミン B_1 摂取量 豚かたロース脂身つき生可食部100g 当たりのビタミン B_1 量 0.63mg

①摂取量

食品名	食品番号	廃棄率	食品購入状態での重量（A）	摂取量の計算式	摂取量（D）
豚肩ロース焼き	なし				100g

②調理前摂取量の計算

食品名	食品番号	食品群別重量換算係数	調理後可食部重量（D）	調理前摂取量の計算式	摂取量（B）
豚肩ロース脂身つき生	11119	0.7	100g	100g ÷ 0.7	143g

③調理前のビタミン B_1 量の計算

食品名	食品番号	可食部100g当たりのビタミン B_1 量	摂取量	エネルギー量の計算式	ビタミン B_1 量
豚肩ロース脂身つき生	11119	0.63mg	143g	143 × 0.63/100	0.9 mg

ビタミン B_1 の表示に合わせて小数点以下第3位を四捨五入.

❸ 調理後の重量を測定した場合
（調理後の成分値がない場合，調理前の生の値で計算）

● Step1：食品の調理後の可食部重量（摂取量）を明らかにする
● Step2：調理後の可食部重量を調理前重量に変換する

　国民健康・栄養調査で用いている食品群別の調理による重量換算係数（表6-5）を用い，調理後重量を調理前の重量に次の式で換算する.

調理前の可食部重量＝調理後の可食部重量÷重量換算係数

● **Step4：調理前の状態でエネルギーまたは栄養素量を計算する**

調理前（生）の成分値を用いて摂取量の計算をする．

食品の成分値＝食品100g当たりの成分値×調理前の可食部重量（g）
÷100

計算のStepと図6-1（p178）の食品の重量変化のプロセスに合わせて豚肉のソテーの事例を**表6-6**に示した．

豚かたロース脂身つきは調理後の成分値が収載されていない．したがって，調理後の重量から調理前の生重量を推定して，その重量を用いて成分値を計算する．焼くことで肉類の重量はおよそ生の70％重量に変化する．豚肉の場合，ロース脂身つきは「焼き」「ゆで」の成分値が収載されている．したがって，同じ種類の肉でも，部位によって調理後の成分値を求めることができる場合もあるので，どのような食品について調理による変化を考慮できるか，成分表をよく調べることが重要である．

2. 食事調査における食品成分表の活用

食事調査では，対象者が何をどれだけ食べたかを申告してもらった情報から成分表の食品を選択し，摂取量を用いてエネルギーや栄養素摂取量を求める．対象者から得る情報は，多くの場合食べる直前の状態で認識されたものである．料理としての情報の場合，その料理がどのような食品で構成されているかを明らかにする必要がある．

対象者が摂取した食品が成分表にない場合がある．この場合は，**類似の食品に置き換えたり，分解して置き換えたり**といった作業をする．この置き換えや分解については，調査の際にルール化し，複数の調査員が同じルールで置き換えや分解ができるようにしておくことが大切である．たとえば，バームクーヘンはバターケーキに，たい焼きを今川焼に置き換えるなどである．またエクレアはシュークリームとミルクチョコレートに分解しその重量比を90：10などと決める，などである．

また，食品名は地域によって異なる場合がある．成分表に収載されている1つの食品名に対して複数の食品名が存在する場合があるので注意する．

3. 栄養成分表示における食品成分表の活用

「**食品表示法**」に則り，加工食品には**食品表示基準に基づいた栄養成分表示**が義務づけられている．表示が義務となっている基本の項目は，熱量，たんぱく質，脂質，炭水化物，ナトリウム（食塩相当量[注]で表示）の5項目である．また推奨されている成分は，飽和脂肪酸，食物繊維である．表示は1

食塩相当量

食塩相当量はナトリウム量に2.54を乗じて算出する．これは食塩を構成するナトリウムの原子量と塩素の原子量から算出するためである．減塩を考える場合には，調味料などの食塩由来のナトリウムが主になるが，食品そのものに含まれているナトリウム量も含めて食塩量に置き換えて把握する．

個当たり，1食当たり，100g当たり，100mL当たりと単位を示していればいずれでもよい．表示の値は測定値もしくは計算値のいずれでもよい．計算値の場合には成分表を用いて行う．

4. 給食管理における食品成分表の活用

　給食管理においては，給食利用者の栄養管理を目的として食事を提供するため，対象者に適したエネルギーおよび栄養素量を提供できるように給与栄養目標量を定め，それに沿って献立を作成する．この際に栄養計算を行う．対象者の摂取量として期待される値であるため，調理による成分の変化を考慮した値で計算することが望ましい．また，給食は調理に必要な量を明らかにしておくことが必要である．食品購入のために廃棄部込みの使用量を求める必要がある．そのため，献立は廃棄量を差し引いた純使用量で立て，そのままの値を用いて栄養素等量の計算を行うことが一般的である．そしてこの純使用量に廃棄量を考慮した使用量を求め，その値で発注量を決定する．このような現実により，実際には調理前の生の状態での計算が行われていることが多い．食材料費などに制限があるため，費用内で給与栄養目標量を満たす食品群別の食品構成表を作成し献立の評価を行うが，この場合も生の使用量，たとえば穀類においては飯の重量でなくこめの重量を用いる．しかし，栄養素等量を計算するときには飯の重量で飯の成分値を使用したほうが，摂取量を適切に評価できる．給食管理業務においては生重量も調理後重量も必要であり，双方を効率的に取り扱えるようなデータ整理のシステム化が求められる．

　また，提供する食事の栄養成分は利用者に表示する必要がある．それゆえ，給食管理においても，摂取量に極力近くなるよう栄養素等量の計算をすることが望ましい．

COLUMN 給食管理における成分表2020を用いた栄養素等量の計算

　成分表2020年版を活用するにあたっては，たんぱく質，脂質は表6-1（p176）の計算の留意点を参考に計算する．炭水化物に関しては利用可能炭水化物（質量計）を用いる場合と，差し引きによる利用可能炭水化物を用いる場合の計算の仕分けが複雑である．献立の栄養素等量の計算をする場合には，炭水化物は差引き法による計算（100－たんぱく質%E－脂質%E）によって炭水化物%エネルギーのみを算出し，エネルギー産生栄養素のバランスで評価するのがよい．当面は炭水化物量は評価の対象としない．また，成分表2020でのエネルギー値がそれ以前の成分表の値より低下する食品群が多いことから，給与エネルギー目標量など，食事計画上の栄養素量の基準はこの点を考慮して判断，対応することが重要である．

参考文献

Chapter 1 人と食べ物と環境のかかわり

1) 東京大学生命科学教科書編集委員編：現代生命科学．第3版，羊土社，2020.
2) 薬師寺哲郎，中川隆編著：フードシステム入門―基礎からの食料経済学．建帛社，2019.
3) 橋本慶子，島田淳子，下村道子編：調理と文化（調理科学講座）．朝倉書店，1993.
4) 福田靖子，小川宣子編：食生活論．第3版，朝倉書店，2007.
5) 吉田　勉監修．南　道子，舟木淳子編：管理栄養士養成シリーズ　調理学．第3版，化学同人，2016.
6) 和田淑子，大越ひろ編著：管理栄養士講座 四訂 健康と調理の科学―おいしさから健康へ．第2版，建帛社，2020.
7) 吉田　勉監修：食物と栄養学シリーズ 調理学―生活の基盤を考える．学文社，2013.
8) 江原絢子，石川尚子編著：新版日本の食文化「和食」の継承と食育．第2版，アイ・ケイコーポレーション，2018.
9) 中村洋一郎：年中行事としきたり．思文閣出版，2016.
10) 日本フードスペシャリスト協会編：4訂フードスペシャリスト論．第6版，建帛社，2020.
11) 岡田　哲編：食の文化を知る事典．東京堂出版，1998.
12) 大谷光男監修：旧暦で読み解く日本の習わし．青春出版社，2003.
13) 五味文彦，鳥海　靖編：新 もういちど読む山川日本史．山川出版社，2017.
14) カトリーネ・クリンケン：北欧料理大全．誠文堂新光社，2020.
15) 高橋節子著，日本調理科学会監修：クッカリーサイエンス 和菓子の魅力―素材特性とおいしさ．建帛社，2012.
16) 農林水産省：農山漁村の郷土料理百選パンフレット．https://www.maff.go.jp/j/nousin/kouryu/kyodo_ryouri/panf.html

Chapter 2 食事の基本構成

1) 厚生労働省：日本人の長寿を支える「健康な食事」のあり方に関する検討会報告書2014．https://www.mhlw.go.jp/stf/shingi2/0000059931.html
2) 香川明夫監修：八訂食品成分表2021資料編．女子栄養大学出版部，2021.
3) 厚生労働省：令和元年簡易生命表．2020.
4) United Nations：Demographic and Social Statistics. 2019.
5) United Nations：Demographic Yearbook 2017. 2018.
6) 厚生労働省：令和元年人口動態統計．2020.
7) 厚生省・厚生労働省：国民栄養調査・国民健康・栄養調査．1946 ～ 2019.
8) Epidemiology of Cardiovascular Risk.
9) 由田克士：栄養疫学的視点からの健康状態・食事内容の変遷．フードシステム学叢 書現代の食生活と消費行動（斎藤　修監修，茂野隆一，武見ゆかり編），pp227-241．農林統計出版，2016.
10) Nguyen HN. Fujiyoshi A. Abbott RD, et al：Epidemiology of cardiovascular risk Factors in Asian countries. Circ J 77：2851-2859, 2013.
11) 厚生労働省：平成30年国民健康・栄養調査結果の概要．2019.
12) 国立がん研究センターがん情報サービス：がんの発生要因．https://ganjoho.jp/public/pre_scr/cause_prevention/factor.html

13) 厚生労働省：日本人の食事摂取基準(2020年版)．2019

Chapter 3

健康に関連した食べ物の基本

1) 香川明夫監修：八訂食品成分表2021．女子栄養大学出版部，2021．
2) 遠藤泰志，池田郁男編：新版 基礎食品学．アイ・ケイコーポレーション，2020．
3) 久保田紀久枝，森光康次郎編：新スタンダード栄養・食物シリーズ食品学—食品成分と機能性．東京化学同人，2017．
4) 本間清一，村田容常編：新スタンダード栄養・食物シリーズ食品加工貯蔵学．東京化学同人，2017．
5) 西村敏英，浦野哲盟編：食品の保健機能と生理学．アイ・ケイコーポレーション，2018．
6) 森高初穂，佐藤恵美子編著：調理科学．第5版，建帛社，2020．
7) 大越ひろ，高橋智子編著：四訂 健康・調理の科学—おいしさから健康へ．建帛社，2020．
8) 大越ひろ，品川弘子，飯田文子編著：新健康と調理のサイエンス．学文社，2020．
9) 松本幸雄：食品の物性とは何か．弘学出版，1991．
10) 中濱信子，大越ひろ，森高初恵：改訂新版おいしさのレオロジー．アイ・ケイコーポレーション，2013．

Chapter 4

食事計画の基本

1) 熊倉功夫，川端晶子編著：21世紀の調理学2 献立学．1997．
2) 日本栄養改善学会監修：食事調査マニュアル．改訂第3版，南山堂，2016．
3) 伊藤貞嘉，佐々木 敏監修：日本人の食事摂取基準2020年版．第一出版，2020．
4) 食事摂取基準の実践・運用を考える会編：日本人の食事摂取基準2020年版の実践・運用．第一出版，2020．
5) 香西みどり，綾部園子編著：流れと要点がわかる調理学実習．第2版，光生館，2017．
6) 髙橋敦子，安原安代，松田康子編：調理学実習．第8版，女子栄養大学出版部，2019．
7) 西澤治彦編著：食の文化フォーラム37「国民料理」の形成．ドメス出版，2019．
8) 柳沢幸江，柴田圭子編著：調理学—健康・栄養・調理．改訂第2版，アイ・ケイコーポレーション，2016．
9) 石田裕美編著：給食経営管理論実習．建帛社，2017．
10) 朝見祐也，小松龍史，外山健二編著：管理栄養士講座 三訂 給食経営管理論．建帛社，2017．
11) 貝沼やす子著，日本調理科学会監修：お米とごはんの科学．建帛社，2012．
12) 大越ひろ，品川弘子，飯田文子編著：新健康と調理のサイエンス—調理科学と健康の接点．学文社，2020．
13) 高橋節子著，日本調理科学会監修：和菓子の魅力—素材特性とおいしさ．建帛社，2012．
14) 村山篤子，大羽和子，福田靖子編著：調理科学．第4版，建帛社，2006．
15) 今井悦子編著：改訂新版食べ物と健康—食材と調理の科学．アイ・ケイコーポレーション，2014．
16) 中浜信子：調理の科学．三共出版，1991．
17) 山田 晃，東矢 直：大根の調理化学的研究(第1報)—人参による大根卸Vitamin Cの変化について．栄養学雑誌，10(2)：47-52，1952．
18) 山崎清子，島田キミエ，渋川祥子・他：NEW調理と理論．第2版，同文書院，2021．
19) 小川 正，的場輝佳編：新しい食品加工学．改訂第2版，南江堂，2017．
20) 中島一郎：初心者のための食品製造学．光琳，2009．
21) 畑江敬子，香西みどり編：新スタンダード栄養・食物シリーズ6 調理学．東京化学同人，2016．
22) 松本仲子監修：調理のためのベーシックデータ．第5版，女子栄養大学出版部，2018．

23）金谷昭子編著：食べ物と健康調理学．医歯薬出版，2004.

Chapter 5　食品成分表の基本

1）文部科学省科学技術・学術審議会資源調査分科会：日本食品標準成分表 2020 年版(八訂)．2021.
2）文部科学省科学技術・学術審議会資源調査分科会：日本食品標準成分表 2020 年版(八訂)．アミノ酸成分表編．2021.
3）文部科学省科学技術・学術審議会資源調査分科会：日本食品標準成分表 2020 年版(八訂)．脂肪酸成分表編．2021.
4）文部科学省科学技術・学術審議会資源調査分科会：日本食品標準成分表 2020 年版(八訂)．炭水化物成分表編．2021.
5）文部科学省科学技術・学術審議会資源調査分科会：日本食品標準成分表 2015 年版(七訂)．2015.
6）「日本人の食事摂取基準」策定検討会：日本人の食事摂取基準(2020 年版)「日本人の食事摂取基準」策定検討会報告書．2019.　https：//www.mhlw.go.jp/stf/newpage_08517.htm
7）医歯薬出版編：日本食品成分表 2021 八訂栄養計算ソフト・電子版付(本表・アミノ酸成分表・脂肪酸成分表・炭水化物成分表)．医歯薬出版，2022.
8）香川明夫監修：八訂食品成分表 2022．女子栄養大学出版部，2022.
9）科学技術庁資源調査会編：日本食品ビタミン D 成分表：四訂日本食品標準成分表のフォローアップに関する調査報告 5．1993.
10）文部科学省資源調査会：日本食品標準成分表 2015 年版(七訂)分析マニュアル．https：//www.mext.go.jp/a_menu/syokuhinseibun/1368931.htm
11）渡邊智子：『日本食品標準成分表』の活用でもっと深まる食品と調理のキソ知識　特別編「日本食品標準成分表 2020 年版(八訂)」の概要．臨床栄養，138(2)：266，2021.
12）渡邊智子：『日本食品標準成分表』の活用でもっと深まる食品と調理のキソ知識　エネルギーと食物繊維．臨床栄養，139(2)：260，2021.
13）渡邊智子：日本食品標準成分表 2020 版(八訂)の特徴と活用．栄養学雑誌，79(5)：253-264，2021.

Chapter 6　食品成分表の活用

1）文部科学省科学技術・学術審議会資源調査分科会：日本食品標準成分表 2020 年版(八訂)．2021.
2）日本栄養改善学会監修：食事調査マニュアルはじめの一歩から実践・応用まで．改訂第 3 版，南山堂，2016.
3）松本万里，渡邊智子，松本信二・他：食品のエネルギー値の算出方法についての検討：組成に基づく方法と従来法との比較．日本栄養・食糧学会誌，73：255-264，2020.
4）消費者庁食品表示企画課：事業者向け食品表示法に基づく栄養成分表示のためのガイドライン．第 3 版，2018.

索引

【編者略歴】

石田裕美（いしだひろみ）
1983 年　女子栄養大学栄養学部栄養学科卒業
1985 年　女子栄養大学大学院栄養学研究科修士課程修了
1985 年　女子栄養大学栄養学部助手
1992 年　女子栄養大学大学院栄養学研究科博士後期課程修了（栄養学博士）
1995 年　女子栄養大学栄養学部専任講師
1999 年　女子栄養大学栄養学部助教授
2005 年　女子栄養大学栄養学部教授

柳沢幸江（やなぎさわゆきえ）
1983 年　女子栄養大学栄養学部栄養学科卒業
1985 年　女子栄養大学大学院栄養学研究科修士課程修了
1986 年　女子栄養大学栄養学部助手
1992 年　女子栄養大学大学院栄養学研究科博士後期課程修了（栄養学博士）
1994 年　和洋女子大学文家政学部専任講師
1997 年　和洋女子大学家政学部助教授
2006 年　和洋女子大学家政学部教授

由田克士（よしだかつし）
1987 年　東京農業大学農学部栄養学科卒業
1987 年　金沢医科大学病院栄養部
1997 年　ノートルダム清心女子大学人間生活学部講師
2000 年　ノートルダム清心女子大学人間生活学部助教授
2002 年　国立健康・栄養研究所室長（厚生労働省健康局併任）
2006 年　国立健康・栄養研究所上級研究員プロジェクトリーダー
2010 年　大阪市立大学大学院生活科学研究科教授
2022 年　大阪公立大学大学院生活科学研究科教授

管理栄養士養成のための栄養学教育モデル・コア・カリキュラム準拠
第3巻　食事・食べ物の基本　健康を支える食事の実施

ISBN978-4-263-72030-1

2022 年 4 月 10 日　第 1 版第 1 刷発行

監　修　特定非営利活動法人
　　　　日本栄養改善学会

編　者　石　田　裕　美
　　　　柳　沢　幸　江
　　　　由　田　克　士

発行者　白　石　泰　夫

発行所　医歯薬出版株式会社

〒 113-8612　東京都文京区本駒込 1-7-10
TEL. （03）5395－7626（編集）・7616（販売）
FAX. （03）5395－7624（編集）・8563（販売）
https://www.ishiyaku.co.jp/
郵便振替番号 00190-5-13816

乱丁，落丁の際はお取り替えいたします　　　　印刷・壮光舎印刷／製本・榎本製本
© Ishiyaku Publishers, Inc., 2022. Printed in Japan